Gunter Neeb

Hormonerkrankungen, Männerheilkunde und die Sexualmedizin in der TCM

Haftung: Alle Angaben in diesem Buch sind nach bestem wissenschaftlichen Können des Autors gemacht. Weder der Verfasser noch der Verlag können für Angaben über Dosis und Wirkung Gewähr übernehmen. Es bleibt in der alleinigen Verantwortung des Lesers, diese Angaben einer eigenen Prüfung zu unterziehen. Auf die geltenden gesetzlichen Bestimmungen wird ausdrücklich hingewiesen.

4521 Schiedlberg/Austria
Telefon: +43 (0)7251 22235
E-Mail: office@bacopa.at, verlag@bacopa.at
www.bacopa-verlag.at

Layout: Birgit Kempke
Printed in the European Union

ISBN 978-3-99114-049-8

1. Auflage 2024

Gunter Neeb

Hormonerkrankungen, Männerheilkunde und die Sexualmedizin in der TCM

TCM-FACHBUCH für Fortgeschrittene, Band 3

BACOPA VERLAG

Inhalt

Vorwort

In diesem Buch geht es zunächst um Hormone, deren Erkrankungen und das, was in China jahrhundertelang als die »zwei Yin« 二陰 bezeichnet wurden. ***Yin*** stand hier für die »versteckten Organe«, die zwei Körperöffnungen, also das, was wir als den Urogenital- und Analbereich bezeichnen. Während der Konfuzianismus diese Bezeichnung und alles damit zusammenhängende tabuisierte, war die Beziehung der Daoisten zum menschlichen Körper eine natürliche und freie Einstellung.
Hier geht es zunächst nur um die vorderen Yin dieser Geschlechter, während die rektalen Erkrankungen, einem der nächsten Bücher vorbehalten bleiben.
Da wir im ersten Buch dieser Reihe bereits die Frauenkrankheiten behandelt haben, geht es im Bereich Erkrankungen in diesem Buch um die Männerkrankheiten.
Sexualität gehörte noch in der Han-Dynastie vor 2000 Jahren ebenso wie Essen, Trinken und Schlafen zur Gesundheit des Körpers, daher enthält dieses Buch auch die Ratschläge der alten daoistischen Medizin Chinas zum Thema Sex, die sogenannten »Schlafzimmerkünste«.
Als ich bereits im September 1998 das erste Werk, das *Su Nü Jing*, in diesem Zusammenhang übersetzt und ins Internet gestellt hatte[1], waren mir weitere Bücher zu diesem Thema noch unbekannt, so dass diese Werke in diesem Buch ergänzt werden, vor allem um die Übersetzungen der Sexualratgeber für Frauen, welche noch weniger bekannt, und daher hier zum Teil zum ersten Mal nachlesbar sind.
Texte zur sexuellen Spiritualität und Gesundheit hatten ihren Höhepunkt zwischen der Han-Dynastie und der Tang-Dynastien, wie literarische Funde aus den Gräbern wie dem von Ma Wang Dui aus dem zweiten vorchristlichen Jahrhundert noch heute zeigen.

1 Im Archiv noch immer nachschlagbar unter: https://web.archive.org/web/20160923020510/http://www.tcminter.net/Artikel/sunujing5.htm.

Teil Eins: Hormonelle Erkrankungen und Störungen

Einführung in die Endokrinologie aus der Sicht der TCM und der Schulmedizin

Endokrinologie ist noch ein sehr junges Gebiet innerhalb der westlichen inneren Medizin. Ständig werden neue »chemische Botschafter« innerhalb des Körpers entdeckt, wie Leptin oder Ghrelin, wie die exogenen Hormone (Pheromone[2]) oder es werden neue Wirkungen bekannter Hormone entdeckt, die man zuvor nicht kannte.
Hormone übermitteln wichtige Informationen von einem Organ oder einem Gewebe zum anderen. Manchmal kommt die Botschaft schnell an, manchmal dauert es länger. So wirkt zum Beispiel das Stresshormon Adrenalin sehr schnell nach der Ausschüttung, Steroidhormone hingegen, zu denen die Sexualhormone gehören, wirken erst nach Stunden.
Hormone werden an unterschiedlichen Stellen im Körper gebildet: Zum einen werden sie in spezialisierten Hormondrüsen produziert wie in der Hypophyse (ADH, Oxytocin/MSH – Melantropine/STH, Prolactin, FSH, LH ACTH und TSH), sowie in der Zirbeldrüse (Melatonin), in Schilddrüse (T3 und T4), Nebenniere (Hormone Adrenalin und Cortisol) und in den Inselzellen der Bauchspeicheldrüse (Insulin und Glucagon).
Außer diesen Hormondrüsen gibt es Neurohormone die von Neuronen im Zentralnervensystem (Noradrenalin, Dopamin, Serotonin) gebildet werden, und Gewebe mit hormonbildenden Zellen sowie Organe mit Steuerungsfunktionen wie Niere und Lunge.
Die »Releasing Hormones« sind im Hypothalamus gebildete Hormone, die die Bildung oder Umwandlung anderer Hormone anregen. Dazu gehören ADH, Oxytocin, Somatostatin sowie die »hormonellen Achsenmächte«: Häufig finden wir hier hormonelle Achsen, also Interaktionen mit weit entfernten Zielorganen.

2 Zum Beispiel axillare Steroide, vaginale aliphatische Säuren, und andere Stimulatoren des vomeronasalen Organs.

Die hypothalamisch-hypophysär-gonadotrope Achse: Das Gonadotropin-Releasing Hormon (GnRH) aus Nervenzellen des Hypothalamus setzt in der Hypophyse die Gonadotropine frei, die wiederum in den Geschlechtsorganen die Bildung von Sexualsteroiden anregen.
Ferner die hypothalamisch-hypophysär-adrenotrophe Achse: Das Corticotropin-Releasing Hormon (CRH) aus Nervenzellen des Hypothalamus setzt in der Hypophyse das ACTH frei, das in der Nebenniere die Cortisol-Bildung anregt.
Schließlich die hypothalamisch-hypophysär-thyreotrophe Achse: Das Thyreotropin-Releasing Hormon (TRH) aus Nervenzellen des Hypothalamus setzt in der Hypophyse das Thyerotropin frei, das in der Schilddrüse die Freisetzung des Thyroxins und des Trijodthyronins anregt.
Das Wissen über die komplexen Interaktionen der Hormone ist selbst in der Schulmedizin noch unvollständig. Umso weniger lässt sich eine über Hormonmangel- oder Überschuß definierte Erkrankung in die Terminologie der Chinesischen Medizin übersetzen. Die Aufzeichnungen von Erkrankungen aus diesen Gebieten, vor allem der Andrologie, Gynäkologie und Schilddrüsen- und Pankreaserkrankungen reichen zwar bis in die frühesten Aufzeichnungen von vor über 3000 Jahren und auch die moderne Forschung über hormonelle Wirkungen chinesischer Arzneien ergibt interessante Zusammenhänge, aber ich warne gerade hier besonders davor, Formeln oder Module nach Kriterien der pharmakologischen Forschung zusammenzustellen.
Dennoch hier eine kleine Tabelle mit dem Überblick bisher bekannter Wirkungen der Arzneien:

Hormonspezifische Effekte chinesischer Arzneien	
Senken Cortisol	Dang Gui und Huang Qi
Senken Prostaglandine	Yi Zhi Ren, Gao Ben
Erhöhen Prostaglandine	Gan Jiang, Tian Hua fen, Bai Shao, Huai Hua (Mi)
Senkt Östrogen	Liu Ji Nu

Erhöhen Östrogen	Ban Mao (Mylabris), Dan Dou Chi, Lu gen, Huai Niu Xi, Da Huang, She Chuang Zi, Man Jing Zi (Fr. Vitici), Dan Shen, Xiang Fu, Bi Jie/Xie (Rz. Dioscoea), Ge Gen, Bu Gu Zhi, Guan Zhong, Huang Qi
Erhöhen Androgene	Dong Chong Xia Cao, Tian Men Dong, Lu Jiao/Rong, Du Zhong, She Chuang zi, Fu Pen Zi, Cong Bai, Hai Piao Xiao, Bai Jiang Can
Regulieren Androgene	Hu Lu Ba, Dan Shen
Erhöht Progesteron	Shan Yao
Aktivieren der Hypothalamus-Hypophysen-NNR-Achse	Tu Si Zi, Sheng Di Huang, Lai Fu Zi, Rou Gui, Wu Wei Zi, He Shou Wu, Ma Huang, Ling Zhi, Chai Hu, Fu Ling, Fu Zi, Yuan Hu, Ba Ji Tian
Hemmen der Hypothalamus-Hypophysen-NNR-Achse	Gan Jiang, Sha Ren, Huang Jing, Ban Xia, Dong Chong Xia Cao, Ge Gen, Xuan Shen, Zhi Mu, San Qi, Huang Qin
Aktivieren der Hypothalamus-Hypophysen- Thyreoidea-Achse	Ba Ji Tian, Huang Yao Zi, Bai Jie Zi, He Shou Wu, Hai Zao, Lu Gen, Yan Hu Suo T3 und T4: Fu Zi und Rou Gui, Yin Yang Huo und Rou Cing Rong
Hemmen der Hypothalamus-Hypophysen-Thyreoidea-Achse	Lai Fu Zi, Ci Wu Jia, Zhi Mu, Shou Di Huang, Gui Jia, Mian Hua Zi (Sm. Gossypium) T3 und T4: Kombination aus Sheng Di Huang und Yu Zhu
Aktiviert die Hypothalamus-Hypophysen-Gonadotrope-Achse (Östrogen/Testosteron)	Xian Mao, Yin Yang Huo, Ren Shen, Ci Wu Jia, Nü Zhen Zi, Bai Ji Li, Lu Rong/Jiao, Gan Cao, Yuan Zhi
Hemmt Wiederaufnahme von Noradrenalin-Dopamin	Bu Gu Zhi
Erhöht Dopamin; Serotonin und Noradrenalin (hemmt MAO)	MAO-B: Lu Rong, Dang Gui, Gan Cao, Dong Chong Xia Cao, He Shou Wu, Ren Shen MAO-A: Ji Xue teng, MAO A und B: Rou Dou Kou, Jiang Huang
Erhöht GnRH	Bai Ji Li
LH (ICSH beim Mann) und TSH	Fu Zi

Man wird hier vielleicht einwenden, wie es denn möglich sei, dass Pflanzen Stoffe erzeugen, welche die Hormondrüsen von Tieren beeinflussen können. Schauen wir uns dazu an, was Hormone eigentlich sind:
Hormone, griechisch ὁρμᾶν, die Antreiber oder Erreger. Diese Botenstoffe steuern so viele Prozesse in unserem Körper und man sollte meinen, diese Stoffe seien einzigartig auf uns Menschen zugeschnitten. Doch bei Tieren kommen Hormone und insbesondere die durch die Luft übertragenen Pheromone als Botenstoffe zwischen Individuen vor. Dies gilt nicht nur für Säugetiere, sondern auch für Insekten, welche damit über große Distanzen signalisieren können.
Soweit die Tierwelt. Aber was ist also mit den Pflanzen?

Die Phytohormone teilen mit den tierischen Hormonen die Eigenschaft, Signalwirkung über eine größere Distanz zu entfalten und in geringen Konzentrationen wirksam zu sein. Es gibt Rezeptoren und Neurotransmitter (Nervenbotenstoffe) im Menschen, die Pflanzen auch enthalten.[3] Schließlich sind wir ja »weitläufig« verwandt.
Hier sind zum Beispiel die Rezeptor-Protein-Kinasen sowohl in den Zellen der Tiere wie der Pflanzen zu finden. In beiden sind sie für die Übertragung von Stress-Signalen zuständig.[4]
Unsere gemeinsamen Vorfahren, die Einzeller, stellten manche Signalstoffe schon her, bevor sich vom Baum des Lebens die Vielzeller wie Tier und Pflanzen abspalteten. Die Liste liest sich wie das Who-is-Who der Neurowissenschaften: Beispiele sind Acetylcholin, Glutamat und GABA (Gamma-Amino-Butyl-Säure), Serotonin und Melantonin, Dopamin, Adrenalin, Noradrenalin, Purinbasen, Steroidhormone und Nitritoxid.
Aber das ist nicht alles: Stoffe, von welchen man dachte, sie würden nur von Pflanzen hergestellt, fanden sich kürzlich nach näherer Suche auch

3 Suwa M et al.: »Functional and structural overview of G-protein coupled receptors comprehensively obtained from genome sequences«, in: Pharmaceuticals, 4, 652-664, 2011 oder Hoyle CH et al.: »Evolution of neuronal signaling: transmitters and receptors«, in: Autonomic Neuroscience - Basic and Clinical, 165, 28-53, 2011.

4 Kennedy, Ss.46 ff.

im menschlichen Körper. Darunter waren echte Opiate (nicht bloß Endorphine), Tryptamine, Oxylipine und andere »Pflanzliche Signalstoffe«.

Es mag vielleicht ursprünglich keine »Absicht« der Pflanzen gewesen sein, die Insekten zu bestimmten Verhaltensweisen zu bewegen, doch beispielsweise, wenn eine Pflanzenart mittels Phytosteroiden oder Pheromonen den Sexualtrieb von Insekten zu ihren Gunsten beeinflussen konnte, war diese erfolgreicher als die hormonarmen Nachbarpflanzen.
Da nun aber die Nervensysteme und ihre Chemie bei Insekten und Menschen sehr ähnlich ist, war es nur eine Frage der Zeit, bis die Menschen die Wirkung dieser Stoffe auf ihr Gehirn entdeckten.
Und hier kommt nun der Forschergeist der frühen chinesischen Daoisten ins Spiel, die bereits vor Tausenden von Jahren den Zusammenhang zwischen Pflanzen und deren Wirkung auf den Menschen aufzeichneten und zu interpretieren versuchten.
Dieses alte Wissen, wie es am Ende in den Übersetzungen zu finden ist, verbunden mit der modernen Forschung soll also der Inhalt dieses kleinen Bändchens sein.

In der chinesischen Medizin hat man von je her nach den kombinierten Symptomen (Syndromen) unterschieden, so ähneln sich Diabetes mellitus und Diabetes insipidus durch die Urinausscheidung, aber, während die Schulmedizin in pankreatische oder neuronale/renale Ursachen unterscheidet, wurde – wie auch noch in der griechischen Medizin (süß oder bland) – nach dem Geschmack des Urins und anderen Symptomen differenziert.
Da dieses Buch aber die Krankheiten zunächst auch nach schulmedizinischen Unterschieden differenziert, werden wir ebenfalls die Reihenfolge der Erkrankungen nach den anatomischen Bildungsorten (Hypothalamus/Hypophyse, NNR, usw.) unterscheiden.
Die jeweiligen chinesischen Syndromdifferenzierungen (soweit vorhanden) finden sich in den jeweiligen Erkrankungsbildern.

Differenzierungen endokrinologischer Erkrankungen aus der Sicht der Schulmedizin

Erkrankungen dieses Systems umfassen hauptsächlich drei mögliche Fehlfunktionen: Überfunktionen, Unterfunktionen und stimulierende Wirkungen endokriner Tumore.

Obwohl dies ganz einfach nach Fülle und Leere klingt, sind diese Erkrankungen aufgrund der komplexen Feedbackmechanismen meist nicht so einfach.

Man unterscheidet nach dem Organ in die folgenden Beispiele von Erkrankungen:

- Adrenale Erkankungen der Nebennierenrinde: M. Addison, M.Conn
- Erkrankungen des Pankreas (bzw. der Langerhans'schen Zellen): Diabetes Typ 1 und 2, Hypoglylämie
- Erkrankungen der Schilddrüse: Hypothyreose, Struma, Hashimoto Thyreoiditis, M. Basedow
- Erkrankungen der Nebenschilddrüse: Osteoporose, Hyperparathyreodismus
- Erkrankungen der Hypophyse: M.Cushing, Akromegalie, Hypophyeninsuffizienz
- Erkrankungen der Gonaden: Amenorrhö, hormonelle Fruchtbarkeitstörungen der Frau, polyzistisches Ovarialsyndrom (PCOS)

Zuletzt darf nicht vergessen werden, dass die Endokrinologie selbst in der westlichen Medizin ein junges Gebiet ist; eine Differenzierung hormonabhängiger Erkrankungen ist daher schwierig, da das Konzept der Hormone in der Chinesischen Medizin gar nicht existiert. Auch können in diesem Buch nur die häufigsten hormonellen Erkrankungen erwähnt werden, welche in unseren Praxen auftauchen.

Krankheiten im Einzelnen

Hormonstörungen der Hypophyse (ADH): Niao Beng Zheng (Diabetes insipidus)

Bei Diabetes insipidus wird zunächst ein primärer Hyperaldosteronismus (auch Conn-Syndrom) und eine sekundäre Form unterschieden. Beim primären Hyperaldosteronismus wird durch einen Prozess in der Nebennierenrinde zu viel Aldosteron gebildet (häufig ein Adenom, seltener eine Hyperplasie, noch seltener andere Ursachen wie ein Karzinom oder genetische Defekte). Sekundäre Formen haben eine sehr unterschiedliche Genese und treten mit sehr unterschiedlicher Häufigkeit auf. Hier wird entweder aufgrund von übergeordneten Regulationsmechanismen eine vermehrte Aldosteronbildung initiiert oder, wie bei einer Leberzirrhose, der Abbau verlangsamt.

Bei der seltenen Form des renalen Diabetes insipidus (Synonym ADH-resistenter Diabetes insipidus, wie im Fall unten) liegt der Defekt in der Niere, die trotz Anwesenheit des Hormons ADH keinen normal konzentrierten Harn bilden kann, da der für die Rückresorption des Wassers aus dem Primärharn nötige Aquaporinkanal AQP2 defekt ist oder fehlt oder weil die Nierentubuli durch chronische Nierenerkrankungen oder Medikamente zu stark geschädigt sind.

Klinisch stehen beim primären Hyperaldosteronismus die arterielle Hypertonie und gegebenenfalls Hypokaliämie im Vordergrund, bei der sekundären Form die Ödeme und der Aszites. Therapiert wird Hyperaldosteronismus durch Aldosteronantagonisten (zum Beispiel Spironolacton) oder bei primärer Form auch durch die operative Entfernung der betroffenen Nebenniere, falls ein Adenom oder Karzinom nachweisbar ist.

Pharmakologische Studien haben gezeigt, dass traditionelle chinesische Arzneimittel zur Tonisierung der Niere die Funktion der Hypothalamus-Hypophysen-Zieldrüse verbessern und die Sekretion von ADH im Hypothalamus-Hypophysen-Hinterlappen fördern können, um den Zweck der Behandlung zu erreichen.

In der TCM unterscheidet man folgende Syndrome:

1. Nieren-Yin-Leere

Symptome:

Häufiger Urin in großen Mengen, großes Durstgefühl, Abmagerung, Rückenschmerzen, weiche Knie, Reizbarkeit, 5-Herzen-Hitze (plantar und palmar), trockene Haut und spröde Haare, roter Zungenkörper mit wenig Belag und feiner, beschleunigter Puls.

Therapieprinzip:

Nieren-Yin nähren und stärken, Nieren-Qi tonisieren und Säfte (Jin-Ye) mehren.

Beispielrezeptur: Mai Men Dong Yin Zi

Mai Men Dong 30 g (Tuber Ophiopogonis), *Fu Ling* 21 g (Sclerotium Poriae), *Sheng Di Huang* 15 g (Rx Rehmanniae), *Ge Gen* 12 g (Rx Puerariae), *Zhi Mu* 12 g (Rz Anemarrhena), *Ren Shen* 6 g (Radix Ginseng), *Tian Hua Fen* 6 g (Rx Trichosanthis), *Dan Zhu Ye* 3 g (Hb Lophatheri), *Gan Cao* 3 g (Rx Glycyrrhizae ural.), *Wu Wei Zi* 3 g (Fr Schisandra)

Eine in vielen Studien verwendete Standardformel, basierend auf *Suo Quan Wan* (Quelle versiegelnde Pille) ist folgende:

Mai Men Dong 30 g, *Jin Ying Zi* (Rosa levigata) 15 g, *Sang Piao Xiao* 15 g, *Wu Mei* 9 g, *Yi Zhi Ren* 9 g, *Wu Zhu Yu* 3 g, *Zhi Gan Cao* 6 g, *Zhi Mu* 12 g, *Sha Shen* 15 g

Modifikation:

Bei Durchfall mit unverdauten Nahrungsresten 18 g *Yi Yi Ren* und 12 g (chao) *Bai Zhu* hinzugeben.
Bei Abmagerung und Inappetenz je 12 g *Shan Zha*, *Mai Ya* und *Shen Qu* (wenn möglich alle geröstet) hinzugeben.

2. Kombinierte Nieren-Yang- und Yin-Leere

Symptome:

Hier sind ebenfalls Polyurie, Nykture und Pollakisurie die Hauptsymptome, der Urin ist klar, natürlich besteht zugleich Durstgefühl, sowie

Schwindel, Tinnitus, Impotenz oder Libidoabnahme oder unregelmäßiger Monatszyklus.
Die Zunge ist blaßweiß mit wenig Belag, der Puls tief, fein und schwach (chen, xi, ruo Mai).

Therapieprinzip:
Das Prinzip ist hier, das Nieren-Yang wärmen und tonisieren und das Nieren-Yin zu nähren und stabilisieren.

Die klassische Rezeptur ist die *Jin Gui Shen Qi Wan* aus dem *Jin Gui Yao Lue:*
Zhi Fu Zi 30 g, *Rou Gui* 15 g, *Shou Di Huang* 12 g, *Shan Yao* 18 g, *Shan Zhu Yu* 12 g, *Mu Dan Pi* 12 g, *Fu Ling* 12 g, *Huang Qi* 12 g, *Sheng Gan Cao* 9 g, *Wu Yao* 12 g und *Yi Zhi Ren* 12 g

Weitere Rezepturen gegen *Niao Beng Zheng* in der Chinesischen Medizin (尿崩症).

3. *Quelle reduzierendes, den Überfluss reduzierendes Dekokt*

RP
Sang Piao Xiao 10 g, *Yi Zhi Ren* 10 g, *Bai Guo* 10 g (Semen Gingko), *Wu Wei Zi* 10 g, *Ji Nei Jin* 10 g, *Bu Gu Zhi* 15 g, *Wu Yao* 15 g, *Shan Yao* 12 g, *Sheng Jiang* 2 Scheiben (10 g), *Da Zao* 5 Stk. (15 g)
Zweimal täglich als Dekokt einnehmen.

Das Dekokt tonisiert und wärmt die Niere, zieht das Wasser der unteren Quellen zusammen und stabilisiert die Milz, indem es das Milz-Qi hebt.

4. *Long Gu Mu Li Tang* - Variation

Sheng Long Gu, Sheng Mu Li, Du Zhong jeweils 15 g,
Gou Qi Zi, Tu Si Zi und *Bei Sha Shen* jeweils 10 g,
Huang Bai, Zhi Gan Cao je 6 g, *Sha Ren* 3 g
Zweimal täglich als Dekokt einnehmen.

Diese Rezeptur zieht stärker zusammen und stabilisiert auch das Jing der unteren Quelle.

5. Zusammenbruchs (Beng)-Kochrezept

He Shou Wu, Hei Zhi Ma (Sesam), *Hong Da Zao* (rote Dattel) je 60 g, *Shan Yao, Hei Zao* (schwarze Dattel), ein schwarzfüßiges Hähnchen, (z.B. chinesisches Seidenhuhn[5])

Ausgenommenes Hähnchen mit den Arzneien füllen und bei mittlerer Temperatur 8-12 Stunden auf kleiner Flamme köcheln. Innerhalb von 2-3 Tagen verzehren, einmal wöchentlich.

Dieses Rezept tonisiert die Milz und nährt das Blut, befeuchtet die Niere und das stärkt das Nieren-Yin.

Wie sich inzwischen herumgesprochen hat, wirkt chinesische Phytotherapie auch ausgezeichnet bei Pferden, Hunden, Schweinen und anderen Haus- und Nutztieren. Ein solches Beispiel eines Hundes mit einer Sonderform der *Diabetes insipidus* (nephrogen) soll daher diesmal ein Fallbeispiel sein. Die Übersetzung stammt aus der Chinese Medicine Times.

Fall aus der TVCM:

Ceasar, ein 10 Jahre alter kastrierter männlicher Schäferhund mit nephrogener Diabetes Insipidus.

Zentraler *Diabetes Insipidus* wird durch reduzierte Sekretion von antidiuretischem Hormon (ADH) verursacht.

Symptome:

Polyurie, Pollakisurie und Harninkontinenz.

Historie:

Biochemische Untersuchungen zeigten keine verringerte Nierenfunktion, die in primären Nierenversagen gesehen werden würde. Eine Urinanalyse ergab Urin von extrem niedrigem spezifischen Gewicht ohne Anzeichen von Entzündungszellen, Infektionserreger oder Glukosurie, somit konnte eine entzündliche Krankheit, infektiöse Erkrankungen und Diabetes mellitus ausgeschlosssen werden.

5 https://de.wikipedia.org/wiki/Seidenhuhn

Leider ergab die Behandlung mit Desmopressin (ein synthetisches Analogon von ADH) keine Veränderung in seiner Polyurie. Nicht nur war die Desmopressin-Behandlung eine abschließende Prüfung, um anzuzeigen, dass Ceasar Diabetes insipidus hatte, und ergab damit, dass es keine westliche biomedizinische Behandlung für seine Krankheit gab.

Anamnese:
Ceasar stellte sich als ruhiger, gesund aussehender, biomechanisch normal erscheinender Deutscher Schäferhund in Babywindeln dar. Seine Hauptbeschwerde war die Harninkontinenz und gelegentliche Unruhe. Ceasar hatte eine rote Zunge, etwas trockene Zunge und wenig Fell. Seine Nase war warm und trocken. Seine Ohren waren sehr warm neben seiner Kopfhaut und leicht warm auf ihren Spitzen.
Ceasar hatte beidseitig schnelle (shuo), etwas feine (xi) und kraftvolle (you li) Pulse. Er hatte empfindliche Rücken-Shu Punkte bei Gan Shu (UB 18), Wei Shu (UB 21) und Shen Shu (UB 23).
Orthopädisch war er völlig im Tonus ohne Reduktion in Flexion und Extension seiner Gelenke oder Gelenkschmerzen. Sein Besitzer behauptet, dass er kühle Stellen suche, und unruhig war, vor allem nachts.
Er keuche den ganzen Tag und schien sich unwohl zu fühlen oder nicht lange an einem Ort zu ruhen.

Syndromdifferenzierung:
Nieren-Yin Leere mit Hitze und mögliche Nieren-Qi-Leere.

Therapieprinzip:
Man sollte sowohl die Biao (Zweig) der Harninkontinenz bei Nieren-Qi Leere und Ben (Wurzel) Unruhe wegen Nieren-Yin-Mangel behandeln.

Akupunktur:
Er wurde aus finanziellen Gründen mit Akupunktur nur zweimal im Abstand von zwei Monaten behandelt. Die zwei Behandlungen reduzierten seine Inkontinenz um ca. 40% und der Besitzer beobachtete, dass er vielleicht ein bisschen weniger unruhig war.

Phytotherapie:
Ceasar wurde mit *Suo Quan Wan* (Quelle versiegelnde Pille) behandelt, um die Nieren zu wärmen, Kälte zu zerstreuen, häufigen Harndrang und Verluste von Jin-Ye zu stoppen.
Suo Quan Wan wird häufig in der Veterinärmedizin verwendet, um klinische Anzeichen von Harninkontinenz zu behandeln. Obwohl *Suo Quan Wan* den Urin reduziert, hatte es fast keinen positiven Nutzen in Bezug auf die Harnfrequenz Caesars aus zwei Hauptgründen:

Erstens: Aus der Perspektive der westlichen Biomedizin, wurde Ceasars Wasserlassen häufig wegen seiner schnellen Harnblasenfüllung mit hypotonem Urin verursacht. Dies ist eine einfache mechanische Ursache, die Blase war zu schnell voll.

Zweitens: Aus der Perspektive der TCVM hatte Ceasar ein vorherrschendes Muster von Nieren-Yin-Leere mit falscher Hitze, und Suo Quan Wan ist eine erwärmende Formel mit warmen und scharfen Arzneien wie *Yi Zhi Ren* (Fructus Alpiniae Oxyphyllae) und *Wu Yao* (Radix Linderae Strychnifoliae). Wärmende Arzneimittel sind bei echter Yin-Leere ohne Yang-Leere kontraindiziert.

Caesar wurde auch mit *Zhi Bai Di Huang Wan* (Anemarrhena, Phellodendron und Rehmannia Pille) behandelt gegen Nieren-Yin-Mangel mit heftigem Feuer. Seine Antwort auf diese Formel hat eine 50 %ige Reduktion in Unruhe ergeben. Sein Besitzer wurde auch beauftragt, Yin-tonisierende und kühlende Lebensmittel zu Ceasars Ernährung für die TCVM Lebensmittel-Therapie hinzuzufügen.
In der letzten Anstrengung Caesar zu helfen, wurde *Jin Suo Gu Jing Wan* (Goldene Schloss-Pille) verschrieben, um die Essenz (Jing) zu stabilisieren. Er hat gerade erst begonnen mit dieser Formel, daher ist es zu früh, um Ergebnisse zu berichten.
Allerdings stabilisiert *Jin Gu Jing Wan Suo* die Nieren und bindet die Essenz in Fällen von Spermatorrhoe und Harninkontinenz. *Sha Yuan Ji Li* (Semen Astragali Complanati) tonisiert die Nieren, fördert das Jing und stabilisiert das Tor der Essenz. Durch die anderen kühlen Kräuter

in dieser Formel ist es möglich, Caesars *Diabetes insipidus* Symptome zu reduzieren, um seine Lebensqualität zu erhöhen.

Hormonstörungen mit niedrigen Werten der Schilddrüse (Hypothyreose, Struma, Hashimoto Thyreoiditis)

Pharmakologische Studien:
Die meisten Formeln in den Studien bei Hyperthyreoiditis enthielten jodhaltige Pflanzen oder Meeresmuscheln (zur Jodkontroverse s.u.) und saponinhaltige Pflanzen wie *Zhi Mu, Su Zi, Huang Yao Zi* oder *Mai Men Dong*. Gegen die Symptomatik wurden oft *Chai Hu* und *Suan Zao Ren* verwendet.
Außerdem wurden, wie bei vielen Autoimmunerkrankungen wie Hashimoto, Tonika wie *Huang Qi, Mai Men Dong, Sheng/Shou Di Huang, Xuan Shen, Bai Shao, Gou Qi Zi,* und *Gan Cao*, sowie Hitze kühlende wie *Chai Hu, Dan Shen* und *Mu Dan Pi* verwendet.
In Tierversuchen wurde nachgewiesen, dass die Kombination von *Sheng Di Huang* und *Yu Zhu* die T3 und T4-Spiegel bei hyperthyreoiden Tieren deutlich senkte, während eine Kombination aus *Yin Yang Huo* und *Rou Cong Rong*, oder aus *Fu Zi* und *Rou Gui*, sie erhöhte. Auch *Ma Huang* erhöhte die Schilddrüsenfunktion bei Hypothyreose. Interessant ist auch ein Ergebnis aus der Autoimmunforschung mit Kräutern, nachdem hohe Dosen von *Sheng Di* (90 g/d), genauer deren Phenolglykoside, die Immunattacke der Zellen verhindert, wie sie bei rheumatischen Arthritiden und Neurodermititis vorkommen.
Long Dan Cao dagegen verhindert eine Antikörperbildung bei Arthritis. *Xuan Shen*, das ja bei autoimmun verursachten Schilddrüsenerkrankungen oft gegeben wird, enthält der *Sheng Di* sehr ähnliche Glykoside.
Pflanzen der Kreuzblütler, wie Senf, Rettich und deren Samen (*Bai Jie Zi, Lai Fu Zi*) hemmen die Funktion der Schilddrüse, wie man ja bei Kaninchen, die nach Kohlverfütterung Kropfwachstum zeigen, erkennen konnte.

Während eine Kombination aus *Fu Zi*, *Rou Gui*, *Gan Jiang* und *Su Zi* bei Schilddrüsenunterfunktion erfolgreich eingesetzt wurde, erzielte die Formel *Tan Yin Wan* denselben Erfolg bei Überfunktion, in dem hier noch *Lai Fu Zi*, *Su Zi* und *Bai Jie Zi* hinzugegeben wurden.

Struma und Hypothyreose

Typische Allgemeinsymptome der Hypothyreose sind Müdigkeit, Appetitlosigkeit und Gewichtszunahme. Darüber hinaus sieht man oft die Symptome trockene, rauhe Haut, Kälteintoleranz, Haarausfall, Bradykardie, Myxödem, Obstipation und rauhe Stimme. Bei vielen Patienten kommt es außerdem zu einer Früh-Arteriosklerose.
Im Labor ist bei der Hypothyreose der TSH-Wert meist über der Norm2, weil die Schilddrüsenhormone Trijodthyronin und Trijodthroxin zu niedrig sind.

TCM-Syndromdifferenzierung von Hypothyreose ohne Struma

Hier ist IMMER eine Nieren-Yang-Leere vorauszusetzen, die sich differenzieren lässt in reine Nieren-Yang Leere oder Nieren-Yang Leere, kombiniert mit Leere von Nieren-Yin, Milz oder Herz:

1. Reine Nieren-Yang Leere

Symptome:
Kälteempfindlichkeit, kalte Glieder, Müdigkeit, Blässe und stumpfes Haar, nachlassende Libido, unregelmäßige Menses.

Therapieprinzip:
Die Niere tonisieren und wärmen, Qi vermehren und Kälte vertreiben.

RP
Dang Shen 15 g, *Huang Qi* 15 g, *Xian Mao* 15 g, *Xian Ling Pi* 30 g, *Tu Si Zi* 15 g, *Shou Di Huang* 12 g, *Gui Zhi* 18 g, *Sheng Jiang* 18 g

Modifikationen:
Bei starker Kälte kommt hinzu *Rou Gui* 6-12 g, *Zhi Fu Zi* 15-30 g;
bei nachlassender Libido: plus Bai Ji Tian 30 g, Yang Shi Shi (Actinolith) 18 g; bei Kälte-Verstopfung: Rou Cong Rong 18 g, *Huang Jing* 18 g

2. Nieren-Yin und Yang-Leere

Symptome:

Schwindel und Schlieren der Augen, Trockenheit von Haut und Haaren, wenig Schweiß, Langsamkeit der Bewegungen, blasser fahler Teint, schwache Stimme, Stuhlverstopfung oder klebriger Stuhl, Müdigkeit. Zunge normal mit wenig Belag, Puls verlangsamt und fein (chi, xi Mai).

Therapieprinzip:

Die Niere tonisieren und Qi vermehren, sowie Yin und Jing nähren.

RP

Sheng Di Huang 18 g, *Shan Zhu Yu* 12 g, *Huang Jing* 12 g, *Tu Si Zi* 18 g, *Rou Cong Rong* 18 g, *He Shou Wu* 12 g, *Dang Gui* 18 g, *Gou Qi Zi* 12 g, *Dang Shen* 15 g, *Mai Men Dong* 18 g, *Wu Wei Zi* 9 g, *Zhi Huang Qi* 15 g

Modifikationen:

Sehr trockene Haut: plus *Bai Shao* 15 g;
starke Verstopfung: plus *Huo Ma Ren* 18 g;
bei Frieren und deutlicher Yang-Leere: plus *Zhi Fu Zi* 15 g, *Rou Gui* 12 g;
bei Ödemen: plus *Chi Xiao Dou* und *Ze Xie* je 12 g;
bei übermäßiger Menstruationsblutung: *Dang Gui* 12 g, *E Jiao* 18 g;
bei Blutstasezeichen: *E Zhu*, *Xiang Fu*, *Tao Ren* und Hong Hua je 12 g hinzufügen.

3. Nieren und Milz-Yang-Leere

Symptome:

Hier stehen Müdigkeit und Kälte als Hauptzeichen im Vordergrund, außerdem gibt es Schwindel, Tinnitus, Haarausfall, Rückenschmerzen, Ödeme, nachlassenden Sexualtrieb und unregelmäßige Menses.

Therapieprinzip:

Niere wärmen und Qi vermehren, sowie Milz stabilisieren und bewegen.

RP

Zhi Fu Zi 15 g, *Huang Qi* 30 g, *Dang Shen* 15 g, *Bai Zhu* 12 g, *Dang Gui* 12 g, *Sheng Ma* 12 g, *Ba Ji Tian* 18 g, *Bu Gu Zhi* 12 g, *Gui Zhi* 12 g, *Chen Pi* 12 g, *Gan Jiang* 18 g, *Da Zao* 6 g

Modifikationen:
Bei Inappetenz: *Ji Nei Jin*, Sha Ren und *Xiang Fu* 12 g hinzufügen;
bei Metrostaxis oder zu starker Blutung: *San Qi* 9 g, *E Jiao* und
Ai Ye je 12 g, sowie *Han Lian Cao* 18 g dazugeben (gute Wirkung!).

4. Yang-Leere von Herz und Niere

Symptome bei chronischer Erkrankung oder auch älteren Patienten:
Kältezeichen und Herzsymptomatik wie Frieren, Herzklopfen, gedunsenes Gesicht, Schwindel oder Hörminderung, Gliederschwäche, Müdigkeit, Druckgefühl oder Schmerz in der Brust oder Atemnot.
Die Zunge ist normal blaßrot oder blaßweiß, der Puls ist tief, verlangsamt, und schwach (chen, chi, ruo) teils auch langsam arrhythmisch (dai Mai).

Therapieprinzip:
Die Niere und Herz wärmen, das Herz stärken und den Puls wieder bringen.

RP (Basierend auf einer Variation der *Zhi Gan Cao Tang*)
Zhi Fu Zi 30 g, *Rou Gui* 12 g, *Dang Shen* 15 g, *Huang Qi* 15 g,
Sheng Di Huang 15 g, *Dang Gui* 12 g, *Chuan Xiong* 12 g, *Bai Shao* 12 g,
Wu Wei Zi 6 g, *Mai Men Dong* 18 g, *Zhi Gan Cao* 9 g

Modifikationen:
Bei sehr niedriger Herzfrequenz: *Ma Huang* 3-6 g und *Gui Zhi* 12 g hinzufügen;
bei unregelmäßigem Puls (Dai Mai, Jie Mai): *Ren Shen* 18 g und
Zhi Ke 12 g hinzufügen;
bei Schwindel und schwachen Gliedern: *Sheng Ma*, *Chai Hu* je 12 g und *Gui Zhi* hinzufügen; bei Gesichts- oder Lidödemen *Fu Ling* 18 g, *Ze Xie* und *Che Qian Zi* je 12 g dazugeben.

TCM-Syndromdifferenzierung von Hypothyreose mit Struma

Man kann hier grob in zwei Syndrome unterscheiden, nämlich in Leber-Fülle oder Milz-Leere:

5. Leber-Stau mit Qi-Stagnation

Diese Form findet man eher bei jüngeren Patienten weiblichen Geschlechts oder in der Anfangsform der Erkrankung. Die Symptome sind schmerzlose Vergrößerung des Halsumfanges mit oder ohne Globusgefühl, Stimmungsschwankungen, bei Frauen Brustspannung und unregelmäßige Menstruation.
Zunge und Belag sind unauffällig, Puls saitenförmig.

Therapieprinzip:
Leber bewegen, Stau lösen und Knoten auflösen.

Beispielrezeptur: Si Hai Shu Yu Wan (Stau lösende Pille der vier Meere)-Variation.

RP
Xia Ku Cao 18 g, *Yu Jin* 18 g, *Yuan Hu* 12, *Qing Pi* 12 g, *Chi Shao* 12 g,
Jie Geng 12 g, *Hai Fu Shi* (Pumice)12 g, *Fo Shou* 12 g,
Chuan Bei Mu 12 g, *Hai Zao* 12 g, *Kun Bu* 12 g, *Hai Dai* 15 g,
Huang Yao Zi 12 g, *Quan Xie* 3 g

6. Milz-Qi Leere mit Schleim und Nässe

Hier ist ein- oder beidseitige Schwellung deutlich zu sehen, es besteht ein verminderter Allgemeinzustand mit Müdigkeit, Gliederschwere, Atemnot oder Druck auf der Brust, Inappetenz, weicher Stuhl oft mit unverdauten Nahrungsresten.
Zunge meist geschwollen mit Zahneindrücken, der Belag weiß, dick und der Puls behäbig oder nachgiebig (huan, ru Mai).

Therapieprinzip:
Die Milz tonisieren und Nässe ausleiten, Schleim umwandeln und Knoten auflösen.

Beispielrezeptur ist die Variation der *Hai Zao Yu Hu Tang* (Jadekrug Dekokt mit Saragassum).

RP
Hai Zao 30 g, *Kun Bu* 15 g, *Chuan Bei Mu* 12 g, *Chen Pi* 12 g, *Qing* Pi 12 g, *Chuan Xiong* 12 g, *Dang Gui* 12 g, *Ba Xia* 12 g, *Lian Qiao* 12 g, *Fu Ling* 12 g, *Yi Yi Ren* 18 g, *Xia Ku Cao* 12 g, *Huang Yao Zi* 12 g, *Chan Tui* 12 g

Modifikationen für ***beide*** *Rezepturen:*
Bei großer Inappetenz: geröstetes (Chao) Shan Zha, Shen Qu und *Mai Ya* je 12 g hinzugeben.
Bei dünnem Stuhl: *Chao Bai Zhu* und Dang Shen je 12 g hinzugeben.
Bei Blutstasezeichen nach langem Verlauf mit Schmerzen der Struma oder starken Hormon- und Menstruationsschwankungen:
Bai Jie Zi 12 g, *Tian Nan Xing* 12 g, *Quan Xie* 6 g, Bei *Sha Shen* 12 g hinzugeben und die Dosis von *Xia Ku Cao* auf 30 g erhöhen.
Bei starken Verhärtungen des Kropfs: *Hai Fu Shi* (Pumice)18 g und *Chuan Bei Mu* 15 g hinzufügen.
Bei Druckgefühl auf der Brust und Seufzen und dem Gefühl von Luftmangel: *Gua Lou* 15 g, *Xie Bai* (Alium macrostemum) und *Zhi Ke* 12 g hinzufügen.

Forschung

In einer Studie mit Hypothyreose[6] gab man eine Kombination von *Fu Zi, Rou Gui, Ren Shen, Huang Qi, Gou Qi Zi, Yin Yang Huo, Lu Jiao, Bu Gu Zhi, Ba Ji Tian, Bai Zhu, Dan Shen* und *Fu Ling*. Nach zwei Monaten waren von 22 Patienten 17 symptomfrei und hatten normalisierte Werte von TSH, T3 und T4, während die anderen fünf ebenfalls in Labor und Klinik Besserungen zeigten. Bei eine Nachfolgebefragung einer Patientin nach 5 Jahren ergab sich, dass kein Wiederauftreten erfolgt war.

6 Li Changdu and Li Peili, Treatment of hypothyroidism with Chinese herbs, Journal of Guiyang Traditional Chinese Medicine College 1990

Es ist sicher kein Zufall, dass die Symptome der Schilddrüsenunterfunktion durch Yang-Tonika behandelt werden können, da ja viele der Symptome mit denen der Yang-Leere übereinstimmen. Insofern ist eine latente oder manifeste Unterfunktion relativ leicht zu behandeln.
Kommt es zu der Struma, dann ist Schleim umwandeln oder Stase und Schleim behandeln der beste Ansatz.
Bei der *Hashimoto-Thyreoiditis* dagegen steht die Behandlung des Immunsystems im Vordergrund, wie wir weiter unten sehen werden.

Chinesische Formeln wie *Jia Kang Wan* (Antikropf-Pille) enthalten bei Kropf- oder Zystenbildung meist *Huang Yao Zi*, *Sheng Mu Li*, *Hai Zao*, *Kun Bu*, *Ju Hong*, *Ban Xia*, *Chuan Bei Mu* gemischt mit Milz-Tonika wie *Gan Cao*, *Fu Ling*, als Arzneibolus zu 2x15g für sechs oder neun Wochen als Kur. Die Studie ergab 65 von 125 Vollrekonvaleszenzen.

Zu *Huang Yao Zi* ist zu sagen, dass es leider nur schwer zu bekommen ist (*Shang Lu* ist fast unmöglich zu bekommen, da einmal toxische Hepatitis als Nebenwirkung bei hoher Dosierung von 15-21 g/d für 30-45 Tage vorgekommen ist. Es sollte also einfach nicht 12 g/d überschreiten oder in der Formel ausbalanciert werden, wenn gleichzeitig die Transaminasen geprüft werden. Hier zwei Fälle von mir, einmal mit, und einmal ohne *Huang Yao Zi* (Rz. Dioscoreae Bulbiferae).

Eigener Fall: Struma nodosa bei Hypothyreose

Im Dezember 2011 stellte sich M.H., eine 46-jährige Patientin, vor, die eine Historie von chronisch-rezidivierenden Sinusitiden, Halsschmerzen bei Klimaanlage, vier mißlungene Schwangerschaften, Kopfschmerzen, Frieren, kalte Füße und einen Burn-Out-ähnliche Attacke gehabt hatte. Gewicht 68kg (nach Fastenkur).
Ihre Hauptanliegen waren das Frieren mit häufigen Atemwegsinfekten, ovariale Zysten und eine große Zyste im zentralen und rechten Teil der Schilddrüse.

Im Labor war das TSH[7] normal, bei erhöhten TAK Spiegeln (123 anstatt 100 max.) und die Schilddrüsenzyste war seit 2003 von 10x10mm immer mehr auf 55x41x44mm gewachsen, so dass der ganze Hals dick und nach einer Struma aussah. Damals, nach Diagnose der Hypothyreose, war 125 µg Thyroxin und später für viele Jahre mit 200 µg Thyronajod behandelt worden, 2011 war wieder, trotz euthyreoter Lage auf 75 µg erhöht worden. Der Halsdurchmesser betrug zu Beginn des Jahres 2012, nachdem ich um eine Messung gebeten hatte, ca. 40 cm Durchmesser.

Anamnese:

Zunge mit roter Spitze und Zahneindrücken und grauweißem dünnen Belag. UZ (Unterzunge) normal.

Puls beschleunigt, rechts schwächer, Nieren-Yin leer, verschwindend (xu, wei), Milz kraftlos.

Menstruation nach gelegentlichem Ausbleiben 28/7 mit Pickeln am Kinn als PMS. Ferner kalte Füße, Verstopfung, 1-2 Stuhlgänge die Woche, Einschlafstörungen mit Grübeln, Palpitationen, Globusgefühl beim Schlucken und häufige Erkältungen mit Nebenhöhlenbeteiligung.

Therapieprinzip:

Nieren-Yang und Yin, sowie Milz-Qi Leere tonisieren, inneres Wärmen, Schleim auflösen, Yin-Feuer senken, Shen beruhigen.

1. Besuch Rezeptur:

Morgens: Dekokt 180 g auf 1,5 Tage	**Abends: 1 x 8 g Granulat**
Huang Yao Zi 9 g	Fa Ban Xia 15 g
Hai Zao 18 g	
Shi Chang Pu 12 g	
Fa Ban Xia 15 g	
Yi Yi Ren 18 g	Gui Zhi 60 g
Fu Ling 12 g	Bai Shao 15 g
Huang Qi 30 g	Da Zao 12 g
Zhi Gan Cao 6 g	Sheng Jiang 15 g

7 TSH: Es ist Gegenstand aktueller Kontroversen, ob die Obergrenze des TSH-Referenzbereichs abgesenkt werden sollte, und ob die so definierten sublatenten Funktionsstörungen einen Krankheitswert besitzen.

Zhi Fu Zi 15 g	Zhi Fu Zi 9 g
Gan Jiang 15 g	Huang Lian 6 g
Huang Bai 9 g	Duan Long Gu 12 g
Sha ren 21 g	

2. Besuch am 1.2.: Im Dezember und Januar keine Infekte (!), Hals exakt 37cm Durchmesser, MS 28/4, einschlafen gelingt, Hände wärmer, Füße noch etwas kalt, Nase läuft weniger, Globusgefühl im Hals geringer, Stuhlgang fast täglich. Lungenpuls etwas schwach, Nieren-Yin und Milz besser, Zungenspitze rot, Zahnabdrücke etwas weniger. Daher weiter mit geringer Modifikation der RP.

3. Besuch am 22.3. nach kurzer Einnahmepause (Lieferprobleme): Weiter keine Infekte, bei viel Stress noch Palpitationen oder Arrhythmien, MS 25/4, Hals für 2 Tage 0,5cm dünner, dann wieder wie zuvor. Herzpuls schwach, Nieren-Yin-Puls noch leer, sonst Zunge und Puls wie zuvor. Daher attackieren möglich mit *Shang Lu* (Rx. Phytolacca) zum Selbstdosieren bei etwa 3 g-5 g:

Morgens: Dekokt 114 g auf 1 Tage	**Abends: 1 x 8 g Granulat**
Huang Yao Zi 12 g (Rhizoma Dioscoreae Bulbiferae)	Fa Ban Xia 15 g

sowie

Hai Zao 18 g	Si Gua Luo 18 g
Chai Hu 9 g	
Xuan Shen 12 g	
Shang Lu 3 g	
	Gui Zhi 60 g
Fu Ling 12 g	Bai Shao 15 g
Huang Qi 30 g	Da Zao 12 g
Zhi Gan Cao 6 g	Sheng Jiang 15 g
Zhi Fu Zi 15 g	Zhi Fu Zi 9 g
	Huang Lian 6 g
	Duan Long Gu 12 g

4. Besuch am 31.5.: Halsumfang minus 1 cm konstant, aber noch Globusgefühl, keine Infekte, frieren besser, auch Füße fast gut, 1x Kopfschmerzen, Schlaf jetzt in Ordnung, Stuhlgang täglich normal, Nieren-Yin-Puls noch leer, Milz etwas schwächer (wegen Attacke?) sonst Pulse normal, Zunge noch Spitze rot aber sonst normal. Daher stärkeres attackieren mit *Shang Lu* (Rx. Phytolacca) zum Selbstdosieren zwischen 3g und 9g bei allmählicher Steigerung bis zu Nebenwirkungen des Magens:

Morgens: Dekokt 114g auf 1 Tag	Nachmittags: 1x 8g Granulat
Granulat	
Huang Yao Zi 15g	Fa Ban Xia 15g
Hai Zao 21g	Si Gua Luo 18g
Chai Hu 9g	Huang Bai 12g
Xuan Shen 12g	Sha Ren 18g
Shang Lu 7g	
	Gui Zhi 15g
Fu Ling 9g	Bai Shao 15g
Huang Qi 30g	Da Zao 12g
Zhi Gan Cao 6g	Sheng Jiang 15g
Zhi Fu Zi 12g	Zhi Fu Zi 12g
	Huang Lian 6g
	Duan Long Gu 12g
Hong Jing Tian 18g	Hong Jing Tian 12g

5. Besuch am 28.8.: Shang Lu wurde bis 8g erhöht, wonach Magenschmerzen eintraten. Danach zwischen 6 und 7g/d. im Morgendekokt eingenommen. Da die Milz etwas schwächer wurde trat ein Atemwegsinfekt ein, und die Zahnabdrücke waren wieder etwas zu sehen. Die Menstruation war für 50 Tage ausgeblieben und der Nieren-Yin Puls noch verschwindender. Die Stressresistenz war jedoch besser und die Füße endgültig warm. Der Hals war im Spiegel so dünn (normal) geworden, dass die Patientin nicht mehr messen mochte. Globusgefühl war weg. Um die durch Attacke entstandene Leere wieder zu füllen und die noch leicht vorhandene Halsschwellung noch weiter zu verbessern, gab ich nochmals abschließend für 6 Wochen diese Rezeptur:

Morgens: Dekokt 114 g auf 1 Tag	Nachmittags: 1 x 8 g Granulat
Yu Jin 12 g	Ban Xia 18 g
Hai Zao 18 g	Shi Chang Pu 12 g
Bie Jia 15 g (pulv.)	Bei Sha Shen 18 g
Xuan Shen 30 g	Xi Yang Shen 15 g
Shang Lu 6 g	
	Gui Zhi 15 g
Fu Ling 9 g	Bai Shao 15 g
	Da Zao 12 g
Zhi Gan Cao 6 g	Sheng Jiang 15 g
Zhi Fu Zi 15 g	Zhi Fu Zi 12 g
	Huang Lian 6 g
	Duan Long Gu 12 g

Ein Telefonanruf und ein Dankesbrief ergaben, dass der Hals sich endgültig wieder normalisiert hatte. Menses war wieder eingetreten und die Patientin gab an, das *Shang Lu*, insgesamt 300 g, komplett verbraucht zu haben.

Eigener Fall: Struma nodosa mit heißen und kalten Knoten

Die 45-jährige kinderlose Patientin mit 58 kg Gewicht stellte sich im Dezember 2012 vor: 2007 OP multipler Myome des Uterus, nach langjähriger Kortikoidgabe wegen Nephritis. Zugleich saisonale allergische Rhinitis. Derzeit 2 Myome 3-4 cm Durchmesser, die Frauenärztin riet zu einer erneuten Myomoperation. In der Schilddrüse mehrere konglomerierende Umbaustrukturen 4 x 2 cm und 2 Zysten zu 1,3 und 4 ml Volumen. Bei derzeitiger Medikation von Thyronajod 50 µg, waren TSH unterdrückt auf 0,28 (norm 0,4-4) T4 normal und T3 grenzwertig auf 2,18 (norm 2,2-5,0). Der Endokrinologe empfahl Biopsie und halbseitige Entfernung der Schilddrüse, was sie beides ablehnte. IgE war auf über 1000, aber keine Antikörper gegen Schilddrüsengewebe vorhanden.

Anamnese:
Zu Beginn war eine Mittagsmüdigkeit, vor allem nach dem Essen, kalte Hände und Füße, als PMS Nachtschweiß, Süßhunger, Brustspannung, Ödeme, weicher Stuhl und Stimmungsschwankungen vorhanden. Der Zyklus betrug 24-25 Tage bei 6 Tagen Blutung, teils mit Metrostaxis. Ein leichtes Globusgefühl verspüre sie schon. Die Zunge war rot, trocken mit etwas mehr Belag im hinteren Bereich, Unterzungenvenen violett, sonst unauffällig.
Der Puls war beschleunigt und links stärker, mit leerem Puls (xu) des Nieren-Yin und etwas tief (chen) im Lungen-Abschnitt mit vielen saitenförmigen Tendenzen.

Die *Syndromdifferenzierung* ergab eine auf Nieren-Yang und Yin basierende Milz-Qi Leere mit Blutstase und Schleim. Die erste Rezeptur war daher diese:

RP für 30 Tage Granulat zu 2 x 7 g/d	
Huang Qi 60 g	Sheng Gan Cao 6 g
Zhi Fu Zi 15 g	
E Jiao 12 g	
San Leng 12 g	E Zhu 12 g
Hai Zao 15 g	Tu Bie Chong 12 g
Tian Nan Xing 12 g	Xuan Shen 18 g

2. Besuch am 31.1.2013: Der Allgemeinzustand war besser, das Blutbild normal, Mittagsmüdigkeit weg, Menstruation jetzt auf 26/3, PMS noch vorhanden, Zunge noch rot, sonst oben und unten normal (Stase besser), Puls wie zuvor aber Nieren-Yin noch leerer (Attacke mit Blutbewegern und auflösenden Arzneien).

RP für 42 Tage Granulat zu 2x7g/d	
Huang Qi **35 g**	Sheng Gan Cao 6 g
Zhi Fu Zi **30 g**	
E Jiao 12 g	**Bie Jia 18 g**

San Leng 12 g	E Zhu **18 g**
Hai Zao 15 g	Tu Bie Chong 12 g
Tian Nan Xing 12 g	Xuan Shen **30 g**

3. Besuch am 19.4.2013: Blutbild mit Hormonen normal, daher von Endokrinologen auf 25 μg halbiert. Nieren-Yin Puls besser aber noch schwach, Zunge und Unterzunge normal, daher Änderung des Schwerpunktes etwas mehr zur Gynäkologie hin:

RP für 60 Tage Granulat zu 2 x 7 g/d	
Huang Qi 35 g	Sheng Gan Cao 6 g
Zhi Fu Zi 30 g	Bu Gu Zhi 12 g
E Jiao 12 g	Bie Jia 18 g
San Leng **15 g**	E Zhu **18 g**
Hai Zao 15 g	Tu Bie Chong **15 g**
Tian Nan Xing 12 g	Xuan Shen 30 g

4. Besuch am 14.6.2013: Schildrüsen-OP nicht mehr nötig, MS 25/3-6 mit Nachbluten, sonst wie zuvor aber jetzt massive Gräserallergie der Augen und Nase, daher:

1. RP für 21 Tage Granulat zu 2 x 7 g/d (für die Zeit **OHNE** Heuschnupfen)	
Huang Qi 35 g	Sheng Gan Cao 6 g
Zhi Fu Zi **15 g (Sommer)**	Bu Gu Zhi 12 g
E Jiao 12 g	Bie Jia 18 g
San Leng 15 g	E Zhu 18 g
Hai Zao 15 g	Tu Bie Chong 15 g
Tian Nan Xing **15 g**	Xuan Shen 30 g
Ban Xia 12 g	

2. RP für die Zeit MIT Heuschnupfen als Granulat zu 2 x 8 g	
Huang Qi 30 g	Bai Zhi 12 g
Xin Yi Hua 18 g	Mu Zei 18 g
Ju Hua 15 g	

sowie wie oben

Huang Qi 35 g	Bu Gu Zhi 12 g
Zhi Fu Zi 15 g	Sheng Gan Cao 6 g
Bie Jia 18 g	E Jiao 12 g
Hai Zao 15 g	Tu Bie Chong 15 g
San Leng 15 g	E Zhu 18 g
Tian Nan Xing 15 g	Xuan Shen 30 g

5. Besuch am 6.9.2013: Allergiezeit gut überstanden, kein Telfast nötig wie zuvor, Thyronajod noch immer auf 1/2 Dosis, also 25 µg, im Uterus waren laut Ultraschall von April bis September die Myome geschrumpft, jetzt konstant, daher keine OP-Notwendigkeit mehr.
Menses 25/3-5 Tage, Zunge normal blaßrot, Puls unauffällig und normal, Milz aber etwas oberflächlich (fu), Nieren-Yin noch etwas schwach, bei PMS Nachtschweiß. Daher neue RP:

RP für 55 Tage Granulat zu 2 x 7 g/d	
Huang Qi 30 g	Sheng Gan Cao 6 g
Zhi Fu Zi 15 g	Bu Gu Zhi 12 g
E Jiao 12 g	Bie Jia 18 g, Dan Shen **12 g**
San Leng 15 g	E Zhu 18 g
Hai Zao 15 g	Tu Bie Chong 15 g
Tian Nan Xing 15 g	Xuan Shen 30 g
Ban Xia 12 g	

6. Besuch am 29.11.2013: Alle Blutwerte gut, nach Untersuchung beim Endokrinologen wurde die Dosis von Thyronajod nochmals auf alle 2 Tage 25 µg halbiert (Feigenblattdosis). Soweit alle OPs vermieden und weiterhin auf dem Weg zur Gesundung. Patientin zufrieden. Nächstes Ziel wird die Reduzierung der Blutung bei weiterer Reduzierung der Zysten und Myome sein.

Eigener Fall: Hashimoto-Thyreoiditis

Als Autoimmunthyreopathie werden chronisch entzündliche Schilddrüsenerkrankungen bezeichnet, die durch eine Fehlregulation der spezifischen Immunabwehr (B-Zellen und T-Zellen) verursacht sind. Dabei werden Antikörper oder spezifische T-Zellen gegen Schilddrüsengewebe gerichtet. Bei Hashimoto-Thyreoiditis sind die Antikörper gegen ein Enzym der Schilddrüse (TPO-AK) über den Wert von 200 U/m[8] erhöht. Thyroxin Peroxidase-Antikörper sind Antikörper gegen das Enzym der Schilddrüse, das für die Beschleunigung chemischer Umbauprozesse oder Abbauprozesse zuständig ist.

Es sitzt auf der inneren Zellmembran der Schilddrüsenzellen und hilft bei der Bildung von Schilddrüsenhormonen. Somit hemmen die Antikörper die Entstehung von Thyronin und Thyroxin. Als typische Autoimmunerkrankung steht hier bei der Behandlung die Regulierung des Immunsystems (z. B. mit *Huang Qi*) VOR der Behandlung der Schilddrüse im Vordergrund.

Patientin Frau J. B., 52 Jahre, Kauffrau

Historie:

Mehrfache OPs, Ovarektomie, Uterus myomatosus, Gonarthrose, BWS-Syndrom, abgelaufene therapierte Borrelliose. Blutwerte Hashimoto bekannt seit 1999, TPO-Ak (2005) ca. bis 600.

Beginn einer Stoßtherapie mit *Kun Bu* und *Hai Zao* für 2 Monate (2006), Anstieg auf 6470-8960, TSH (2006) 5,13-17,35+, dann herausgenommen und mit *Huang Qi* und *Huang Yao Zi* reguliert, (2007) TSH normal auf 2,74 FT3/FT4 normal, TPO-Antikörper auf 402, seither bis 10/2008 kein Anstieg mehr. Sie nimmt keine weiteren Medikamente.

8 Die Normalwerte sind je nach Labor und Nachweismethode unterschiedlich. Die Aussagekraft der gemessenen Antikörper muss deshalb immer in Beziehung zu den jeweiligen Normalwerten des einzelnen Labors gesetzt werden. In der Regel gilt > 35U/ml als auffällig. Nach einer normalen Schwangerschaft treten bei 10 % der Frauen erhöhte TPO-AK auf. Bei gesunden Menschen liegen die TPO-Antikörper unterhalb von 100 U/ml, sind also negativ. Deutlich positive TPO-Antikörper höher als 200 U/ml sind ein Hinweis für eine Autoimmunthyreoiditis. Leicht erhöhte TPO-Antikörper allein beweisen nicht das Vorliegen einer Immunkrankheit. Auch bei anderen Schilddrüsenkrankheiten können gelegentlich leicht erhöhte TPO-Spiegel vorliegen. Daher ist die Symptomatik, der Ultraschall und ggf. eine Biopsie als letzte Gültigkeit entscheidend.

RP 1
Kun Bu 30 g, *Hai Zao* 15 g, *Dang Shen* 15 g, *Shi Chang Pu* 12 g, *Nü Zhen Zi* 18 g, *Han Lian Cao* 18 g, *Xiang Fu* 12 g, *Sheng Gan Cao* 6 g

RP 2
Huang Qi 60 g, *Huang Yao Zi* 15 g, *Shi Chang Pu* 12 g, *Chen Pi* 12 g, *Nü Zhen Zi* 18 g, *Han Lian Cao* 18 g, *Xiang Fu* 12 g, *Sha Ren* 12 g, *Huang Bai* 18 g, *Zhi Gan Cao* 6 g

Die Therapie war hier ein Sonderfall und basierte auf dem Versuch, das Immunsystem neu auf die Zellen der Schilddrüse abzustimmen. Normalerweise wird *Kun Bu* (30 g) wegen des Jodgehaltes bei Hashimoto und Hyperthyreose nicht verschrieben, *Hai Zao* (15 g) kann hier verwendet werden, da es eine regulierende Funktion hat, *Huang Qi* (60 g) hat eine immunmodulierende, *Huang Yao Zi* (Disocurea hypoglauca) 12 g – nur für 3 Monate nach der Stimulation – eine die Schilddrüse hemmende Wirkung. *Huang Bai* (18 g) wirkt außerdem hemmend auf das Fortschreiten der Erkrankung.

Hyperthyreose und Basedow

Bei leichter bis starker Überaktivität der Schilddrüse oder Überstimulation durch Arznei entstehen die typischen Symptome wie Reizbarkeit, Rastlosigkeit, Nervosität, Herzklopfen, Herzrasen, Zittern der Hände, Schlafstörungen, Schwitzen und feuchtwarme Haut, Kälteunverträglichkeit (!), Kopfschmerzen, Durchfall, Heißhunger und Durst, Gewichtsverlust trotz großen Essensmengen, Muskelschwäche und Muskelschmerzen, hoher Blutdruck, Störungen des Menstruationszyklus (unregelmäßige oder verstärkte Blutungen, Ausbleiben der Regelblutung), Veränderungen des sexuellen Bedürfnisses.
Im Labor sind T3 und T4 erhöht, TSH ist supprimiert, bei Morbus Basedow gibt es zusätzlich positive TSH-Rezeptor Antikörper (TRAK).
Der Morbus Basedow ist eine häufige Ursache (ca. 40%) der Hyperthyreose. Neben dem klassischen Erscheinungsbild (sog. Merseburger Trias: Struma, Exophthalmus und Tachykardie) können zunächst Symptome

anderer Organsysteme im Vordergrund stehen. In etwa der Hälfte der Fälle kommt es im Laufe von einem oder zwei Jahren zu einer spontanen Remission. Diese Phase kann symptomatisch mit einer thyreostatischen Therapie erleichtert werden.

TCM-Syndromdifferenzierung

Die Syndrome sind hier in vier Leere und vier Fülle-Syndrome geteilt:

1. Leber-Stau mit Qi-Stagnation

Symptome:
Oft sind hier psychische Symptome wie Nervosität und Reizbarkeit vorhanden, der Hals kann etwas oder gar nicht geschwollen sein, es gibt Druckgefühl im Hypochondrium, trockener Mund oder Hals, manchmal sehen die Augen etwas groß aus (beginnender Exophthalamus).
Die Zunge ist gerötet, der Belag dick, der Puls saitenförmig oder fein (xian, xi).

Therapieprinzip:
Leber befreien und Qi bewegen Beispielrezeptur: Variation der *Chai Hu Shu Gan Tang*

RP
Chai Hu 12 g, *Zhi Ke* 9 g, *Bai Shao* 15 g, *Chen Pi* 9 g, *Xiang Fu* 12 g, *Dang Gui* 12 g, *Tian Hua Fen* 12 g, *Da Huang* 3 g, *Long Gu* 18 g

Modifikation:
Bei hohem Blutdruck Dosis von *Chai Hu, Zhi Ke* und *Chen Pi* um 3 g reduzieren und je 12 g *Xia Ku Cao, Xuan Shen* und *Zhen Zhu Mu* hinzufügen.

Leber-Feuer steigt nach oben
Symptome:
Starke Reizbarkeit mit Wutanfällen, Schwitzen, trockener Mund und Hals, großer Appetit ohne Gewichtszunahme, schnelle Ausscheidung, Schwindel mit hohem Blutdruck, Zittern oder Krampfneigung, Augenrötung oder Exophthalamus.

Therapieprinzip:
Herz erfrischen, Feuer ausleiten, Magen nähren und Säfte anregen Beispielrezeptur: Variation der *Long Dan Xie Gan Tang*

RP
Long Dan Cao 12 g, *Zhi Zi* 12 g, *Zhi Mu* 12 g, *Shi Hu* 12 g,
Sheng Di Huang 18 g, *Bai Shao* 18 g, *Zhen Zhu Mu* 18 g, *Yu Zhu* 12 g,
Tian Hua Fen 12 g, *Chai Hu* 6 g, (Duan) *Shi Gao* 12 g, *Sheng Gan Cao* 6 g

2. Leber und Milz in Disharmonie

Symptome:
Leicht Schilddrüsenvergrößerung, Druckgefühl im Brustraum, Gefühl, nicht genug Luft einatmen zu können, depressive Verstimmungen oder Wutanfälle, Schwellung des Unterbauches mit dünnem Stuhlgang und Blähungen (teils schmerzhaft), Inappetenz, trockener Mund und Rachen, Menstruationsschwankungen in Zyklus und PMS.

Zunge rot, dick belegt, Puls saitenförmig (xian).

Therapieprinzip:
Leber regulieren, Qi bewegen, Milz stärken, Durchfall stillen Beispielrezeptur: Variation des *Xiao Yao San*

RP
Chai Hu 9 g, *Sheng Jiang* 12 g, *Fu Ling* 12 g, (Chao) *Bai Shao* 6 g,
(Chao) *Dang Gui* 12 g, *Bai Zhu* 12 g, *Bo He* 3 g, *Fang Feng* 12 g,
Chen Pi 12 g, *Lian Zi* 6 g, *Dang Shen* 15 g, *Huang Jing* 6 g, *Gou Qi Zi* 15 g,
Shan Yao 18 g, *Bu Gu Zhi* 18 g, *Gan Jiang* 12 g

Modifikation:
Bei Amenorrhö *Ze Lan* 12 g und *Yi Mu Cao* 18 g hinzugeben

3. Qi-Stau mit Schleim Ansammlung

Symptome:
deutliche Schilddrüsenvergrößerung, Schmerzen im Brustraum, Nervosität und Reizbarkeit, Globusgefühl bei Schlucken.
Zungenbelag dünn, Puls saitenförmig und schlüpfrig (xian, hua).

Therapieprinzip:
Leber glätten und Qi bewegen, Schleim umwandeln und Knoten auflösen

Beispielrezeptur: Variation aus *Chai Hu Shu Gan Tang* und *Er Chen Tang* (Leber bewegendes Dekokt mit Bupleurum und Dekokt der Zwei Alten)

RP
Chai Hu 15 g, *Zhi Ke* 12 g, *Bai Shao* 12 g, *Cen Pi* 9 g, *Ban Xia* 18 g, *Fu Ling* 15 g, *Xia Ku Cao* 18 g, *Duan Mu Li* 12 g, *Yu Jin* 15 g, *Gua Lou* 12 g, *Hou Po* 12 g, *Jiang Huang* 12 g

4. Qi-Stagnation mit Blutstase
Symptome:
Emotionale Schwankungen, Reizbarkeit und Wutanfälle, Herzklopfen und Vergesslichkeit, Zittern, deutlicher Exophthalamus, gerötete oder blutunterlaufene Augen, vergrößerte und (tastbar) verhärtete Schilddrüse, Durchfälle.
Zunge rot oder dunkelrot mit Staseflecken, grauer Zungenbelag, Puls saitenförmig oder rau (xian, se).

Therapieprinzip:
Blut bewegen und Stase auflösen, Knoten auflösen und aufweichen Beispielrezeptur: Variation der *Xue Fu Zhu Yu Tang* (antistasisches Brustraumdekokt)

RP
Chai Hu 6 g, *Bai Shao* 18 g, *Zhi Ke* 6 g, *Sheng Dia Huang* 30 g, *Dang Gui* 12 g, *Chuan Xiong* 12 g, *Yuan Hu Suo* 12 g, *Tu Bie Chong* 12 g, *Xia Ku Cao* 18 g, *San Leng* 12 g, *E Zhu* 12 g, *Zao Jiao Ci* 12 g, *Huang Yao Zi* 15 g

5. Yin-Leere mit nach oben loderndem Feuer
Symptome:
Zittern, deutlicher Exophthalamus, Zittern oder Tremor, gerötete oder blutunterlaufene Augen, vergrößerte Schilddrüse, trockener Mund und

Hals, Durchfälle oder häufige Stuhlfrequenz, Plantar- und Palmarhitzegefühl, Reizbarkeit, starker Appetit ohne Gewichtszunahme, Hitzegefühl oder Brennen im Magen, Schweißausbrüche mit Abneigung gegen Hitze.

Therapieprinzip:
Niere und Magen nähren und befeuchten, Hitze kühlen und Ying-Xue harmonisieren

Beispielrezeptur: Variation der *Tian Wang Bu Xin Dan* (Herzstärkende Pille des Himmelskönigs)

RP
Tian Men Dong 18 g, *Sheng Di Huang* 18 g, *Mai Men Dong* 18 g, *Xuan Shen* 12 g, *Tai Zi Shen* 12 g, *Dan Shen* 12 g, *Wu Wei Zi* 6 g, *Suan Zao Ren* 12 g, *Huang Qi* 12 g, *Huang Lian* 9 g, *Sheng Mu Li* 18 g, *Zhi Mu* 12 g

Modifikation:
Bei hohem Puls mit Palpitationen *Bai Zi Ren* 12 g dazu geben und *Dan Shen* auf 18 g erhöhen;
bei viel Schweiß mit saitenförmigem, beschleunigtem Puls:
Duan Long Gu 18 g und *Sheng Gan Cao* 6 g dazugeben.

6. Doppelte Leere von Qi und Yin

Symptome:
Vergrößerung der Schilddrüse nicht deutlich, aber Schwäche von Geist und Körper, Atemnot mit viel Schweißausbrüchen, Hals und Mund trocken, 5-Herzen-Hitze, Herzrasen, Durchschlafstörungen, Abmagerung, Vergesslichkeit, Tremor, hohe Stuhlfrequenz mit unverdauten Nahrungsresten.
Zunge rot mit Zahneindrücken, Belag normal, Puls fein (xi) oder beschleunigt und leer (shuo, xu).

Therapieprinzip:
Variation des *Sheng Mai San* (Puls erzeugendes Pulver)

Beispielrezeptur:
Tai Zi Shen 18 g, *Chen Pi* 9 g, *Mai Men Dong* 12 g, *Wu Wei Zi* 12 g, *Fu Shen* 12 g, *Chai Hu* 9 g, *Huang Qi* 30 g, *Xuan Shen* 18 g, *Qing Ban Xia* 12 g, *Xia Ku Cao* 18 g, *Sheng Mu Li* 18 g

Modifikation:
Bei gleichzeitiger Blutstase und Yuan Hu, *Dan Shen* 12 g und *Huang Yao Zi* 12 g hinzufügen;
bei Amenorrhö: *Yi Mu Cao* 18 g und *Sheng Di Huang* 18 g hinzufügen.

7. Yang-Leere von Niere und Herz

Symptome:
Vergrößerung der Schilddrüse nicht deutlich, aber feiner Tremor, kalte Glieder mit Kälteabneigung, Rückenschmerzen, Ödeme, Palpitationen. Zunge blaßweiß oder blaßrot (normal), Puls behäbig und tief (huan, chen).

Therapieprinzip:
Niere wärmen und Qi tonisieren, Herz nähren und Wasser ausleiten

Beispielrezeptur: Variation der *Jin Gui Shen Qi Wan* (Nieren tonisierende Pille aus der goldenen Schatztruhe)

RP
Zhi Fu Zi 30 g, *Rou Gui* 12 g, *Ba Ji Tian* 12 g, *Yin Yang Huo* 12 g, *Gui Zhi* 18 g, *Sheng Jiang* 18 g, *Fu Ling* 18 g, *Sang Bai Pi* 12 g, *Duan Long Gu* 12 g, *Duan Mu Li* 12 g

Modifikation:
Bei ausbleibender Menses *Yi Mu Cao* 18 g und *Dang Gui* 18 g hinzufügen; bei starker Ödemneigung *Da Fu Pi* 12 g *Yi Mu Cao* 18 g hinzufügen;

Anmerkung: Die Jod-Kontroverse und die TCM
Da viele Algen und Meeresarzneien Jod enthalten (insbesondere *Kun Bu*), haben manche Autoren auch in China vorgeschlagen, die Arzneien bei Schilddrüsenüberfunktion nicht zu verwenden.

Dennoch wurden Rezepturen mit jodhaltigen Arzneien in vielen Studien erfolgreich angewandt, genauso wie viele Ärzte in China diese zur Behandlung der Schilddrüsenfunktion als dazugehörig empfinden und einsetzen. Vielleicht liegt hier das an Eiweiß gebundene Jod oder andere Bestandteile in einer Form vor, die eine Regulierung anstatt Stimulierung erzeugen, wie es bei vielen Autoimmunerkrankungen vorkommt. Sollten dennoch Symptome einer noch stärkeren Stimulierung vorkommen, so nimmt man diese Arzneien besser aus der Formel heraus. Ausschlaggebend ist hier wie immer nicht das Bücherwissen, sondern der Patient!

Eigener Fall: Morbus Basedow

Patientin MP, 42 Jahre, Hustenreiz im Hals, Herzklopfen, Schlafstörungen, Haarausfall, Panikattacken

ED M. Basedow 1/14 dagegen Carbimazol und Metoprolol, Radiojodtherapie 8/14.
Anfang September TSH 6,09 (Norm 0,27-4,2) und T4 0,77 (Norm 0,9-2,0).
Nach Verschreibung von Thryroxin 100 µg am Ende des Monats TSH 0,09 und T4 1,11, aber spontan TSH-Antikörper >40. Danach Beginn der Orbitopathie rechts und Beginn einer Cortison-Infusions-Therapie. Bei Morbus Basedow liegen in 80-100% der Fälle TSH-Rezeptor-Antikörper vor. Man fand heraus, dass in dem Orbita ebenfalls TSH-Rezeptoren exprimiert werden, so dass hier ein direkter Zusammenhang zur Orbitopathie besteht. Insofern ist hier der Antikörperwert TRAK von essentieller Bedeutung.
Im November lag der TRAK bei 1017 U/L (Norm <1,5) und es wurde für 3 Monate Steroid-Infusion i. m. gegeben.
Zu dieser Zeit kam die Patientin in die Sprechstunde. Im selben Jahr litt sie unter großer Erschöpfung und hatte mehrere Panikattacken und Insomnie, was mit der Schilddrüse zusammenhängen könnte. Außerdem bestand Hustenreiz im Hals, häufiges Herzklopfen und Haarausfall, sowie spontaner und Nachtschweiß. Gewicht 53 kg.
Die Zungenspitze war rot, der Belag etwas dicker aber trocken.

Der früher hohe (shuo) Puls war durch Beta-Blocker auf 70 gebremst, Herz saitenförmig (xuan), beide Nieren-Pulse schwach (ruo), der Milzpuls fein (xi).
Die Arzneien sind in der Tagesdosis schleimumwandelnd, Knoten auflösend und das Qi tonisierend. Nachts sind Shen beruhigende, Herz-Feuer kühlende, Yin nährende Arzneien verwendet worden. Da *Fu Zi* das TSH erhöht, wurde es hier nur in kleiner Dosis zur Förderung des Einschlafens in der Abenddosis gegeben.

RP für 2 x 7 g für 45 Tage:
Morgens:
Fa Ban Xia 15 g, *Xia Ku Cao* 18 g, *Si Gua Luo* 18 g, *Ju Hua* 18 g, *Mu Zei* 18 g, *Hai Zao* 6 g, *Tian Nan Xing* 15 g, *Huang Lian* 12 g, *Sheng Gan Cao* 6 g, *Duan Long Gu* 18 g *Huang Yao Zi* 15 g, *Huang Qi* 60 g, *Xiang Fu* 15 g

Abends:
Zhi Fu Zi 3 g, *Huang Lian* 12 g, *Ye Ju Hua* 18 g, *Mai Men Dong* 15 g, *Xiang Fu* 30 g, *Shi Chang Pu* 15 g, *Xia Ku Cao* 18 g, *Suan Zao Ren* 30 g, *Duan Mu Li* 12 g

Im Juni 2015 war die Orbitopathie deutlich zurückgegangen und der TRAK lag bei 461,9 U/L. Therapie weiter mit ähnlichen Rezepturen.

Im August TRAK 324,1 U/L bei 75µg Thyroxin, Augen gleichmäßig unauffällig, Menstruation unregelmäßig, Schlaf noch nicht zufrieden, möchte, dass Augen nicht wieder schlechter werden, daher:

RP
Cang Zhu 12 g, *Huang Bai* 9 g, *Si Gua Luo* 18 g, *Ju Hua* 18 g, *Hai Ge Ke* 15 g, *Mu Zei* 30 g, *Mi Meng Hua* 18 g, *Gou Qi Zi* 15 g, *Sheng Gan Cao* 6 g, *Huang Qi* 60 g, *Ye Ju Hua* 18 g

Im März 2017 TRAK auf 215,8 U/L bei 88µg Thyroxin wegen Leistungsschwankungen erhöht. Zum Schlafen möchte sie nun Z-Substanzen (Zolpidem, Zopiklon, Zalepon) einnehmen. Dann Ende der Therapie.

Im März 2020 kommt sie wieder wegen Prämenopausalstörungen und Gedächtnisstörungen (Nebenwirkung?[9]) und häufiger Infekte. Der TRAK wurde lange nicht mehr untersucht, da beide Augen wieder unauffällig aussehen. Im Dezember war der Entzug des Cyclopyrrolon-Derivats für den Schlaf abgeschlossen.

Fall von Fan Zhong-Lin der Feuerschule:
Spontane Schilddrüsenzysten

Frau Song, 36 Jahre, Arbeiterin in Chengdu kam im Juli 1977 in die Sprechstunde.

Ihr Allgemeinzustand war etwas schwach, sie neigte zu häufigen Erkältungen. Im Mai hatte sie einen Infekt mit Husten gehabt und dagegen Hitze kühlende, Husten stillende Arzneien eingenommen, bis die Symptome verschwanden. Allerdings entstand ein paar Tage später spontan an der linken Halsseite ein Klumpen, etwa 2 x 3cm groß. Der Klumpen war nicht schmerzhaft und beeinträchtigte auch das Schlucken nicht, obwohl er immer härter wurde. Außer dass sie immer sehr müde war, konnte sie über keine anderen Beschwerden klagen.

Sie bekam Penicillin-Injektionen, Antiphlogistika und anschließend nahm sie dagegen noch Chinesische Arzneien.

Im Juni wurde im Krankenhaus die Diagnose »Linksseitige Schilddrüsenzyste« gestellt und man schlug vor, diese operativ zu entfernen. Da die Patientin eine OP zunächst ablehnte, kam sie im Juli in meine Sprechstunde.

1. Besuch: Der Klumpen am linken äußeren Hals bestand bereits seit zwei Monaten. Die Patientin war sehr müde und kraftlos, hatte kaum Appetit, aber Einschlafstörungen. Die Hände und Füße waren kalt, ihr war schwindlig und sie hatte eine Kälteabneigung. Die Zunge war blaß, mit dickerem, hellgelben Belag.

9 Long-term use of sedative-hypnotics for insomnia lacks an evidence base and is discouraged for reasons that include concerns about such potential adverse drug effects as cognitive impairment. Aus: Bain KT (June 2006). »Management of chronic insomnia in elderly persons«. The American Journal of Geriatric Pharmacotherapy. 4 (2): 168–92. doi:10.1016/j.amjopharm.2006.06.006. PMID 16860264.

Diese Zystenerkrankung saß im LI in der Shaoyin Schicht, mit einem Kälteschaden der Taiyang-Schicht im BIAO, so dass die Therapiemethode hier das Wiederherstellen des Zheng-Qi mit vertreiben des Pathogens war: Wärmen der Leitbahnen und den BIAO freimachen mit *Ma Huang Fu Zi Xi Xin Tang* und zusätzlichen Arzneien.

RP: Drei Verordnungen als Dekokt
Ma Huang 10 g, *Zhi Fu Zi* 60 g, *Xi Xin* 6 g, *Gui Zhi* 10 g, *Gan Jiang* 30 g, *Gan Cao* 30 g

2. Besuch: Nach der vollständigen Einnahme der drei Arzneibeutel begann die Zyste etwas weicher zu werden, auch die Müdigkeit und Kraftlosigkeit begannen sich zu bessern.
Da die Arznei dem Syndrom entsprach, wurde die Dosis erhöht, um noch schnelleren Fortschritt zu erzielen.

RP: Drei Verordnungen als Dekokt (mit *Si Ni Tang* doppelte Menge)
Ma Huang 10 g, *Zhi Fu Zi* 120 g, *Xi Xin* 6 g, *Gui Zhi* 10 g, *Gan Jiang* 60 g, *Gan Cao* 60 g

Danach wurde der Klumpen auch kleiner, der Zungenkörper wurde wieder blaßrot (normal), der gelbe Belag wurde allmählich dünner. Danach wurden nochmals zehn Portionen der ersten Rezeptur verschrieben, wonach diese Zyste weiterhin abnahm.

Am 13.7.1979 kam die Patientin wieder in die Sprechstunde und berichtete, dass die Zyste nach der Einnahme der obigen zehn weiteren Portionen komplett verschwunden war. Appetit und Schlaf waren ebenfalls wieder großartig.
Eine Nachfrage nach zwei Jahren ergab, dass die Zyste nicht wieder aufgetreten war.

Sexualhormone und Kinderwunsch

Durchschnittlich brauchen die meisten Paare ungefähr sechs Monate für eine Empfängnis. Manchen Paaren gelingt es nie; sie müssen einen Versuch mit IVF machen, einen Samenspender finden oder ein Kind adoptieren. Aber auch die Baby-take-home-Rate beträgt bei der IVF meist weniger als 14%, wenngleich die Befruchtungsrate doppelt so hoch liegt. Doch selbst jahrelange Empfängnisunfähigkeit, selbst wenn man es monate- oder jahrelang probiert hat, bedeutet nicht automatisch völlige Unfruchtbarkeit. Ob und wann eine Frau schwanger wird, hängt von einer Reihe von physischen und psychischen Faktoren ab. Der Ernährungszustand beider Partner ist höchstwahrscheinlich ein entscheidender Faktor.

Wenn Paare Schwierigkeiten mit der Empfängnis haben, liegt es bei ungefähr zwei Drittel der Fälle an der Frau, in einem Drittel der Fälle am Mann. Doch können auch bis zu 80 % aller Geburtsschäden von abnormen Spermien herrühren. Deshalb ist es für Männer ebenso wichtig wie für Frauen, vor der Empfängnis den Ernährungszustand zu verbessern.

Als Faustregel lässt sich festhalten: eine insgesamt optimale Ernährung ist zuträglicher als einzelne Nahrungsergänzungsstoffe einzunehmen; doch immer dann, wenn die angemessene Menge nicht durch die richtigen Nahrungsmittel garantiert ist, ist eine Supplementierung ratsam.

Beim Mann:

Chinesisch gesehen tonisieren Yang-Tonika das Yin im Yang, da Cornu Cervi oder *Yin Yang Huo* eigentlich östrogenartige Effekte zeigen und die Reifung (yin) und Motilität der Spermien (Yang) durch Erhöhung der Flüssigkeit (Yin) verbessern. Einzelheiten siehe weiter unten im Text.

Bei der Frau:

Bei der überwiegenden Mehrzahl der Frauen, die an ungeklärter Unfruchtbarkeit und bekannten körperlichen Problemen wie verklebten Eileitern oder Amenorrhö leiden, wurde ein Nährstoffmangel diagnostiziert. Wenn die Blautests verklebte Eileiter ergeben, so sprechen diese sehr gut auf Blutstase brechende Arzneien an, wie *San Leng, E Zhu* oder *Ze Lan*, bei Qi-Stagnation *Yu Jin* und *Jiang Huang*.

Folgende Formen von Nährstoffmangel kommen häufig vor:

Kupfer – ein hoher Kupferspiegel im Körper ist oft auf die Einnahme oraler Kontrazeptiva oder auf die Spirale zurückzuführen. Die Kupferkonzentration steigt während der Schwangerschaft natürlicherweise an; wenn also bei der Empfängnis der Kupferspiegel bereits hoch ist, kann es zu einer erhöhten Konzentration kommen. Erhöhte Mengen an Kupfer können auf den Embryo toxisch wirken, zu Geburtsschäden und postpartaler Depression führen.

Zink – ein Zinkmangel ist vor allem bei einem erhöhten Kupferspiegel häufig festzustellen, was die Anfälligkeit für alle möglichen Infektionen erhöht. Die Zinkkonzentration wieder ins Gleichgewicht zu bringen ist oft ein entscheidender Schritt dabei, die Ovulation und die Menstruation wieder in Gang zu setzen.

Magnesium und/oder **Mangan** – ein Mangel hiervon hängt auch mit einem hohen Kupferspiegel zusammen. Ein Mangel an Selen spielt ebenfalls eine Rolle.

Bei der Einnahme von Mineraltabletten ist zu beachten, dass Calcium und Magnesium die gleichen Rezeptoren besetzen und sich gegenseitig ausschließen und dass Kupfer mit Zink, aber auch Zink mit Eisen eine Hemmung der Aufnahme bewirkt. Die natürliche Nahrungsaufnahme besteht ja vorwiegend aus Abwechslung, so dass der menschliche Körper nicht auf das tägliche Auftreten und die Absorption von kompetitiven Mineralien vorbereitet ist.

Eine »A-Z alles in allem-Mineraltablette« ist also genauso unnatürlich und somit der Gesundheit weniger zuträglich wie ein täglich gleiches Kantinen-Standardmenü.

Daher mein Rat: Auch wenn es teurer ist – Mineralien und Vitamine getrennt einkaufen und einnehmen.

Nach Ansicht der TCM sollten Frauen vor der Konzeption Folgendes meiden: Überarbeitung, Kälte- und Nässe-Exposition, allzu intensive Emotionen (besonders Sorge, Ärger, Furcht und sogar freudiger Überschwang), Alkohol, Sex und anstrengenden Sport.

Probleme bei der Konzeption sind zurückzuführen auf: Leber-Qi-Stagnation (oft!), Leber-Blut-Leere, Nieren-Yin- oder -Yang-Leere oder Magen-Qi-Leere. Bei gewöhnlichen Fruchtbarkeitsstörungen bitte ich den ausführlichen Abschnitt in Buch eins dieser Reihe zu Rate zu ziehen, aus welchem auch die folgenden Tabellen zur Referenz stammen:

Arzneikräuter bei Fruchtbarkeitsstörungen der Frau (nach Fülle/Leere)				
Attackierend	Chai Hu, Chen Xiang, Chuan Lian Zi / Lu Lu Tong, Si Gua Luo, Di Long	Xiao Hui Xiang, Fu Zi, Rou Gui, Gan Jiang, Wu Zhu Yu	Yuan Hu Suo, Wang Bu Liu Xing, E Zhu, San Leng, Chi Shao, Liu Ji Nu	Huang Bai, Shi Chang Pu/ Zhi Mu, Pu Gong Ying, Hong Teng, Bai Jiang Cao
Bei Fülle	Qi-bewegende/ öffnende	Kälte wärmende	Blut-belebende	trocknende / kühlende
Bei Leere	Qi-Tonika	Yang-Tonika	Blut-Nährer	adstringierende
Tonisierend	Shan Yao, Dang Shen, Huang Qi	Rou Cong Rong, Ba Ji Tian, Yin Yang Huo, Xian Mao	Bai Shao, Gui Yuan	Fu Pen Zi, Zi Shi Ying (Fluorit)
Jing tonisierend	Huang Jing	Lu Rong, Tu Si Zi, Zi He Che, Suo Yang, Bu Gu Zhi, Yi Zhi Ren, Yuan Zhi, Sha Yuan Zi	Shou Di Huang, He Shou Wu, Gou Qi Zi	Jin Ying Zi, Hai Piao Xiao, Shan Zhu Yu

Arzneikräuter bei Fruchtbarkeitsstörungen nach Xia Gui-Cheng[10]		
Syndrom	**Hauptkräuter**	**Hinzufügen wenn nötig**
Nieren-Yang-Leere	Dang Gui, Bai Shao, Sheng Di, Fu Ling, Xu Duan, Tu Si Zi, Lu Jiao, Du Zhong, Bai Zhu je 10 g	Bei starker Kälte: Ai Ye, Fu Zi; bei Yang-Leere mit Le-Stau: Xiang Fu, Yuan Hu, Chai Hu, Chen Pi
Nieren-Yin-Leere	Nü Zhen Zi, Han Lian Cao, Dang Gui, Bai Shao, Shou Di, Shan Yao, Fu Ling, Mu Dan Pi, Shan Zhu Yu je 10 g	Leere-Hitze: Zhi Mu, Huang Bai; Schlafstörungen: Ye Jiao Teng, He Huan Pi
Leber-Stau	Chai Hu, Bai Shao, Dang Gui, Xiang Fu, Cang Zhu, Fu Ling, Chen Pi, Shan Zha, Xu Duan, Tu Si Zi je 10 g	Hypochondrischer Druck: Qing Pi, Mei Gui Hua; Brustspannung/Schmerz: Pu Gong Ying, Chuan Lian Zi
Schleim-Nässe	Ban Xia, Cang Zhu, Xiang Fu, Shen Qu, Fu Ling je 10 g, Chen Pi, Chuan Xiong je 6 g	Starke Ausprägung: Fang Feng Tong Shen San, Polyzystitis: Gua Lou, Dan Nan Xing, Su Mu
Nässe-Hitze	Cang Zhu, Niu Xi, Huang Bai, Yi Ren, Ze Xie, je 9 g Hong Teng, Bai Jiang Cao je 15-30 g Fu Ling, Ai Ye je 9 g Xiang Fu, Che Qian Cao je 6 g	Mit Stase: Dang Gui, Chi Shao, Yuan Hu, Su Mu; wenn Hitze > Nässe: Long Dan Xie Gan Tang hinzu
Blutstase	Dang Gui, Chi Shao je 10 g, Hong Hua, Tao Ren 9 g, Wu Ling Zhi 12 g, Hui Xiang, Xiang Fu, Zhi Ke 6 g, Dan Shen, Niu Xi 10 g, Gui Zhi 5 g, Yi Ren 15 g	Wenn Stase stark und keine Leere: Mang Chong, Hou Po, Tao Ren, Chi Shao, Rou Gui, Fu Zi, Fu Ling, Mu Dan Pi, Dang Gui

10 夏桂城：实用妇科方剂学 (1997, Dr. Xia ist einer der Lehrer meines Freundes Steve Clavey. Im Jahre 2009 erschien eine Sammlung seiner Erfahrungen: *Xia Guicheng Practical Chinese Gynecology.*

Hormonelle Unfruchtbarkeit wegen polyzystischem Ovarialsyndrom (PCOS)

Im Gegensatz zu anderen Ursachen von Fruchtbarkeitstörungen der Frau ist das Polyzystische Ovarial-Syndrom (PCOS) eine der häufigsten endokrinen Ursachen bei Frauen. PCOS ist eine komplexe, heterogene Erkrankung unklarer Ursache, aber es gibt starke Anzeichen dafür, dass es genetisch bedingt sein könnte.
PCOS produziert Symptome bei etwa 5% bis 10% der Frauen im gebärfähigen Alter (12-45 Jahre). Es wird angenommen, dass es eine der führenden Ursachen der weiblichen Infertilität und die häufigste endokrine Problematik bei Frauen im gebärfähigen Alter ist.

Die Hauptmerkmale sind:

1. Anovulation, was zu unregelmäßiger Menstruation, Amenorrhö, Eisprung bedingter Unfruchtbarkeit führen kann.
2. Große Mengen oder Wirkungen der androgenen Hormone, was zu Akne und Hirsutismus führt.
3. Metabolisches Syndrom mit Insulinresistenz, oft verbunden mit Übergewicht, Typ-2-Diabetes und hohen Cholesterinwerten.

Eierstöcke erscheinen im Ultraschall häufig polyzystisch, aber es ist nicht unbedingte Voraussetzung der Erkrankung. Die Symptome und Schweregrad des Syndroms variieren stark zwischen den betroffenen Frauen.

In der Chinesischen Medizin unterscheidet man hier zwischen folgenden fünf Syndromen:

1. Nieren-Qi Leere

Symptome:

Kinderlosigkeit trotz vieler Versuche, spärliche verzögerte (>32 Tage) Menstruation, Rückenschmerzen, Fluor albus mit klarem Schleim.
Zunge blaßrot (normal), Zungenkörper dick mit Zahneindrücken, Puls tief, fein oder fein, schwach (chen, xi oder xi, ruo).

Therapieprinzipien:
Niere tonisieren, Menses durchgängig machen, Chong und Ren-Mai regulieren

Beispielrezeptur: Variation der *Wu Wei Zi Hang Zong Wan*
RP
Dang Shen 12 g, *Shou Di Huang* 12 g, *Tu Si Zi* 18 g, *Jin Ying Zi* 12 g, *Yin Yang Huo* 30 g, *Dang Gui* 12 g, *Xiang Fu* 12 g, *He Shou Wu* 12 g, *Sang Ji Sheng* 12 g, *Gou Qi Zi* 12 g

Modifikationen:
Bei verringerter Libido *Xian Mao* 15 g, und *Gou Ji* 12 g hinzufügen

2. Nieren-Leere mit Schleim-Nässe
Symptome:
spärliche und verzögerte Menstruation von blaßroter Farbe, allmählich in Amenorrhö übergehend, zeitweise zu früh, dann wieder zu spät, manchmal Metorrhagie oder Metrostaxis (chin.: Beng oder Lou), lange bestehender Kinderwunsch, Schwindel, Tinnitus, Abgeschlagenheit, Rückenschmerzen, teils kalte Glieder, weicher Stuhl, profuser Urin, geringe Libido, manchmal Übergewicht mit starker Behaarung (Virilitätsneigung).
Zunge normal, Puls fein und kraftlos oder leer (xi, wu li oder xu)

Therapieprinzipien:
Niere tonisieren und Jing mehren, Nässe trocknen und Schleim umwandeln

Beispielrezeptur: Kombination aus *Shen Qi Wan* (Nieren-Qi Pille) und *Er Chen Tang* (Dekokt der zwei Alten)

RP
Zhi *Fu Zi* 30 g, *Rou Gui* 15 g, *Sheng Di Huang* 18 g, *Shan Yao* 18 g, *Shan Zhu Yu* 12 g, *Ze Xie* 12 g, *Fu Ling* 12 g, *Mu Dan Pi* 12 g, (Fa) *Ban Xia* 15 g, *Chen Pi* 12 g, *Zhi Gan Cao* 6 g

Modifikationen:
Bei jüngeren Patientinnen mit Problemen bei der Einnistung oder Dicke des Endometriums je 12 g *Fu Pen Zi, (Zhi) He Shou Wu, Rou Cong Rong, Zi Shi Ying,* sowie *Yin Yang Huo* und *Ba Ji Tian* je 15 g hinzufügen.

3. Gestautes Leber Feuer

Symptome:
Unfruchtbarkeit, Übergewicht, Akne und fettige Gesichtspickel, trockener Mund mit Vorliebe für kühle Speisen und Getränke, Druck im Brustraum, Verstopfung, Brustspannung.
Zunge rot, dünner gelber oder gelbweißer manchmal auch dicker Belag, Puls fein und beschleunigt (xi und shuo).

Therapieprinzipien:
Leber erfrischen, Stau auflösen, Stase wandeln, Menstruation regulieren.

Beispielrezeptur: Variation der *Tao Hong Si Wu Tang* (Vier Bestandteile Dekokt mit Persica und Carthamus)

RP
Tao Ren 15 g, *Hong Hua* 15 g, *Dang Gui* 15 g, *Sheng Di Huang* 15 g, *Chuan Xiong* 12 g, *Long Dan Cao* 12 g, *Chai Hu* 9 g, *Xiang Fu* 15 g, *Chi Shao* 12 g, *Sheng Gan Cao* 6 g

Modifikationen:
Bei Schlafstörungen 6 g *Huang Lian* und 12 g *Rou Gui* hinzufügen; bei starker Verstopfung 3 g *Da Huang* und je 12 g *Mai Men Dong* und *Xuan Shen* hinzufügen.

4. Qi-Stagnation und Blutstase

Symptome:
Verzögerter Zyklus, teils mit spärlicher Blutung, starke Dysmenorrhö mit Abneigung gegen Druck (Fülle), Blutung mit dunklen Koageln, in schweren Fällen Amenorrhö oder Metorrhagie oder Metrostaxis (Beng oder Lou), manchmal schwallweise Blutungen, Unfruchtbarkeit, Stim-

mungsschwankungen, Druck im Unterbauch oder unter den Rippen. Zunge violetter Teint oder Staseflecken, manchmal an den Seiten oder unten an der Spitze, Puls tief oder tief und rau (chen oder chen, se).

Therapieprinzipien:
Qi und Blut bewegen, Menses regulieren und Stase brechen Beispielrezeptur: Variation der Ge Xia Zhu Yu Tang (Antistatisches Unterbauch-Dekokt)

RP
Dang Gui 15 g, *Chuan Xiong* 12 g, *Chi Shao* 12 g, *Tao Ren* 12 g, *Hong Hua* 12 g, *Yuan Hu* 12 g, *Wu Ling Zhi* 12 g, *Pu Huang* 12 g, *Dan Shen* 12 g, *Zhi Ke* 12 g, *Bai Shao* 12 g, *Xiang Fu* 15 g, Zhi *Gan Cao* 6 g

Modifikationen:
Bei starker Brustspannung und Unterbauchschmerzen mit Schwellung, Reizbarkeit oder Wutausbrüchen je 12 g *Qing Pi* und *Mu Xiang* oder die Formel *Chai Hu Shu Gan Tang* hinzufügen;
bei lange bestehenden Zheng Jia (abdominale Resistenzen) je 12 g *San Leng*, *E Zhu*, *Mo Yao* und *Lu Lu Tong* hinzufügen.

5. Blockade durch Nässe und Schleim

Symptome:
Spärliche Blutung, Zyklus verzögert bis zur Amenorrhö, Metorrhagie oder Metrostaxis (Beng oder Lou), Unfruchtbarkeit, oft starker Ausfluß, Kopfschmerzen oder Schwindel, Druck im Brustraum mit Übelkeit, Gliederschwäche, oft starker Schleim im Hals, ungeformter Stuhl, Übergewicht, starke Behaarung.
Zunge zeigt sich mit dickem, meist weißem Belag, Puls schlüpfrig oder nachgiebig und schlüpfrig (hua oder ru und hua).

Therapieprinzipien:
Milz stärken, Nässe trocknen und Schleim umwandeln, Qi regulieren

Beispielrezeptur: Variation der *Cang Fu Dao Tan Tang* (Schleim umwandelndes Dekokt mit Atractylodes und Poria)

RP
Cang Zhu 12 g, *Xiang Fu* 12 g, *Ban Xia* 15 g, *Chen Pi* 12 g, *Zhi Shi* 9 g, *Fu Ling* 18 g, *Huang Lian* 6 g, *Dang Gui* 12 g, *Chuan Xiong* 12 g, *Zao Jiao Ci* 15 g, *Zhi Gan Cao* 6 g

Modifikationen:
Bei Schwäche und Inappetenz 12 g *Dang Shen* und *Chao Bai Zhu* 18 g; bei Kälteabneigung und kalten Gliedern je 15 g *Zhi Fu Zi* und *Gan Jiang* hinzufügen; bei starker Blutstase je 15 g *Ze Lan* und *Yi Mu Cao* hinzufügen;
bei viel Schleim, Übergewicht, starker Behaarung je 12-15 g *Zao Jiao Ci* und *Shi Chang Pu* hinzufügen;
bei abdominalen Resistenzen (Zheng Jia) je 12 g *Kun Bu*, *Hai Zao*, *Xia Ku Cao* und *E Zhu* hinzufügen.

Eigener Fall mit früher PCOS ohne Kinderwunsch
Nicht immer macht sich die PCOS erst im Kinderwunschalter bemerkbar, meist ist das Hormonsystem bereits in der Pubertät durcheinander und stört den normalen Ablauf der Menstruation.

Patientin MK, 18 Jahre, kam wegen starker Akne in die Praxis.
Ernährung: Kein Fleisch, keine Milchprodukte, Gewicht um 70 kg bei 1,70m. Akne seit 5 Jahren mit Beginn der Menarche, anfangs regelmäßig, dann seit 3 Jahren immer längerer Zyklus mit allmählichem Ausbleiben.
Patientin schwitzt leicht, hat kalte Hände, fettige Haut und Haare. Streß ist zu Beginn hoch wegen Abiturvorbereitung. Stuhl zu anfangs Hahnenschrei-Diarrhoe, Schlaf normal, häufige Erkältungen.
Zunge: Leichte Zahneindrücke, etwas schlüpfrig weiß belegt.
Puls: Leber-Puls saitenförmig (xuan), Lungenpuls oberflächlich (fu), Nieren-Yang leer (xu).
Labor: (1/19) Progesteron in Lutealphase 0,4 (-), Testosteron 0,69 ng/L (+), FSH normal, LH 24,2 (++), BZ und HbA1c normal.
Sono-SD unauffällig, Antikörper normal.

Syndromdifferenzierung:
Milz-Qi Leere mit Nässe, Nieren-Yang Leere, leichte Leber-Qi Stagnation

Therapie:
Qi und Yang tonisieren, Unterbauch wärmen, Qi bewegen, Nässe trocknen

RP
Pflanzliches Arzneigranulat für 30 Tage zu 2 x 7 g/d:
Zhi Fu Zi 15 g, *Sheng Jiang* 15 g, *Sheng Gan Cao* 12 g, *Huang Bai* 9 g, *Sha Ren* 18 g, *Dang Gui* 12 g, *Bu Gu Zhi* 18 g, *Xiang Fu* 15 g, *Huang Qi* 12 g, *Sheng Di Huang* 12 g, *Yin Yang Huo* 15 g, *Rou Gui* 15 g

2. Besuch (19.2.):
Mehr Streß im Studium, Zungenbelag normal, Nieren-Puls besser: schwach (ruo), Erkältung gehabt.

Therapie:
Stresstoleranz erhöhen, Yang tonisieren und in Ming Men senken, Qi regulieren, inneres wärmen.

RP
Pflanzliches Arzneigranulat für 40 Tage zu 2 x 7 g/d:
Hong Jing Tian 45 g, *Zhi Fu Zi* 18 g, *Sheng Jiang* 18 g, *Shi Chang Pu* 15 g, *Wang Bu Liu Xing* 18 g, *Sheng Gan Cao* 9 g, *Huang Bai* 12 g, *Sha Ren* 21 g, *Dang Gui* 12 g, *Bu Gu Zhi* 18 g, *Xiang Fu* 21 g, *Sheng Di Huang* 30 g, *Yin Yang Huo* 18 g, *Rou Gui* 15 g

Danach wegen Abitur erst wieder Besuch im Juni.
Labor: (5/19) Testosteron 0,62 ng/L (+), TSH basal: 4,35 (+), T3, T4 normal. Keine anderen Werte.
Zunge normal. Beide Nieren-Pulse noch etwas schwach (ruo).
Befinden: Besser nach Abitur, Streß vorbei, Akne besser, setzt Behandlung aus.

Dann 20.4. wieder Besuch:
Studium begonnen, Corona-Distanzunterricht, Zyklus wurde in den letzten Monaten wieder immer länger, dann Amenorrhö, Akne wieder schlechter, Schwitzen stärker, Infekte, Stuhlgang normal, Schlaf normal.
Labor: TSH basal 4,97, Testosteron 88 (++ hier: Norm bis 75)
Zunge: wieder Zahneindrücke, zittern, Belag normal
Puls: Herz, Leber, Lunge, Milz alle oberflächlich (fu) Nieren Yin und Yang-Pulse fein (xi).

Therapie:
Stase auflösende, Qi regulierende Yin und Blut nährende, Yang tonisierende Arzneien:
RP (wegen Umzug an weit entfernten Studienort) 70 Tage:
Zhi Fu Zi 6 g, *Sheng Jiang* 12 g, *Wang Bu Liu Xing* 24 g,
Sheng Gan Cao 9 g, *Dang Gui* 18 g, *Nü Zhen Zi* 30 g,
Han Lian Cao 30 g, *San Leng* 12 g, *E Zhu* 12 g, *Bu Gu Zhi* 12 g,
Yin Yang Huo 15 g, *Xiang Fu* 24 g, *Sheng Di Huang* 30 g

Meldet sich telefonisch: Andostendionwerte (0,36) normal, Schwitzen hat abgenommen, Stuhl normal, keine Infekte, derzeit kein Streß, Menstruation noch nicht regelmäßig. Danach kein Kontakt mehr.
Aber ich habe das Gefühl, dass diese Geschichte noch nicht zu Ende ist. Allerdings habe ich auch einige Patientinnen, bei welchen das PCOS im Alter von Mitte zwanzig nach Schwangerschaften von alleine verschwand.

Menopause und Andropause

Menopause

Bei der Frau sind während der follikulären Phase der Hypophyse die Hormone FSH und LH auf niedrigem Niveau Gleichzeitig beginnt die Reifung der Follikel und das Endometrium regeneriert sich. Östrogen ist in höherem Niveau als Progesteron vorhanden. Nach rund 14 Tagen findet der Eisprung statt, wobei LH und FSH stark ansteigen; Progesteron beginnt zu steigen, während sich der Östrogen-Spiegel senkt.
Während der Lutealphase dann fallen LH und FSH auf das Niveau vor dem Eisprung; während Progesteron relativ hoch bleibt, bis nach etwa 19 Tagen, wonach es wieder beginnt zu sinken. Wenn die Befruchtung nicht stattfindet und somit die Einnistung einer befruchteten Eizelle in der Gebärmutterschleimhaut nicht stattfindet, beginnt sich das Endometrium zur Blutung abzulösen und am Tag 28 beginnt der Kreislauf erneut.
Diese Zyklen beginnen sich mit dem Beginn der Perimenopause zu ändern. Man vermutet hier auch einen genetischen Einfluß, da viele Frauen etwa zur gleichen Zeit in die Menopause kommen wie ihre Mütter.
Wenn dann die Östrogenkonzentration im Blut abnimmt, können Schwankungen in der der Länge der Regelblutung und in der Art von Blutungen auftreten, was oft den Beginn der Perimenopause anzeigt.
Solche schwankenden Zyklen können auch durch einen unzureichenden FSH-Spiegel in der follikulären Phase verursacht werden, was wiederum zur niedrigeren Östrogen- und Progesteron-Sekretion in der Lutealphase führt. Durch Erhöhung des FSH, zum Beispiel durch *Fu Zi*, kann dies wieder verbessert werden.
In der Perimenopause schließlich erhöhen sich FSH-Konzentrationen, ohne eine gleichzeitige Erhöhung des luteinisierenden Hormons (LH), welches ebenso durch *Fu Zi* wieder werden kann.
Reduzierte Konzentrationen von Östrogen und Progesteron und erhöhtes FSH wirken auf das zentrale Nervensystem (ZNS), was zu vasomotorischer Instabilität führt, und dies kann zu charakteristischen heißen

Wallungen und Schweiß bei vielen postmenopausalen Frauen führen. Wechseljahresbeschwerden oder Absetzen von Hormontabletten und Pflastern lassen sich hervorragend mit Chinesischer Medizin behandeln. Sogar der Beginn der Menopause lässt sich über Jahre hinausschieben, was manchen Patientinnen wie ein Jungbrunnen vorkommt, während andere froh sind, die monatlichen Probleme hinter sich zu haben, solange die Symptome der Menopause durch die chinesischen Arzneimittel verringert werden.

Differentialdiagnose weiblicher Menopausalbeschwerden:
Das Wichtigste ist die Unterscheidung zwischen Yin- oder Yang-Leere und anschließend die Identifikation des Co-Syndromes:

Yin-Leere überwiegt	Yang-Leere überwiegt
Wenig/ kaum MS-Blut, ohne Klumpen, Hitzewallungen, Schwindel, Palmar-/ Plantarhitze, Herzklopfen, Schlafstörungen (frühes Erwachen), trockener Stuhl, trockene Schleimhäute, wenig Zungenbelag	Fahles Gesicht, Ödemneigung, Müdigkeit, kalte Glieder, Schwindel, Reizbarkeit, Depressionen, schweißige Hitzewallungen, oft Urindrang, Völlegefühl, Inappetenz, dünner Stuhl, weißer Fluor, z. T. starke MS
Gou Teng 15 g, Mu Dan Pi, Long Gu, Shan Yao, Shan Zhu Yu, Fu Ling, Lian Zi Xin, Zi Cao, He Huan Pi, Fu Xiao Mai je 10 g	Dang Shen, Yin Yang Huo, Xian Mao, Bai Zhu je 10 g, Gou Teng 15 g, Mu Dan Pi 10 g, Huang Qi, Fu Ling, Fang Ji 12 g, Shan Yao 9 g, He Huan Pi, Bu Gu Zhi 10 g
Bei starkem Leber-Feuer: Shan Zhi Zi, Ku Ding Cha, Xia Ku Cao, Hu Huang Lian 10 g; wenn Yang aszendiert: Tian Ma 9 g, Shi Jue Ming 12 g	Schlaf: He Huang Pi, Long Chi 10 g; Brustdruck, depressiv: Yu Jin 6 g, He Huan Pi 12 g; Ödeme: Tian Ma, Che Qian Zi, Ze Xie 10 g, Leere Hitze: Zhi Mu, Huang Bai 8 g, Nü Zhen Zi 12 g

Co-Syndrome:

Leber-Qi-Stau	Xiao Yao San oder Shou Di Huang 15 g, Dang Gui, Bai Shao, Suan Zao Ren, Fu Ling, Shan Yao, Gui Ban 10 g, Gan Cao, Chen Pi, He Huan Pi, Yuan Zhi 6 g, Zhi Zi 9 g
Blutstase	Tao Ren, Hong Hua 9 g, Dang Gui, Chi Shao, Dan Shen, Shou Di 10 g, Chai Hu, Jie Geng 6 g, Gou Qi Zi 12 g, Gan Ju Hua 6 g, Shan Yao, Bie Jia, Xi Cao 12 g, Yu Jin 9 g
Schleim	Gou Teng 15 g, Mu Dan Pi 10 g, Lian Zi Xin 3 g, Shan Yao 10 g, Tian Ma 9 g, Ban Xia 6 g, Bai Zhu 12 g, Ze Xie 10 g, Yi Yi Ren 15 g, Chen Pi 6 g

Eigener Fall: Wechseljahresstörungen mit Schlafstörungen

Bei Schlafstörungen in der Menopause kommen Kombinationen wie die folgende Formel einer Patientin aus dem Jahr 2007 in Frage.

Granulat 1 x 9 g vor dem Schlafen einzunehmen:
Yin-Blut-Leere: *Dang Gui* 18 g, *Bai He* 18 g, *Han Lian Cao* 21 g
Schweiß hemmen: *Sheng Mu Li* 30 g, *Fu Pen Zi* 24 g
Nieren-Herz-Achse: *Rou Gui* 12 g, *Huang Lian* 9 g
Qi und Yang tonisieren: *Da Zao* 12 g, *Bu Gu Zhi* 18 g, *Yi Zhi Ren* 12 g,
Qi bewegen: *Chen Pi* 9 g, *Chai Hu* 9 g

Die Patientin, die tagsüber viel Streß hat, bekam zuerst eine Formel für das Mitte-Qi und das Nieren-Yang und diese Formel für nachts. Seit einiger Zeit nimmt sie mit meiner Zustimmung nur noch diese Formel für Schlaf und gegen den Nachtschweiß.

Andropause (Klimakterium virile)

So wie die Menopause das Nachlassen der Hormone der Frau betrifft, könnte das Nachlassen von Testosteron im *Klimakterium virile* zu nachlassender Libido, Depressionen (bei Männern oft in Aggression umschlagend), Herzklopfen, Schlafstörungen, Müdigkeit, Sarkopenie und Osteoporose, Haarausfall und zunehmende Umwandlung des Muskeleiweißes in Fett einhergehen. Ein *Klimakterium virile* als Gegenstück zum eigentlichen Klimakterium der Frau, das eine hormonelle Umstellung (nach deren Abschluss die weiblichen Geschlechtshormone nicht mehr überwiegen) in der Lebensmitte bezeichnet, gibt es nicht; da im männlichen Körper zeitlebens vorwiegend männliche Geschlechtshormone vorhanden sind. Daher bleibt die Zeugungsfähigkeit vorhanden, wenngleich die Libido abnimmt. Dennoch sinkt die Ejakulatmenge unter 2ml; außerdem nimmt der Gehalt an Fruktose und saurer Phosphatase ab und das Ejakulat wird dünner.

Huang Di fragte Su Nü: Meine Kraft lässt nach und gerät aus dem harmonischen Gleichgewicht und ich fühle mich unglücklich. Oft habe ich starke Angstgefühle, woher kommt das?

Su Nü: Alle Schwäche und Kraftlosigkeit resultieren aus dem Schaden, der entsteht, wenn das Yin und Yang der Geschlechter nicht im Gleichgewicht sind. Die geschlechtliche Essenz der Frau ist stark, die des Mannes schwach, so wie das Wasser das Feuer besiegen kann. Der Akt ist wie ein Kochvorgang: Wenn man die Anteile von Feuer und Wasser reguliert, die fünf Geschmäcker richtig abstimmt, dann wird die Speise erst richtig gar und gut. Wer das Tao der Regulierung von Yin und Yang kennt, der kann die fünf Freuden erst richtig wahrnehmen. Wer dies aber nicht kennt, der altert früh und entbehrt aller Freuden. Dies muß in jedem Falle beachtet werden!

Für weitere Ratschläge dieser Art, siehe Teil vier: *Su Nü Jing*

Nach der TCM gibt es bei männlicher Andropause vier verschiedene Syndrome, die vorwiegend Leere-Syndrome sind:

Fülle-Syndrom: Qi-Stagnation und Blutstase in der Leber-Leitbahn

Symptome:

Geringeres Schwellvolumen des Penis, manchmal auch Veränderung der Hoden, Impotenz oder mangelnde Libido, sekundäre Geschlechtsmerkmale (Behaarung, Muskeln etc.) nicht ausgeprägt, Schmerzen im Dammbereich, depressive Verstimmungen, Reizbarkeit und Aggressivität.

Zunge dunkel oder mit Stasezeichen, Puls tief und rau (chen, se).

Therapieprinzip:
Blut bewegen, Stase brechen, Regulieren von Nieren und Leber

Beispielformel: Variation der *Xue Fu Zhu Yu Tang* (Antistatisches Brustraumdekokt)
RP
Tao Ren 12 g, *Chi Shao* 12 g, *Chuan Xiong* 12 g, *Dang Gui* 12 g,
Hong Hua 12 g, *Sheng Di Huang* 18 g, *Chai Hu* 9 g, *Zhi Ke* 6 g,
Yin Yang Huo 30 g, *Lu Jiao* 12 g, *Wu Gong* 6 g, *Zhi Gan Cao* 6 g

Modifikationen:
Bei starker erektiler Dysfunktion 30 g *Bai Ji Li* und *Bai Jiang Can* 12 g hinzufügen.

Leere-Syndrome:

1. Nieren-Jing Leere

Symptome:
Geringeres Schwellvolumen des Penis, manchmal auch Veränderung der Hoden, erektile Dysfunktion mit Impotenz oder insgesamt mangelnde Libido, bei manchen Patienten sind die sekundären Geschlechtsmerkmale (Behaarung, Muskeln etc.) nicht ausgeprägt, oder nehmen ab (Kopfbehaarung, Bauchmuskeln).
Zunge blass mit dünnem Belag, Puls fein und schwach (xi, ruo).

Therapieprinzip:
Niere wärmen und tonisieren, Jing mehren und Yang zurückbringen

Beispielformel: Variation der *Wu Zi Yan Zong Tang* (Dekokt der fünf Samen der Ahnen)
RP
Gou Qi Zi 15 g, *Wu Wei Zi* 12 g, *Che Qian Zi* 12 g, *Tu Si Zi* 12 g,
Fu Pen Zi 18 g, *Ba Ji Tian* 15 g, *Lu Jiao* 12 g, *Rou Gui* 12 g, *Zhi Fu Zi* 15 g,
Yin Yang Huo 15 g, *Dang Shen* 12 g, *Fu Ling* 12 g, *Zhi Gan Cao* 6 g

Modifikationen:
Bei starker erektiler Dysfunktion 12 g *Xian Mao* und 6 g *Wu Gong* hinzufügen.

2. Zusammenbruch des Nieren-Qi

Symptome:

Erektile Dysfunktion, oder abnehmendes Schwellkörpervolumen, kraftlose Ejakulation, Rückenschmerzen oder Knieschwäche, Abgeschlagenheit und Müdigkeit, Schwindel und Tinnitus, Pollakisurie oder Nykturie.

Zunge blass mit dünnem Belag, Puls leer und schwach (xu, ruo).

Therapieprinzip:

Nieren-Jing mehren und tonisieren, Nieren-Qi stärken

Beispielformel: Variation der *Lu Rong Yi Jing Wan* (Essenz stärkende Pille mit Cornu Cervi)

RP

Zhi Fu Zi 12 g, Lu Rong 9 g, *Tu Si Zi* 12 g, *Ba Ji Tian* 18 g,
Du Zhong 18 g, *Dang Shen* 12 g. *Shan Zhu Yu* 12 g, *Rou Gui* 6 g,
Zhi Fu Zi 15 g, *Yin Yang Huo* 15 g, *Dang Gui* 12 g, *Fu Ling* 12 g,
Zhi Gan Cao 6 g

Modifikationen:

Bei erektiler Dysfunktion sollte man hier *Hong Shen* 9 g oder *Ren Shen* 15 g hinzufügen.

3. Gemeinsame Leere von Qi und Blut

Symptome:

Keine Libido, erektile Dysfunktion, abnehmendes Schwellkörpervolumen, kraftlose dünnflüssige Ejakulation, bei leichter Anstrengung Abgeschlagenheit und Müdigkeit, Schwindel und verschwommenes Sehen.

Zunge blass mit dünnem, weißem Belag, Puls fein und schwach (xi, ruo).

Therapieprinzip:

Qi tonisieren und Blut nähren, Niere wärmen und stärken

Beispielformel: Variation der *Gui Pi Tang* (Dekokt das zur Milz zurückbringt)

RP
Ren Shen 15 g, *Shou Di Huang* 12 g, *Bai Zhu* 12 g, *Fu Ling* 12 g, *Ba Ji Tian* 18 g, *Yin Yang Huo* 18 g, *Dang Gui* 12 g, *Yuan Zhi* 12 g, *Mu Xiang* 6 g, *Lu Feng Fang* 12 g, *Zhi Gan Cao* 6 g

Modifikationen:
Bei ausgeprägter Qi-Leere außerdem 30 g *Huang Qi* hinzufügen.

Osteoporose beider Geschlechter

Eine Standardformel, beruhend auf *Jin Gui Shen Qi Wan* (Nieren-Qi tonisierende Pille aus der goldenen Schatztruhe), deren Variationen gerne abgewandelt wird, ist die hier folgende:
Zhi Fu Zi 15 g, *Rou Gui* 6 g, *Yin Yang Huo* 18 g, *Wei Ling Xian* 12 g, *Bu Gu Zhi* 18 g, *Gu Sui Bu* 18 g, *Xu Duan* 18 g, *Huang Qi* 18 g, *Shan Yao* 18 g, *Shan Zhu Yu* 12 g, *Dang Gui* 12 g, *Bai Shao* 12 g, *Chen Pi* 6 g, *Zhi Gan Cao* 3 g
Ich gebe bei Osteopenie oder Osteoporose oft eine Kombination der »Knochenarzneien« wie *Xu Duan*, *Bu Gu Zhi*, *Gu Sui Bu* und *Tu Si Zi* zusätzlich zu Qi-Tonika wie *Ren Shen* und – da im höheren Lebensalter das Nieren-Yang meist Unterstützung braucht – natürlich die warmen Nieren-Arzneien wie *Zhi Fu Zi*, *Yin Yang Huo*, *Xian Mao* plus für das als Folge oft leere Nieren-Yin *Nü Zhen Zi* und *Han Lian Cao*, also ganz ähnliche Kombinationen wie in der klassischen *Jin Gui Shen Qi Wan* oben.
Da das Streß-Hormon Cortison knochenabbauend wirkt, sollte man auch an Arzneien wie *Hong Jing Tian* und *Ci Wu Jia* denken, und besonders auch für guten Schlaf sorgen, da in dieser Zeit die höchste Menge an Wachstumshormon (HGH) ausgeschüttet wird.
Solange bei weiblichen Patientinnen noch Wechseljahressymptome vorhanden sind (Nachtschweiß, Hitzewallungen, Durchschlafstörungen, trockene Schleimhäute, Stimmungstiefs, usw.) sollte man auch an Yin stärkende Arzneien denken, worunter viele auch tatsächlich den Östrogenspiegel heben:

Shan Yao, *Dang Gui*, *Yi Mu Cao*, *Zhi Mu* und *Di Gu Pi* sind hier unersetzlich, bei Männern sollte man zu den Yang-Tonika wie *Yin Yang Huo* und *Xian Mao* greifen, aber nicht vergessen, dass oft das Yin vernachlässigt wird und daher *Xi Yang Shen* ergänzen.

Diabetes mellitus (Typ II) Xiao-Ke Syndrom

Im Chinesischen bezeichnet man den Diabetes als «Xiao Ke«. Das bedeutet übersetzt so viel wie das »zehrende Durst-Syndrom«. Die Ursache für das zehrende Durst-Syndrom wird sowohl in einem Mangel an Yin im Körper gesehen als auch in einem Hitze- Pathogen, einer Krankheit erzeugenden Hitze, die die Lungen, den Bauch und die Nieren angreift.
Wenn es an Yin mangelt, wird Hitze produziert. Die entstandene Hitze führt dazu, dass zusätzlich noch mehr Yin verbrannt wird. Daher sind die häufigsten Symptome des Diabetes übermäßiger Durst, Hunger und Wasserlassen. Diabetes wird oft als das «verschwenderische Durstsyndrom der Disharmonie« des oberen, mittleren und unteren Yin-Erwärmers genannt.
Sie alle sind mit einem Mangel an Yin assoziiert. In der chinesischen Medizin ist seit der Antike bekannt, dass Leute, die Alkohol trinken, süß oder fettig essen und einen unregelmäßigen, ungesunden oder bewegungsarmen Lebensstil haben, dazu tendieren, das Xiao Ke-Syndrom (diabetisches Syndrom) zu entwickeln.

Die klinischen Manifestationen des Diabetes in der Reihenfolge in der sie normalerweise auftreten sind:

- häufiges, reichliches Wasserlassen
- übermäßiger Durst
- schneller Gewichtsverlust
- übermäßiger Hunger
- Benommenheit
- Müdigkeit
- Jucken der Genitalien und der Haut

- Sehstörungen
- Hautinfektionen (oft durch Pilze)
- langsame Heilung von Wunden
- Parästhesien in den Händen oder Füßen

Andere Anzeichen von Diabetes: Hierzu zählen
- anhaltende Grippe-ähnliche Symptome
- Haarausfall an den Beinen
- erhöhte Gesichtsbehaarung
- kleine gelbe Beulen überall am Körper (auch bekannt als Cholesterin-Xanthome)
- Entzündungen der Vorhaut.

Eine Reihe von Arzneien der chinesischen Medizin senken den Blutzucker, wie z. B. durch ihre Saponine in *Ren Shen*, *Huang Qi*, *Shan Yao*, *Zhi Mu* oder *Jie Geng*, oder Triterpene in *Ze Xie*, oder die Antrachinone in *He Shou Wu*, die Flavonoide in *Ge Gen*, die Glycoside in *Yu Zhu* (besonders bei streßinduzierter Hyperglycämie) und die Früchte und Rinde des Lycium erhöhen die Kohlenhydrattoleranz in *Di Gu Pi* und *Gou Qi Zi*.

Ebenfalls Blutzuckersenkend wirken auch:
Da Suan (Alium sativum), *Chuan Wu Tou*, *Niu Bang Zi*, *Gan Cao*, *Bai Zhu*, *Mai Ya*, *Cang Zhu*, *Cang Er Zi*, *Ling Zhi*, *Ku Xing Ren*, *Hu Zhang*, *Li Zhi He*, *Yang Cong* (Alium cepa), *Xia Ku Cao*, *Hong Jing Tian*, *Sang Ye*, *Huang Lian*, *Huang Jing*, *Yin Er* (Tremella), *Yin Yang Huo*, *Zi Cao*, *Ge Jie*, *Xuan Shen*, *Dan Shen* und *Yi Yi Ren*.

Ätiologie nach der TCM

Diese Krankheit beginnt laut moderner TCM mit einer Yin-Leere. Dies scheint im Widerspruch zu der Erscheinung des Patienten zu stehen, der häufig Übergewicht hat und einen niedrigen Stoffwechsel, also Zeichen, die zu Fülle von Yin und Leere von Yang entsprechen würde. Dennoch entsteht bei den Patienten im Westen das Übergewicht durch die Einnahme der insulinotropen Antidiabetika wie Glinide und

Sulfonylharnstoffe, welche das Insulin erhöhen und so zur Gewichtszunahme führen.
Doch die Patienten mit frühem Stadium des Diabetes haben tatsächlich einen hyperaktiven Stoffwechsel, daher werden die Nährstoffe nicht erfolgreich genutzt.
Die Yin-Leere erzeugt dann Hitze, und trocknet dann das Yin wiederum aus. Das Ungleichgewicht von Yin und Yang hemmt das Qi, so dass das Qi und Yin-Leere koexistieren. An diesem Punkt, so die moderne Theorie, entstehen die sekundären Effekte, wie Blut-Stase und Nässe-Hitze.

Daher wird die Krankheit in fünf Phasen unterteilt, die ein Fortschreiten von der einfachen Yin-Leere zum vollständigen Abbau des Körpers bedeutet:

- **Yin-Leere:** präklinisches Stadium
- **Yin-Leere, die innere Hitze erzeugt:** frühe klinische Manifestation
- **Leere von Qi und Yin:** frühe Komplikationen
- **Leere von Qi, Yin und Yang:** Stufe der Zwischen-Komplikationen
- **Der Zusammenbruch von Qi, Yin und Yang:** Stadium fortgeschrittener Komplikationen

Forschung zur Diabetes-Behandlung mit TCM

In der zweiten Hälfte des 20. Jahrhunderts wurden etwa 200 Standard-Verschreibungen als geeignet für die Behandlung von Diabetes aufgezeichnet. Die Mehrzahl dieser Kombinationen können in erster Linie auf etwa zwei Dutzend anti-diabetische Arzneien basierend betrachtet werden plus eine kleine Zahl von Hilfs-Arzneien. Sie basieren also auf westlicher Sichtweise des Diabetes und der pharmakologischen Untersuchung der Arzneien. Die wichtigsten traditionellen Rezepte sind z. B. die Rehmannia Achter Formel und ihre vereinfachte Version Rehmannia Sechser Formel (Liu Wei Di Huang Wan), Ginseng und Gips Kombination (Bai Hu Tang) und Ophiopogon und Trichosanthes Kombination (*Zhi Mu* Mai Dong Tang). Die Dosierung von Arzneien zur Behandlung von Diabetes ist oft recht hoch.

Mehrere klinische Studien haben laut chinesischen medizinischen Zeitschriften Ergebnisse erbracht. Ein Bericht ist z. B. ursprünglich 1989 in der Zeitschrift der *Zhejiang Traditional Chinese Medical College* erschienen. Die Patienten wurden behandelt mit einer Abkochung bestehend aus:
Huang Qi, *Dang Shen*, *Sheng Di Huang*, *Shi Gao*, *Dan Shen*, *Hong Hua*, *Tao Ren*, *Bai Zhu*, *Zhi Mu* und *Dang Gui* (Astragalus, Codonopsis, Rehmannia, Gypsum, Salvia, Persica, Carthamus, Atractylodes, Anemarrhena und Angelica sinensis).

Diese Kombination von Qi und Yin-Tonika plus Blut vitalisierenden Arzneien empfiehlt sich für die Behandlung von Patienten mit einem mittleren Stadium der Erkrankung mit einigen Sekundärsymptomen. Änderungen der Formel würde auch für die spezifischen Symptome erfolgen.
Die Patienten zeigten eine Vielzahl von sekundären Manifestationen der Krankheit, einschließlich Nephropathie, periphere Neuropathie, dermatologische Erkrankungen, Retinitis und Leberzirrhose. Unter den 19 nicht insulinabhängigen Fällen lag der Nüchternblutzucker vor der Behandlung im Bereich von 160-300 mg% und sank auf 80-110 mg%. Ein Patient mit insulinabhängigem Diabetes zeigte einen Rückgang des Nüchternblutzuckers von 500 mg% vor der Behandlung zu Werten von 110-200 mg% nach der Behandlung. Generell wurde festgestellt, dass der Blutzucker nach 1-2 Wochen der Behandlung sank und nach einem Monat stabil wurde, und der Blutzuckerveränderung die symptomatischen Verbesserungen folgten.
In dem Buch *Clinical Experiences*[11] werden eine Reihe von verschiedenen Abkochungen vorgeschlagen. Die Dosierungen der Formeln reichen von einem »Experimental-Rezept« mit drei Arzneien (Talus, Rehmannia und Dioscorea, 30 Gramm in Abkochung) bei einer Gesamtdosis von 90 Gramm pro Tag, über ein Dutzend Kräuter in jeder

11 Shang Xianmin, et al., Practical Traditional Chinese Medicine and Pharmacology: Clinical Experiences, 1990 New World Press, Beijing

der drei Formeln für Yin-Mangel-Syndrom (jedes Rezept enthält Rehmannia, Ophiopogon und Scrophularia) differenziert nach dem betroffenen der drei Erwärmer, mit etwa 120-150 Gramm für einen Tag. In einer in diesem Buch vorgestellten modifizierten Rehmannia Achter Formel für fortgeschrittene Fälle, in denen Yang-Leere herrscht, kommen sogar Dosierungen von über 170 Gramm/d vor. In Bezug auf Wirksamkeit wird darauf hingewiesen, dass der früh einsetzende Diabetes-Typ schlecht reagiert, aber die Insulin-unabhängige Art mit langsamem Einsetzen eher positiv reagiert.

Rehmannia Achter Formel wurde für diejenigen Patienten, die wenig oder kein Insulin produzieren, empfohlen. Dies ist für Patienten mit fortgeschrittener Erkrankung, die einen Mangel von Yin und Yang aufweisen. (*Rou Gui* und *Fu Zi* wurden hinzugefügt, um die Rehmannia Achter Formel zu bilden, zur Yang-Wiederherstellung).
In Studien an Labortieren führte die Verwendung dieser Formel zu Verringerung der Nachfrage nach Wasser (Durst), und Verringerung von Blutzucker und Zucker im Urin. Als Folge der positiven Berichte aus der Verwendung dieser Formel für Diabetes in Japan empfahl die aktuelle Autorin es für Menschen mit früh einsetzendem Diabetes zu verwenden. Das Ergebnis war ein leichter Rückgang der gesamten Insulinnutzung, aber der größte Vorteil war die Erhöhung der Insulinwirkung an den Rezeptoren.

Jade Spring Pill (Yu Quan Wan), eine Patentformel aus China, wird empfohlen für die Diabetes-Behandlung in der Dosierung von 50 Gramm pro Tag, für mindestens einen Monat. In einer kürzlich durchgeführten klinischen Evaluierung der Formel für Diabetes wurde berichtet, dass bei 79% der Fälle eine wirksame Verringerung des Blutzuckers erfolgte. Eine weitere neue Formel von der Chengdu University of Traditional Chinese Medicine, bestehend aus Gui Shao Dihuang Wan (Six Rehmannia Angelica und Päonia) mit Zusatz von *He Ye*, *Li Zhi He* und *Huang Lian*. Die drei letztgenannten Arzneien wurden kürzlich nachgewiesen, bei der Senkung des Blutzuckers wirksam zu sein.

Es gibt natürlich eine Menge an unterschiedlichen Einteilungen, aber ein Pekinger Lehrbuch aus dem Jahre 2005[12] kommt auf folgende drei Syndrome:

1. Frühstadium: Yin-Leere mit trocknender Hitze

Symptome:

Dieses Syndrom enthält vor allem Yin-Leere von Lunge und Magen und geht einher mit viel Durst und Reizbarkeit, trotz der Trinkmenge trockener Mund und Hals, großer Appetit bei keiner Gewichtszunahme oder sogar Abnahme des Gewichtes, geröteter Urin, trockener Stuhl.

Rote Zunge mit wenig, teils gelbem Belag, Puls schlüpfrig und beschleunigt (hua, shuo) oder saitenförmig und beschleunigt (xian, shuo).

Therapieprinzip:

Hitze kühlen und Yin nähren

Beispielrezeptur: Variation des *Yi Guan Jian* (Abkochung, die das Eine umfaßt)

RP

Sheng Di Huang 30 g, *Sha Shen* 12 g, *Gou Qi Zi* 15 g,
Mai Men Dong 15 g, *Dang Gui* 12 g, *Chuan Lian Zi* 12 g,
Huang Lian 9 g, *Dan Shen* 12 g und *Ge Gen* 18 g.

Modifikation:

Bei Unruhe und Reizbarkeit durch aufsteigendes Yin-Feuer zum Herzen gibt man *Zhi Mu* 12 g und *Lian Zi Xin* 12 g;

Bei zum Kopf aufsteigendem Yin-Feuer fügt man *Huang Bai* und *Zhi Mu* je 12 g hinzu.

2. Fortgeschrittenes Stadium: Doppelte Leere von Qi und Yin

Symptome:

Dieses Syndrom enthält vor allem Qi-Leere von Milz und Niere, sowie Yin-Leere von Niere und Magen und geht einher mit Kraftlosigkeit und Kurzatmigkeit, spontanen Schweißen, bei Anstrengung profus, trocke-

12 Wei Zi-Xiao, Liang Shao-Chun: Zhongxiyi Jiehe: Neifenmi Daixie Jibing in: *Peoples Military Press*, Beijing 2005

ner Mund und Rachen trotz viel Trinken, Polyurie, 5-Herzen-Hitze, trockener Stuhlgang, Schwäche in Beinen und Rücken.
Dunkelrote oder blasse Zunge mit Zahneindrücken, Belag sehr dünn und weiß oder fehlend, Puls fein und schwach (xi, ruo).

Therapieprinzip:
Qi tonisieren und Yin nähren

Beispielrezeptur: Variation des *Sheng Mai San* (Puls hervorbringendes Pulver)
RP
Xi Yang Shen 12 g, *Mai Men Dong* 18 g, *Wu Wei Zi* 12 g, *Huang Qi* 18 g, *Sheng Di Huang* 30 g, *Xuan Shen* 12 g, *Cang Zhu* 9 g, *Dan Shen* 12 g, *Ge Gen* 18 g

Modifikation:
Bei starkem Durst 12 g *Tian Hua Fen* hinzufügen;
bei starkem Hunger aber Gewichtsabnahme 15 g *Yu Zhu* hinzufügen;
bei starker Schwäche und Schweiß *Huang Qi* auf 30 g erhöhen.

3. Langjährige Diabetes: Doppelte Leere von Yin und Yang
Symptome:
starke Schwäche und Schweißneigung, Frieren und kalte Glieder, weiche Knie oder Rückenschmerzen, trockene Ohrränder, viel Durst aber viel trüber Urin, teils auch wenig Urin bei Ödemen, Hahnenschrei-Diarrhö (weicher Stuhl vor dem Frühstück oder direkt nach dem Erwachen), Impotenz oder Ejakulationsprobleme.
Zungenkörper blaß bei wenig oder fehlendem Belag, Puls tief, fein oder schwach (chen, xi oder ruo).

Therapieprinzip:
Yang wärmen und Yin nähren

Beispielrezeptur: Variation der *Jin Gui Shen Qi Wan* (Nieren-Qi Pille aus der goldenen Schatztruhe)

RP
Rou Gui 12 g, *Zhi Fu Zi* 30 g, *Sheng Di Huang* 30 g, *Shan Zhu Yu* 12 g, *Shan Yao* 18 g, *Mu Dan Pi* 12 g, *Fu Ling* 12 g, *Ge Gen* 30 g, *Xi Yang Shen* 12 g

Modifikation:
Bei starker Hahnenschrei-Diarrhö (Wu Gen Xie) *Bu Gu Zhi* 18 g, *Wu Zhu Yu* 3 g, *Rou Dou Kou* 12 g hinzufügen;
bei Impotenz sollte man *Xian Mao* 15 g und *Xian Ling Pi* (*Yin Yang Huo*) 30 g hinzufügen;
bei Nykturie oder Proteinurie sollte man *Yi Zhi Ren* 12 g, *Tu Si Zi* 18 g und *Bai Guo* 12 g hinzufügen.

Sichtweise der Feuerschule

Zhang Jie-Bing schrieb in seinem Werk »*Jing Yue Quan Shu*« im Kapitel Xin Fang Ba Zhen:

> »Wenn man das Yang richtig tonisiert, so muß man das Yang im Yin suchen, stärkt man das Yang, so hilft man dem Yin um das Leben ewig weiter zu stärken.«

Da man in der klassischen den Diabetes als solchen nicht kannte, basiert die moderne Therapie auf der pharmakologischen Denkweise: Diabetes = hoher Blutzucker ➞ Therapie = blutzuckersenkende Arzneien.
Da unter diesen nun viele waren, die gegen das chinesische Äquivalent der Diabetes, dem Xiao-Ke Syndrom, eingesetzt wurden und davon viele aus der Yin-tonisierenden Schule kamen, war schnell die Brücke in den Westen geschlagen und die Yin-Leere als Ausgangssyndrom für Diabetes festgesetzt. Da aber die aus der Yin-Leere angeblich entstehende Hitze als Co-Syndrom vorkam, scheute man sich eher, heiße Arzneien wie *Fu Zi* oder *Rou Gui* einzusetzen, obwohl auch sie ironischerweise im Labor den Blutzucker zu senken vermochten.

Die Standardformel für Diabetes *Liu Wei Di Huang Wan* zeigte aber oft bessere Erfolge, wenn *Gui Zhi* und *Fu Zi* wie in der Formel *Jin Gui Shen Qi Wan* hinzugesetzt wurden. Viele Protagonisten der Feuerschule

fragen sich bei der Therapie natürlich wie Zheng Qin-an: Warum nicht mit dem anfangen, mit dem alles angefangen hat – dem Yang?
Der Verlust von Flüssigkeit durch Schweiß und Urin ist ein Zeichen, dass das Yang das Yin nicht mehr im Körper halten kann, die Müdigkeit und Schwäche ist ein typisches Shaoyin-Zeichen und könnten die Hitzezeichen nicht ein Fall von Drachen-Donner-Feuer sein?
Im *Shang Han Lun*, Paragraph 245 (Yangming Bing) heißt es: Wenn (der Schweiß) übermäßig verloren wird, so ist das Yang im Inneren zusammengebrochen und führt zum Verlust der Säfte und der Stuhl wird hart.[13]
Schauen wir uns daher einige Fälle an:

Fall von He Qing-Song: Diabetes mellitus mit Pruritus

Abt. Innere Medizin im Krankenhaus der Provinz Yunnan in Kunming.
Patient Yang, 57 Jahre, Rentner, litt für 10 Jahre unter Diabetes mit Hautjucken, viel Urinausscheidung, Durst, Schwächegefühl im Rücken. Als er ins Provinzkrankenhaus Yunnan eingeliefert wurde, betrug sein BZ 14,45 mmol(ca. 260), die Teststreifen auf Zucker zeigten vierfach positive Werte (++++) an. Nykturie war 4-5 x pro Nacht, die Zunge war rot, Belag wenig, der Puls fein.
Nach Interventionen durch westliche Pharmaka und *Liu Wei Di Huang Tang* plus *Huang Jing* und *Wu Wei Zi* betrug der BZ noch 7,20 mmol(130), der Urinstreifen war noch dreifach positiv (+++).
Auch im folgenden Monat war der BZ noch zwischen 6,21 (110) und 7,02 mmol(130), der Urin ergab meist noch (+++) und auch Schwäche und Rückenschmerzen bestanden noch weiterhin etwas. Die Haut juckte nicht mehr und die Nykturie war noch 1-2 x /Nacht.
Die Nachdiagnose der Zunge ergab nun folgendes Bild: Rötlicher Zungenkörper mit Zahneindrücken, wenig Belag. Der Puls war weiterhin fein. Daher überlegte man, dass der Patient nicht nur die Yin-Leere, sondern eine gleichzeitige Nieren-Yang Leere hatte. Hierauf verschrieb man die folgende Rezeptur, eine Variation der *Jin Gui Shen Qi Wan*:

13 Wörtlich: 汗出多，阳绝于里，亡津液，大便因硬.

RP
Fu Zi 20 g (erst kochen), *Shou Di Huang* 20 g, *Shan Yao* 15 g,
Da Zao Pi 20 g (Pc. Jujubae, als Ersatz 10 g *Da Zao*), *Fu Ling* 15 g,
Ze Xie 12 g, *Mu Dan Pi* 15 g, *Gui Zhi* 10 g, *Huang Jing* 15 g,
Gou Qi Zi 20 g, *Wu Wei Zi* 15 g, *Yin Yang Huo* 10 g, *Mai Men Dong* 15 g

Nach einer Woche der Einnahme untersuchte man den Urin auf zehn Indikatoren, alle mit negativem Ergebnis. Daraufhin verschrieb man nochmals drei Verabreichungen der obigen Rezeptur und untersuchte auch den Urin noch dreimal – jedes Mal mit negativem Indikator für Glukose im Urin. Daraufhin wurde der Patient nach Hause entlassen.

Fall von Sang Jing-Wu: Diabetes Typ II
Behandlung mit einer Variation der *Zhen Wu Tang:*
Frau Zong, 57 Jahre, litt seit 13 Jahren unter Diabetes, zweimal stationäre Behandlung mit Einstellen des Blutzuckers 1975 und 1981, danach Besserung ohne Medikation.
Im März 1983 kam sie zur Sprechstunde: Sie hatte eine fahlgelbe Gesichtsfarbe, litt unter Kraftlosigkeit, hatte aber kräftigen Appetit und aß größere Mengen. Sie war durstig und trank auch viel und hatte daher häufige Urinausscheidung. Ferner beschrieb sie einen süßlichen Geschmack im Mund und hatte kalte Glieder.
Die Zunge war blaß, der Belag klebrig-weiß. Der BZ betrug nüchtern 17,54 mmol/L (ca. 315 mg/dl), die Urinprobe auf Zucker ergab +++ im Teststreifen.

Therapieprinzip:
Die Diagnose ergab eine Leere von Milz und Nieren-Yang, die schnell behoben werden muß.

Rezeptur: Hierfür wurde eine Kombination aus *Si Ni Tang* und *Zhen Wu Tang* verschrieben
RP
Fu Ling 50 g, *Bai Shao* 100 g, *Bai Zhu* 50 g, Zhi *Fu Zi* 20 g,
Gan Jiang 20 g, *Gui Zhi* 50 g, *Ma Huang* 20 g (Schaum abgeschöpft beim Kochen)

Nach zwei Verschreibungen und Einnahmen wurde das Durstgefühl deutlich besser und die Glieder wärmer. Auch die anderen Symptome nahmen ab. Daher Fortsetzung der Rezeptur für weitere 4 Verschreibungen. Hiernach war der Teststreifen negativ für Glukose und im Blut betrugen die Werte jetzt nüchtern 4,44mmol/L (ca. 80mg/dl), also ebenfalls normale Werte.
Danach wurde zur Dauertherapie die Standardformel *Jin Gui Shen Qi Wan* als Fertigarznei für einen Monat verschrieben. Diese enthielt:
Fu Zi, *Rou Gui*, *Sheng Di Huang*, *Shan Zhu Yu*, *Shan Yao*, *Ze Xie*, *Fu Ling* und *Mu Dan Pi*

Nachdiagnosen in den folgenden drei Jahren ergaben kein Wiederauftreten der Erkrankung.

Fall von Li Ke: Diabetes mit Feuer gebiert keine Erde-Syndrom
Patientin Li Peng-Qing, weibl., 55 Jahre, litt seit 7 Jahren unter erhöhtem Blutzucker, seit 4 Monaten war auch der Zucker im Urin erhöht.

Symptome:
Ihr Gesicht war von dunklem Teint, es bestand kein Durst, der Unterbauch war hart gedunsen und sie hatte ein Spannungsgefühl mit Ziehen nach unten wie ein Tenesmuskrampf bei Shigellenruhr.
Alles was sie aß, wurde schlecht verdaut, so dass sie saures Aufstoßen mit fauligem Geruch hatte. Zuvor war *Li Zhong Wan* benutzt worden, aber ohne Erfolg.
Die Zunge war rot, der Belag dick, weiß und quarkartig. Der Puls war tief und verschwindend (chen, wei).

Diagnose:
Feuer gebiert keine Erde (die Niere stärkt die Milz nicht), das Yang von unten erwärmt die Mitte nicht.

Therapie: Variation der San Wei Tang

RP

Hong Shen 10 g (roter Ginseng, extra gekocht), *Wu Ling Zhi* 10 g, *Ding Xiang* 10 g, *Yu Jin* 10 g, *You Rou Gui* 3 g (mit Dekokt herunterspülen), *Chi Shi Zhi* 30 g (zuerst kochen), *Zhi Fu Zi* 10 g,

Shan Yao 60 g, Zhi *Gan Cao* 10 g, *Jiang Tan* (karbonisierter Ingwer) 10 g, *Jiao San Xian Tan* (geröstete »Drei Unsterbliche« = *Shan Zha, Mai Ya* und *Shen Qu*) 30 g

Nach drei Tagen waren die Verdauungssymptome alle verschwunden. Danach wurde mit Li Kes Rezeptur *Pei Yuan Gu Ben San* für 100 Tage weitertherapiert, wonach der Blutzucker weiterhin normal blieb und für fünf Jahre keine Arzneimittel zum Senken des Blutzuckers mehr eingenommen werden mußten.

Pei Yuan Gu Ben San (Rezeptur zum Stärken des Ursprungs und der Wurzel): Pulverisiertes *Lu Rong, Hong Shen, Wu Ling Zhi, San Qi, Zi He Che* und *Hu Po* zu gleichen Anteilen. Täglich dreimal 11,5 g, in der zweiten Woche zweimal 3 g.

Dr. Li Ke schrieb in seinem Buch, er habe viele Patienten ohne Zungenbelag getroffen, von denen es immer heißt, dass sie kein Yin und keine Körpersäfte (Jin-Ye) mehr haben. Später aber stellte er fest, dass auch der Zusammenbruch des Yang und Qi, besonders bei lebensgefährlichen Fällen, die Abwesenheit des Zungenbelages erzeugt. Daher kann man nicht immer reflexiv Yin nähren, wenn ein Yin-Leere Zeichen vorliegt, sondern die Abwesenheit des Yang erfordert es manchmal auch, wieder mit dem Yang oder mit beidem Yang und Yin bei der Behandlung anzusetzen.

Cushing-Syndrom und Morbus Cushing

Das Cushing-Syndrom beschreibt die Anzeichen und Symptome eines über längere Zeit unangemessen hohen Spiegels des Nebennierenrindenhormons Cortisol. Dies kann durch Gabe von Glucocorticoiden verursacht werden oder durch Krankheiten, die zur Erhöhung des Cortisols, ACTH oder CRH Niveaus führen.

Der Morbus Cushing dagegen ist ein Cushing-Syndrom durch eine Hypophysen-abhängige Ursache, wie z. B. ein Tumor (Adenom) in der Hypophyse, welches große Mengen von ACTH produziert, wodurch die Nebennieren zu erhöhtem Cortisolausstoß angeregt werden.

Es ist die häufigste nicht iatrogene Ursache des Cushing-Syndroms, nämlich für 70% der Fälle ohne Glukokortikoid bezogene Fälle verantwortlich.
Eine einfache Möglichkeit, Cushing-Syndrom von Cushing-Krankheit zu unterscheiden, ist, dass die gemessenen ACTH-Spiegel im Syndrom niedriger sind im Morbus Cushing. Der Rückgang der ACTH ist auf die erhöhte negative Rückkopplung von Cortisol auf den Hypothalamus und Hypophyse zurückzuführen.

Die Symptome dieses Zustandes sind das typische »Vollmondgesicht« (rund und rötlich), die Gewichtszunahme durch Stammfettsucht, der »Stiernacken«, auch Büffelnacken genannt (bedingt durch Fettansammlung zwischen den Schultern), und eine Stoffwechsellage ähnlich wie bei Diabetes mellitus mit Durst und häufigem Wasserlassen (Polyurie).
Die Folgen sind ein erhöhter Blutdruck, (Arterielle Hypertonie), Hypogonadismus und Potenzminderung bei Männern sowie Zyklusstörungen bei Frauen; eine verstärkte Neigung zu Knochenbrüchen durch die Cortisol-bedingte Osteoporose, die Bildung von Gewebsstreifen durch Hautatrophien (sog. Striae rubrae), eine Muskelschwäche, auch des Herzens, Akne und Hirsutismus (vermehrter Haarwuchs), Wasseransammlungen im Gewebe (Ödeme), Nierensteine, Rückenschmerzen, wie bei Diabetes eine erhöhte Infektanfälligkeit und langsames Heilen von Wunden, bei Kindern Wachstumsminderung und Fettleibigkeit und gelegentlich psychische Veränderungen wie Angstattacken, Psychosen oder ähnliches.

Aus der Forschung:

In der Ausgabe vom 27.10.2004 des Biological and Pharmaceutical Bulletin wurde veröffentlicht, dass die *Sho-hange-ka-bukuryo-to (Xiao Ban Xia Jia Fu Ling Tang, Fu Ling, Ban Xia, Sheng Jiang)* Formel die Blut-Cortisolspiegel senken konnte, aber die *Nichin-to formula (Er Chen Tang)* nicht. Im Einzelnen hatte *Ban Xia* keinen Effekt auf den Blut-Cortisolspiegel, aber *Sheng Jiang* (Zingiberis) konnte diesen signifikant senken.
Die Januar/Februar Ausgabe 2006 des Magazins »*Alternative Therapies in Health and Medicine*« berichtete, dass *Hou Po* (Cortex magnolia) Auszü-

ge in Kombination mit *Huang Bai* (Phellodendron amurense) Auszügen die Cortisol Level bei übergewichtigen, prämenopausalen Frauen, die durch Stress und Nervosität mehr aßen, senken konnte.

TCM-Syndromdifferenzierung

Gemeinsamkeiten der drei Syndrome sind die Hauptsymptome

- rotes Gesicht
- Übergewicht
- starke Akne
- Gliederschwäche mit Muskelatrophie
- Reizbarkeit und Wutanfälle
- Hautatrophien (Striae).

1. Leber-Yang steigt hoch, Milz-Qi Nässe Symptome:

Außer den obigen Gemeinsamkeiten gibt es noch folgende *Symptome:* Schwindel und verschwommener Blick, fahle Hautblässe, Müdigkeit und Schwäche, Brustenge und Atembeklemmungen, Übelkeit und Erbrechen, Muskel- und Gliederzittern, Stasezeichen der Haut, Inappetenz bei Aufgedunsenheit des Unterbauches, klebriger Mund und bitterer Mundgeschmack, Schlafstörungen, sowie klebriger, schwer zu entleerender Stuhl.

Die Zunge ist seitlich gerötet oder hat Staseflecken, der Belag ist gelblich und dick, der Puls ist saitenförmig und schlüpfrig (xian, hua) oder saitenförmig und beschleunigt (xian, shuo).

Therapieprinzip:

Leber bewegen und Milz stärken, Hitze kühlen und Nässe ausleiten

Beispielrezeptur: Kombination aus *Xiao Yao San* und *Long Dan Xie Gan Tang*

RP

Chai Hu 9 g, *Dang Gui* 12 g, *Bai Shao* 12 g, *Bai Zhu* 12 g, *Fu Ling* 18 g, *Pao Jiang* 12 g, *Bo He* 6 g, *Sheng Gan Cao* 9-12 g, *Zhi Zi* 12 g, *Huang Qin* 15 g, *Sheng Di Huang* 30 g, *Long Dan Cao* 12 g, *Ze Xie* 12 g, *Bai Mu Tong* 12 g, *Che Qian Zi* 12 g

Modifikationen:
Bei starker Hitze *Huang Qin* auf 30 g erhöhen und 12 g *Mu Dan Pi* und *Huang Lian* hinzugeben;
bei Ödemen der Extremitäten *Zhu Ling* 30 g und *Gua Lou Pi* 12 g hinzugeben;
bei starker Übelkeit 12 g *Ban Xia* und *Zhu Ru* hinzugeben;
bei Schlafstörungen 12 g *Yuan Zhi* hinzugeben.

2. Leber und Nieren-Yin-Leere des ministerialen Feuers als Yin-Feuer:
Symptome:
Außer den obigen Gemeinsamkeiten gibt es noch folgende Symptome: trockener Mund und Rachen, Schwindel und Sehstörungen, Herzklopfen und Schlafstörungen, Reizbarkeit und Zittern (Tremor), trockener fester Stuhlgang, bei Frauen geringe Blutung oder Amenorrhö; bei Männern Spermatorrhö oder Ejakulatio praecox.
Zungenseite und Spitze rot, wenig Feuchtigkeit und Belag, Puls saitenförmig und tief oder fein und beschleunigt (xian, chen oder xi, shuo).
Therapieprinzip:
Niere und Leber nähren, ausleiten und kühlen (!) des ministerialen Feuers

Beispielrezeptur: Variation des *Zi Shui Qing Gan Yin* (Wasser nährendes, Leber erfrischendes Kaltdekokt, eine Variation der Sechser-Rehmannia-Formel)
RP
Shou Di Huang 15 g, *Shan Yao* 18 g, *Shan Zhu Yu* 12 g, *Mu Dan Pi* 12 g, *Fu Ling* 12 g, *Ze Xie* 12 g, *Dang Gui* 12 g, *Bai Shao* 12 g, *Chai Hu* 6 g, *Zhi Zi* 12 g, *Da Zao* 12 g

Modifikationen:
(Anmerkung von mir): Wenn diese Formel schief geht, dann wurde mal wieder fälschlich das ministeriale Feuer gekühlt und lodert umso schlimmer nach oben. Dann muß wieder *Qian Yang Dan* oder *Feng Sui Dan* verwendet werden, mit 18 g *Sha Ren*, 12 g *Huang Bai*, *Sheng Gan Cao* 9 g und 12 g *Gui Ban* oder ähnlichen Yin-Feuer senkenden Arzneien.

3. Doppelte Leere von Nieren-Yin und Yang Symptome:
Außer den obigen Gemeinsamkeiten gibt es noch folgende Symptome: trockener Mund und Rachen, ohne Durstgefühl, Tinnitus und Schwindel, Rückenschmerzen, Gliederschwäche, Ödeme, Knochenabbau, Kälteabneigung und kalten Extremitäten, Windabneigung, häufige Infektneigung, bei Frauen Infertilität oder Amenorrhö; bei Männern Impotenz oder Ejakulatio praecox.
Zunge ist blaßviolett oder dick mit Zahneindrücken, Belag dick weiß, Puls tief und schlüpfrig oder tief, fein und schwach (chen, hua oder chen, xi und ruo).

Therapieprinzip:
Nieren Yin nähren und Nieren-Yang wärmen

Beispielrezeptur: Variation der *Jin Gui Shen Qi Wan* (Nieren tonisierende Pille aus der goldenen Schatztruhe)
RP
Zhi Fu Zi 15-30 g, *Rou Gui* 12 g, *Shou Di Huang* 12 g, *Shan Yao* 18 g, *Shan Zhu Yu* 12 g, *Mu Dan Pi* 12 g, *Fu Ling* 12 g, *Ze Xie* 12 g, *Sheng Jiang* 18 g, *Huang Bai* 18 g

Modifikationen:
Bei starker Osteoporose *Gu Sui Bu* und *Bu Gu Zhi* 18 g hinzugeben;
bei starker Ödemneigung *Zhu Ling* 18 g, und *Gua Lou Pi*, *Chi Xiao Dou* 12 g hinzugeben;
bei Windempfindlichkeit *Huang Qi* 30 g, *Bai Zhu* 12 g, und *Fang Feng* 15 g hinzugeben.

Cushing-Syndrom mit Hyperkortisolismus

Hyperkortisolismus, auch als Cushing-Syndrom bekannt, ist ein klinisches Syndrom, das durch die Nebennierenrinde entsteht, die aufgrund verschiedener Ursachen wie adrenokortikalen Tumoren, Hypophysentumoren oder ektopischen Tumoren zu viele Glukokortikoide (hauptsächlich Cortisol) absondert. Die wichtigsten klinischen Merkmale sind zentrales Übergewicht am Körperstamm, Vollmondgesicht, Hautakne,

violette Streifen der Haut, Hirsutismus, diabetische Tendenz, Bluthochdruck, sexuelle Dysfunktion, Gynäkomastie und Hypogonadismus bei Männern und Hirsutismus und Menstruationsstörungen bei Frauen.
Die Krankheit tritt häufiger bei Frauen auf, das Verhältnis von Mann zu Frau beträgt 1:2 bis 1:3, von denen die meisten zwischen 20 und 40 Jahre alt sind.
Die Prognose dieser Krankheit ist aufgrund unterschiedlicher Ursachen sehr unterschiedlich. Nebennierenkrebs oder ektopische Tumormetastasen sowie Patienten mit Herzinsuffizienz, zerebrovaskulärem Unfall, Urämie oder schwerer Infektion haben eine schlechte Prognose. Hyperkortisolismus gehört vorwiegend zu den Kategorien »Leber-Yang« und »Schleim-Nässe« in der traditionellen chinesischen Medizin, aber auch Yin- und Yang-Leere oder Yin-Leere bei Yang-Fülle können vorkommen.

Ursachen und Pathomechanismus

Die Ursachen für Hyperkortisolismus können sein: emotionale Stauungen, Verausgabung mit Verletzung der Milz, Leberbedingte Depression mit Milz-Leere als Folge (Holz attackiert Erde), innere Nässe und Hitze oder aufgrund der sechs exogenen Pathogenen, Nässe-Hitze kombiniert mit Toxinen, welche das Yin aufbrauchen und letztendlich zu Yin-Schaden und Yang-Leere führen. Es gibt auch solche mit kongenitaler Leere an Yin und Blut.
Die Pathogenese beginnt meist mit gestauter Emotion (Wut, Frustration), welche der Leber schadet. Diese verliert das Regulierungsvermögen und ihr Qi schlägt quer auf die Milz, d.h. Holz attackiert die Erde. Es kann auch sein, dass die Milz durch Verausgabung (Lao) geschädigt wurde. In beiden Fällen nimmt aber die Milz Schaden.
Da die Milz zur Mitte gehört, reguliert sie auch die Umwandlung von Flüssigkeiten und Nässe.
Wenn ein Leber-Stau vorliegt und die Milz geschwächt ist, so kann sich die entstehende Nässe in Hitze umwandeln und es entsteht Nässe-Hitze im Inneren. Dieses führt zu vermehrter Fetteinlagerung und dem ödem-

artigen Cushing-Gesicht sowie vermehrter Aknebildung der Haut.
Wenn sich die Nässe-Hitze in Feuer umwandelt, so werden Jin-Ye und Blut ausgetrocknet und brechen zusammen. Da die Milz die vier Gliedmaßen versorgt, erreichen diese das Jing (Essenz) und Blut immer weniger und nähren nicht mehr, so dass die Gliedmaßen dünner und kraftloser werden.
Der Qi-Stau führt immer mehr zur daraus resultierenden Blutstase, was sich an den violett-roten Striae (Strichen) unter der Haut widerspiegelt.
Eine längere Erkrankung kann schließlich zu Yin-Leere in Leber und Niere oder zu Schwindel aufgrund von Yin-Leere und Yang-Hyperaktivität führen.
Am Ende sind Yin und Yang beide geschädigt, was zu einer Yin- und Yang-Leere an und einem Verfall von Körper und Geist führen kann.

Erklärung:
Die Milz ist die Mitte und regiert Erde, so dass ihre Aufgabe der Transport und die Umwandlung von Wasser und Nässe ist. Leber-Qi-Stagnation, Stau des Leberholzes, Schädigung der Milz, Milz-Leere und Nässe, innere Ansammlung von Schleim und Nässe, erzeugen das Fett an Brust und Rücken. Nässe kann sich in Hitze umwandeln und wenn Nässe-Hitze entsteht, so führt das zu dem glänzenden aufgedunsenen Cushing-Gesicht und Akne. Wenn die Nässe-Hitze sich zu Feuer umwandelt, so schadet sie der Jing-Essenz und dem Blut, und wenn diese erschöpft sind, so werden die Gliedmaßen dünn.
Eine Jing- und Blut-Leere führt zu Gewichtsverlust und Müdigkeit. Blut-Leere und Blutstase zu den violetten Hautstreifen. Feuer der Leber macht Reizbarkeit, trockenen Mund und bitteren Mundgeschmack und Nässe-Hitze neigt dazu, klebrigen Stuhl und erschwerte Defäkation zu verursachen.
Nässe-Hitze Zeichen sind auch dunkelgelber oder rötlicher Urin, rote Zunge, gelber und dicker Belag, saitenförmiger oder schlüpfriger beschleunigter Puls (xuan, hua, shuo Mai) sind alle Anzeichen von Leber- und Milz-Syndrom mit Nässe-Hitze im Inneren.

Diagnose nach Biomedizin

1. Stammfettsucht, Vollmondgesicht, Hautakne, Striae rubra, Hirsutismus, Bluthochdrucksyndrom, sexuelle Dysfunktion usw.
2. Verminderte Blut-Eosinophile, Hypokaliämie, beeinträchtigte Glukosetoleranz, Hyperglykämie usw., Plasma-Cortisol ist erhöht, der zirkadiane Schlafrhythmus geht verloren und der niedrig dosierte Dexamethason-Hemmungstest ist positiv.
3. Die Röntgenuntersuchung ergibt eine vergrößerte Sella, Osteoporose und Kompressionsdeformität der Wirbelsäule.

Syndromdifferenzierung

1. Nässe-Hitze-Symptome von Leber und Milz:

Fettleibigkeit in Brust und Rücken, Vollmondgesicht, glänzendes Gesicht, häufige Akne, violette Streifen auf der Haut, Gewichtsverlust der Gliedmaßen, Reizbarkeit, bitterer Mundgeschmack, trockener Mund, klebriger und schwer zu entleerender Stuhlgang, dunkelgelber oder rötlicher Urin. Rote Zunge, gelber, dicker Zungenbelag, schlüpfriger Puls.

2. Symptome von Qi-Stagnation und Blutstase:

Depressionen oder Frust, Engegefühl in der Brust, häufiges Seufzen, stumpfer Teint, Hautekchymose und violette Streifen, kurze oder unregelmäßige Menstruation.

Die Zunge ist dunkelrot oder hat Staseflecken, der Belag ist dünn und weiß und der Puls ist saitenförmig und dünn (xuan, xi) oder rau (se).

3. Symptome von Yin-Leere und Yang-Fülle:

Kopfschmerzen, Schwindel oder Schleier vor den Augen, Muskelzittern und Schwäche, Reizbarkeit, Gesichtsrötung, Herzklopfen, Schlaflosigkeit, feuchte Träume, Schwäche in Rücken und Knien, Menstruationsstörungen. Die Zunge ist rot, wenig bitterer Geschmack und der Puls ist saitenförmig und dünn (xuan, xi) und beschleunigt (shuo).

Ergänzung: Feuer stört die Spermienkammer, daher die Spermatorrhö; die Taille ist die Heimat der Nieren, die Nieren dominieren die Knochen und die Nieren sind schwach, daher Rücken und Knie schmerzhaft und weich; es sind alles Zeichen von Yin-Leere und hochschlagendem Yang.

4. Symptome einer gemeinsamen Yin- und Yang-Leere:
Schwindel, Tinnitus, Rückenschmerzen und -schwäche, kraftlose Gliedmaßen, schwache Knochen, trockener Mund ohne Durstgefühl, Ödeme der unteren Extremitäten, Amenorrhö und Unfruchtbarkeit bei Frauen, Impotenz und vorzeitige Ejakulation bei Männern.
Der Zungenkörper ist zart und rot oder die Zunge ist geschwollen, der Belag ist dünn und weiß oder etwas dicker und der Puls ist tief und fein (chen, xi).

Ergänzung: Die Niere speichert Jing und füllt das Gehirn. Wenn eine Yin-Leere besteht, so erzeugt dies Schwindel und Tinnitus. Leeres Nieren-Yang ist nicht in der Lage, Qi und Wasser zu bewegen, daher trockener Mund und Schwellung der unteren Extremitäten; Mangel an Nierenessenz, fördert Feuer, so dass die Fruchtbarkeit bei Frauen und die Zeugungsfähigkeit bei Männern gestört ist.

Behandlung, dem Syndrom entsprechend:

1. Behandlung der Nässe-Hitze von Leber und Milz:
Beruhigt die Leber und belebt die Milz, räumt Wärme ab und entfernt Nässe.

Rezeptur: Xiao Yao San (Free and Easy Wanderer) plus
Long Dan Xie Gan Tang
RP
Chai Hu 9 g, *Dang Gui* 9 g, *Bai Zhu* 9 g, *Bai Shao* 9 g,*Fu Ling* 12 g, *Sheng Di Huang* 12 g, *Ze Xie* 12 g, *Chuan Mu Tong* 6 g, *Huang* Qin 9 g, *Huang Lian* 3 g, *Zhi Zi* 9 g, *Long Dan Cao* 6 g

Modifikationen:
Für Schlafstörungen und Hyperaktivität plus 30 g *Long Gu* (zuerst Abkochen) und 30 g Ci Shi.
Für deutliche Purpura plus 15 g *Dan Shen* und 15 g Ci Cao gegen Hitze und Blutstase.
Für Hautakne und Hautausschlag plus 30 g *Tu Fu Ling* und 30 g Zi Hua Di Ding gegen Hitze-Toxine.

2. Behandlung von Qi-Stagnation und Blutstase:
Beruhigt die Leber und reguliert das Qi, belebt Blut und wandelt die Blutstase um.

Rezeptur: Chaihu Shugan Pulver und *Tao Hong Si Wu Tang.*
RP
Chai Hu 9 g, *Chi Shao* 15 g, *Zhi Ke* 9 g, *Xiang Fu* 9 g, *Chuan Xiong* 9 g, *Dang Gui* 9 g, *Tao Ren* 9 g, *Hong Hua* 6 g, *Dan Shen* 15 g, *Zi Cao* 15 g, *Yi Mu Cao* 15 g, *Gan Cao* 3 g

Modifikationen:
Bei Schmerzen in der Brust und unter den Rippenbögen durch Qi-Stagnation und Blutstase plus *Chuan Lian Zi* 9 g, *Yuan Hu Suo* 15 g und *Yu Jin* 9 g;
bei Leber-Feuer mit Schaden am Yin plus *Mu Dan Pi* 9 g, *Zhi Zi* 9 g und *Sheng Di Huang* 15 g;
bei Reizbarkeit und Schlaflosigkeit plus 12 g *Suan Zao Ren,*
30 g *Ye Jiao Teng* und 15 g *He Huan Pi.*

3. Behandlung von Yin-Leere und Yang-Fülle:
Yin nähren und Yang unterdrücken, Leber beruhigen und Wind löschen.

Rezept: Tian Ma Gou Teng Yin Modifikation.
RP
Tian Ma 9 g, *Gou Teng* 9 g, *Shi Jue Ming* 15 g, *Du Zhong* 12 g, *Niu Xi* 12 g, *Sang Ji Sheng* 12 g, *Fu Shen* 18 g, *Ye Jiao Teng* 30 g, *Long Gu* 30 g, *Zhi Zi* 9 g, *Gui Ban* 12 g, *Shou Di Huang* 15 g

Modifikationen:
Bei Kopfschmerzen, Reizbarkeit und Bluthochdruck *Xia Ku Cao* 1 g plus 0,5 g pulverisiertes *Ling Yang Jiao* hinzufügen;
bei Patienten mit fünf Herzen-Hitze plus 9 g *Zhi Mu*, 9 g *Mu Dan Pi* und 12 g *Bie Jia*;
bei Zusammenbruch von Yin durch Fülle des Ming Men Feuers plus 9 g *Huang Bai* und 15 g *Tian Men Dong.*

4. Behandlung von Yin- und Yang-Leere:
Wärmen der Niere und Nähren von Yin.

Rezeptur: Jisheng Shenqi Pillen Modifikation.
RP
Shou Di Huang 15 g, *Shan Yao* 15 g, *Shan Zhu Yu* 12 g, *Ze Xie* 12 g, *Fu Ling* 12 g, *Rou Gui* 3 g (als Pulver zum Herunterspülen), *Zhi Fu Zi* 12 g, *Huai Niu Xi* 12 g, *Che Qian Zi* 15 g, *Tu Si Zi* 12 g, *Yin Yang Huo* 12 g.

Weitere Modifikationen:
Bei schwachen Gliedern und Infektanfälligkeit plus 15 *Huang Qi* und 12 g *Dang Shen* oder Yu Ping Feng San (*Huang Qi, Fang Feng, Bai Zhu*);
bei Ödemen plus Zh Ling 15 g, Dong Gua Pi 15 g, *Chi Xiao Dou* 30 g;
bei Osteoporose plus *Gu Sui Bu* 12 g und *Sang Ji Sheng* 12 g;
bei Problemen männlicher Potenz plus 3 g *Zi He Che* und 9 g *Xian Mao*.

Langzeitbehandlung:
1. Longdan Xiegan Pillen: 3 x 6 g täglich
2. *Zhi*bai Dihuang Pillen: 3 x 6 g, täglich

Rezeptur aus der Volksheilkunde:
30 g *Sheng Di Huang*, 10 g *Xuan Shen*, 10 g *Zhi Mu*, 10 g *Huang Bai*, in Wasser ausgekocht und zweimal täglich eingenommen.
Es ist besonders für Patienten mit Hyperkortisolismus aufgrund von Yin-Leere bei loderndem Feuer geeignet.

Andere Langzeit-Therapien:
Externe Behandlung: (*Zi Cao*) Lithospermum und *Tu Fu Ling* (Smilax glabra) jeweils 30 g, *Huang Lian* (Coptis) 10 g, dekoktieren und nach Abkühlen bei Akne-Geschwüren mit steriler Gaze auftragen.
Ohrakupunktur: Abwechselnd endokrine, Magen-, Milz- und Nierenpunkte, jedes Mal die wechselseitigen Punkte verwenden und als Dauernadel 3 bis 5 Tage lang einsetzen.

Diätetik:

1. 30 g *Lü Dou* (Mungobohne), 50 g *Yi Yi Ren* (Coicis-Samen) und 50 g Rundkorn-Reis als Reisbrei. Er ist für Patienten mit und Milz-Nässe und Leber-Hitze, trockenem bitterem Mund, mit dickem Zungenbelag geeignet.
2. *Huang Jing* (Polygonatum), *Gou Qi Zi* (Goji-Beeren) je 20 g, mageres Schweinefleisch 150 g, geeignete Menge Reiswein, Salz, Frühlingszwiebeln zum Eintopf geben. Dieser ist geeignet für Yin-Leere durch loderndes Feuer mit Mundtrockenheit, übermäßigem Durst, Schwindel und Rückenschmerzen.

Anmerkungen

1. Hyperkortisolismus oder Cushing-Syndrom ist die häufigste Form der Nebennierenüberfunktion, durch übermäßige Konzentration von Glucocorticoiden im Blut.
   Im Verlauf der Krankheit besteht die Tendenz, dass auch Diabetes hinzukommt. Auch Elektrolytstörungen treten häufig auf.
   Nachdem die Nebenniere aufgrund von Nebennierentumoren oder Hyperplasie operativ entfernt wurde, besteht das Risiko einer akuten Nebenniereninsuffizienz und sollte ordnungsgemäß behandelt werden.
2. Es besteht eine vermehrte Infektanfälligkeit durch den immunsuppressiven Effekt des Cortisons.
3. Die Ernährung sollte fettarm, zuckerarm, salzarm, vitaminreich, proteinreich und leicht verdaulich sein, um die Hypertonie und das Übergewicht nicht zu fördern und der Entstehung von Diabetes vorzubeugen.

Teil Zwei: Andrologie in der Chinesischen Medizin

Der Kaiser sandte sie zum alten Peng Zu (der Methusalem des chinesischen Altertums), um von ihm die Künste der Lebensverlängerung zu lernen.
Peng Zu erklärte: Behüte die Kraft der Jing-Essenz, nähre den Shen-Geist, tonisiere mit verschiedenen Heilarzneien, dann kannst Du die Langlebigkeit erlangen. Wenn Du jedoch den sexuellen Austausch nicht verstehst, dann nutzt auch die beste Arznei nichts. Wenn Mann und Frau sich vereinen, ist es, wie als wenn Himmel und Erde sich gegenseitig hervorbringen.
Durch die Früchte der Vereinigung von Himmel und Erde entsteht Leben ohne Ende und jenseits aller Grenzen. Wenn nun der Mensch das Dao der Vereinigung nicht kennt, so schadet er dem Körper und findet ein frühes Ende.
Wenn er aber die Kunst des Yin und Yang beherrscht, so findet er das todlose Dao.

Aus dem Su Nü Jing

Einführung: Welches Prinzip ist das Richtige?

Wenn es um das Auffüllen von Yin-Leere geht, so kennen wir in den Arzneimitteln zwei Gruppen, die dazu beitragen, diese Leere und deren Verlust zu behandeln:
Die erste Gruppe ist die der Yin-Tonika, deren klebrige und nicht-klebrige Vertreter es klug einzusetzen gilt. Da gibt es z. B. *Mai Men Dong* für Herz-Yin-Leere, *Nü Zhen Zi* für Leber und *Gou Qi Zi* für die Niere. Doch was nützt das Auffüllen dieser Leere, wenn der Verlust immer weiter geht?
Hier wird zur zweiten Gruppe von Arzneien geraten, die den Verlust aufhalten und stabilisieren, *Suo Yang* für Sperma und *Sheng Mu Li* oder *Fu Xiao Mai* gegen Verlust Schweiß, *Fu Pen Zi* gegen den Flüssigkeitsverlust durch den Urin, *Hai Piao Xiao* bei Metrorrhagien.

In der Feuerschule wird interessanterweise nicht das Yin, sondern das Nieren-Yang gestärkt, um das auslaufende Yin wieder festhalten zu können:
Gan Jiang gegen weichen Stuhl, *Huang Qi* gegen Schweißverlust im Biao oder der Lunge, mit vasomotorischer Rhinitis oder *Bu Gu Zhi* und *Fu Zi* gegen Nykturie.

Als begleitende Maßnahmen wird natürlich mehr Flüssigkeitszufuhr und Schlaf empfohlen zum Auffüllen des Yin und weniger diuretische Getränke zum Aufhalten des Verlustes. Das ist das eine Prinzip.

Nachdem ich nun seit einigen Jahren die Phytotherapie der Feuerschule (Huo Shen Pai) erfolgreich bei allen durch Leere des Yang verursachten Erkrankungen verwende, fragt man sich natürlich irgendwann, ob es hier außer dem mächtigen Füllen des Yang und damit der ursprünglichsten Lebensenergie nicht auch ein Prinzip gibt, das dem sekundären Füllen der Yin-Leere irgendwie im Yang entspricht.
Während die Feuerschule dem VERLUST von Yin mit warmen Yang-Tonika vorbeugt, müßte ein Equivalent hierzu dem VERLUST von Yang mit etwas »Yin-artigem« vorbeugen, richtig?

Doch während Yin als Körperflüssigkeit der **Substanz** entspricht, ist ja das Yang eher der **Energie** zugeordnet. Unser Therapeutikum müßte also logischerweise dem Verlust von Energie vorbeugen.

Doch wo verlieren wir am meisten Energie? Ist es körperliche Erschöpfung beim Arbeiten, Verausgabung unserer körperlichen Kraft? Das mag in vorindustrieller Zeit der Fall gewesen sein, aber heute verlieren wir unser Yang nicht mehr im Muskel, sondern im Geist! Die größte Verausgabung der feinstofflichen Energie erfolgt heutzutage im Geistigen, durch Gedanken, Planung, Sorge, Anspannung, kurz durch das Phänomen Stress, das entwicklungsgeschichtlich beim Urmenschen körperlich abgebaut wurde, aber heute den Geist erschöpft.

Während wir die mächtigste Waffe gegen körperliche Leere unserer Energie in den Yang-Arzneien der Feuerschule finden (wie zum Beispiel im TSH erhöhenden *Fu Zi*) müssen wir, wie im obigen Beispiel, wieder zum Gegenteil greifen, um die Löcher zu stopfen, durch die uns das Yang als geistige Energie weiterhin verloren geht:

Das Gegenteil des hellen, schnellen und heißen Yang ist das dunkle, langsame und kühle Yin. Dunkelheit wie im nächtlichen Schlaf, der immer zu kurz kommt – Entschleunigung durch meditatives Innehalten im Tun und kühle Entspannung durch »Chilling«, wie es heute heißt.

Damit schließt sich der Kreis des Füllens der Leere:
Yin wird mit Yin-Arzneien aufgefüllt und die Löcher des Verlustes durch Yang gestopft – Yang wird mit Yang-Arzneien aufgefüllt und der Verlust durch Herausschleudern der Energie durch Yin-Verfahren beruhigt.

Yin-Leere:
Substanzielles Yin im leeren Yin und energetisches Yang gegen weiteren Verlust des leeren Yin.
Yang-Leere:
Substanzielles Yang im leeren Yang und energetisches Yin gegen weiteren Verlust des leeren Yang.

Man könnte auch sagen:
»Bei Yang-Leere: Tonisieren der körperlichen Leere mit Feuerschule und Verhindern der geistigen Leere durch Fasten der Gedanken«.

Grundlagen der Andrologie

Länger leben durch guten Sex: Ein Tipp vom gelben Kaiser?

> Peng Zu: Wenn nun der Mensch das Dao der Vereinigung nicht kennt, so schadet er dem Körper und findet ein frühes Ende. Wenn er aber die Kunst des Yin und Yang beherrscht, so findet er das todlose Dao.
> Su Nü: Wenn der Jadeschaft sich nicht bewegt, so wird er sterben. Es ist am besten, wenn die Frau am Ende befriedigt und der Mann erfüllt aber nicht erschöpft ist. Das ist das rechte Maß.

> Der Gelbe Kaiser fragte: Welchen Prinzipien folgt das Dao der Vereinigung von Yin und Yang?
> Su Nü antwortete: Das Dao der Vereinigung sollte einer festen Regel folgen: Dann wird der Mann sein Qi stärken und die Frau frei von den hundert (d. h. allen) Krankheiten sein. Beide werden geistig tiefe Befriedigung und Glückseligkeit verspüren und körperlich stark und gesund sein. Wer jedoch dieses Dao nicht kennt, der wird nur Schaden nehmen.

In daoistischen Werken der letzten paar Jahrhunderte wird oft der Verkehr ohne Ejakulation als Mittel zur Lebensverlängerung hochstilisiert, was auf den konfuzianischen Einfluss nach der ersten Jahrtausendwende zurückzuführen ist. In Wang Bings Version des *Huang Di Nei Jing* aus der Tang-Dynastie ist nicht von *Huan Jing Bu Nao* (Ziehe die Essenz zurück, nähre das Gehirn) die Rede. Moderne Gelehrte wie Ulrike Middendorf[14] streiten sich darüber, ob das Nei Jing sich als rein medizinischer Text mit Sexualpraktiken zurückhält (Leo[15]), oder ob diese gar nicht Teil des medizinischen Kanons waren.
Livia Kohn (2008, s.10) nämlich hält diese Praktiken weder für daoistisch noch Mainstream Medizin.
Ferner gibt es die Idee, dass »die Vereinigung von Yin und Yang« nicht körperlich (Wai Dan), sondern nur geistig (Nei Dan) erfolgt ist. Dagegen spricht die Kritik *Xiang Er Zhu* des daoistischen himmlischen Meisters *Zhang Lu* aus dem Jahre 215 A.D., der *Huan Jing Bu Nao* den alten Schamanen und Zauberern zuschreibt (Bokenkamp, 1997).
Höchst wahrscheinlich ist beides richtig, denn auch im Vajrayana-Buddhismus, der auch im Daoismus einige Wurzeln hat, gibt es die symbolische Vereinigung und die den höherern Rängen vorbehaltene körperliche Vereinigung, die allerdings sehr stark dem Nutzen der männlichen Mönche zugutekommt.[16] Hier ist eine sexuelle Gleichbe-

14 Review article über Jessieca Leos Buch in: *East Asian Science, Technology, and Medicine*, No. 44, Special Issue on Numerical Tables and Tabular Layouts in Chinese Scholarly Documents: Part II: Synchronic and Diachronic Approaches to the Texts of Tables (2016), pp. 151-180 (30 pages), https://www.jstor.org/stable/90007813.

15 Sex in the Yellow Emperor's Basic Questions: Sex, Longevity, and Medicine in Early China by Jessieca Leo

16 https://www.emma.de/artikel/schlingel-ihre-heiligkeit-der-sex-265043
http://www.lamatruth.com/ying/?type=detail&id=294

rechtigung gar nicht erwünscht. Auch im heutigen China gibt es noch Sekten, die diese Art Sexualvampirismus praktizieren.
Mit dem Hintergrund, dass man *Lao Zis Dao De Jing* auch als mutterbetonten Text interpretieren kann, zeigen aber auch die Göttinnen und Priesterinnen im Daoismus, dass dieser in seinen Anfängen eher ausgeglichen war.[17]
Erst mit dem Neokonfuzianismus (etwa zu der Zeit, als auch das Füße binden populär wurde) wurde der Bias zugunsten der Männer verschoben. Freilich ist meine Übersetzung der *Fang Shu* (Schlafzimmer Bücher) auch nur eine Interpretation.
Im *Su Nü Jing* gibt es z.B. eine Stelle, die als Cunnilingus interpretiert werden kann:

> Die Lust der Frau hat fünf Anzeichen (s.u.) die beachtet werden müssen, so dass ihre Essenz im Überfluß entsteht. Ihre (dickflüssigen) Säfte sollten mit dem Mund empfangen werden.

Diese Stelle ist wie viele, sehr zweideutig, und könnte sowohl das Trinken des Speichels wie der Vaginalsekrete andeuten. Eindeutiger ist aber diese Stelle:

> Der Gelbe Kaiser fragte: Welche Regeln bestehen während der Vereinigung von Yin und Yang? Su Nü sprach: Vor der Vereinigung mit der Frau sollte diese entspannt sein, und ihre Beine leicht geöffnet spreizen. Der Mann sollte sie dort mit Mund umschließen und die Zunge einführen.
> Anschließend sollte er seinen Jadeschaft außen an ihrem Jadetor nach links und rechts reiben. Nach einer Weile kann er langsam den Jadeschaft einführen.

Diese Beschreibungen zerstören das Bild der »prüden« alten Chinesen aus der Qing-Dynastie, die nur auf Langlebigkeit bedacht sind.
Im Gegenteil: Hier wurde »Hand angelegt«, wenn der Jadeschaft gerieben wird, ganz nebenbei Fellatio erwähnt[18], die »Schwellung der Frau

17 https://www.learnreligions.com/gender-and-the-tao-3183069, und Despeux Catherine and Livia Kohn. Women in Daoism. Three Pines Press 2011

18 *Wenn die Frau tiefer atmet und schluckt, so ist das Qi der Lunge erregt; wenn sie stöhnt und den Mann (wörtl.: den Menschen verschluckt) mit dem Mund umschließt, so ist das Qi des Herzens erregt…*

(Schamlippen?) massiert«, oder den bei uns erst durch Herrn Grafenberg entdeckten Punkt zu stimulieren[19] und sogar – was trotz moderner Sexualpraktiken im Westen nicht alltäglich ist – erotisch durch den Mund und die Nase des Partners Luft zu holen, die Methode der »doppelten Neun«[20]. Man mag einwenden, dass die Kompilation der angeblich alten Texte ja erst ein paar Jahrhunderte alt ist, aber auch in den *Ma Wang Dui*-Funden, die ja vor 2200 Jahren versiegelt wurden und zum Teil Karten aus dem 4. Jahrhundert vor der Zeitrechnung enthalten, ging es in den Teilen *He Yin Yang* (Vereinigung von Frau und Mann, siehe unten im Buch), den *Yang Sheng Fang* (Methoden zur Lebensstärkung) und den *Shi Wen* (Zehn Fragen) eindeutig um dieses Thema, das ist unbestritten.
Inwieweit diese Techniken vor 2000 Jahren tatsächlich praktiziert wurden, und von wem bleibt für immer ein Geheimnis, da es sich bei den modernen Manualen um Kopien von Kopien von Kopien handelt, während die Fetzen aus den *Ma Wang Dui* Gräbern nichts darüber aussagen, von wem und für wen die Texte geschrieben wurden.

Fest steht, und soviel ist auch im *Nei Jing* (unter *Qi Sun Ba Yi*) verzeichnet, dass Sexualität sowohl zu Schaden aber auch zu Gesundheit führen kann.

Testosteron, das «männliche« Hormon?

In der Gegenwart gibt es zum Testosteron allerhand Forschung. Die gute Nachricht zuerst: Wenn das Testosteron nachläßt, mag das zwar ein Anlaß zur Frustration sein, aber dafür ist man wenigstens länger frustriert als andere:

19 *Danach werden die Lautensaiten (Eingangswände Scheide, etwa am G-Spot) stimuliert und anschließend dreieinhalb Cun (etwa eine Handbreite) eingedrungen.*

20 *Der Mann küßt die Frau zugleich und atmet durch ihren Mund (und Nase) ein- und aus. Dieses ist die Methode der »doppelten Neun«.*

Eine koreanische Studie an den Lebensspannen der Eunuchen ergab, dass diese etwa 20 Jahre länger lebten, als ihre nicht-kastrierten Zeitgenossen[21] im 18. Jahrhundert, nämlich um die 70 Jahre.
Wenn die Hoden aber noch da sind, und es aber um Kinderzeugung geht, dann heißt es immer, dass alte Väter zu kranken Sprößlingen neigen, da das Erbgut über die längere Zeitspanne mehr Zeit hatte geschädigt zu werden.
Dies wurde kürzlich widerlegt:
Wie das Team um Professor Matthias Dobbelstein in der Fachzeitschrift *Proceedings of the National Academy of Sciences of the U.S.A.* mitteilt, wird in den Vorläuferzellen der männlichen Keimzellen ein Protein namens p63 in besonders großen Mengen hergestellt, welches die Qualität des Erbguts kontrolliert. »Versuche im Reagenzglas weisen darauf hin, dass Zellen schon bei geringen Schäden an der DNA durch die Wirkung von p63 absterben«, erklärte 2012 Dobbelstein, der Direktor der Abteilung Molekulare Onkologie an der Universitätsmedizin Göttingen ist. »Fehlerhafte DNA kann so nicht mehr an die nächste Generation weitervererbt werden«[22].

Auch in China war zu dieser Zeit die mittlere Lebensspanne so um die 50 Jahre, während die ca. 10 Vertreter der Feuerschule, die selbst der Yang-stärkenden Therapie frönten, wie Familienrezepturen aus der Lu-Familie[23] zeigen, alle zwischen 80 und 100 Jahre alt wurden. *Zheng Qin-An*, der »Vater« der *Huo-Shen-Pai*, wurde selbst erst im späteren Lebensalter Vater.

Gibt es eine pharmakologische Erklärung für die Lebensdauer der Feuerschulen-Protagonisten?

21 Kyung-Jin Min, Cheol-Koo Lee and Han-Nam Park: The Lifespan of Korean Eunuchs, in: Current Biology Vol 22 No 18, R792

22 Beyer U, Moll-Rocek J, Moll UM, Dobbelstein M.: Endogenous retrovirus drives hitherto unknown proapoptotic p63 isoforms in the male germ line of humans and great apes. in: Proc Natl Acad Sci U S A. 2011 Mar 1;108(9):3624-9. doi: 10.1073/pnas.1016201108. Epub 2011 Feb 7

23 Das Familienrezept laut Lu Chong-Han besteht aus einem Esslöffel einer simplen Rezeptur, die aus 10 kg dick eingekochtem *Fu Zi*, der nochmals mit 5 kg Honig gekocht wird, besteht. Sie soll prophylaktisch zwischen Sommersonnenwende und Wintersonnenwende, also in der kalten Jahreszeit, eingenommen werden.

Nun, es ist ja bekannt, dass die Lieblingspflanze der Feuerschüler das chinesische Akonit ist, von dem so einige pharmakologische Wirkungen bekannt sind:

1. Wirkungen auf das Herz: Cardiotonisch bei Insuffizienz, die Erhöhung des Durchflusses der Koronararterien, eine antiarrhythmische Wirkung bei bradycarden Arrhythmien. Ferner schützte es das Myocard vor Ischämien[24].
2. Ferner oftmals nachgewiesen sind seine antiphlogistischen und analgetischen Wirkungen, die die weltweite Anwendung der Akonitarten bei rheumatischen und Gelekschmerzen erklären, teilweise durch Stimulation der NNR, wobei in Tierversuchen auch nach Entfernung der NNR noch deutliche entzündungshemmende Wirkungen nachgewiesen werden konnten.[25] Hier wurde eine Bindung des Superoxidanion-Radikals in der Synovialflüssigkeit durch das dl-demethylcoclaurin (DMC) vermutet.[26]
3. Die Immunleistung erhöhende Wirkungen beinhalten: *Fu Zi* erhöht die Milzaktivität wie auch die Produktion der T-Lymphozyten, sowie der Immunglobuline, Komplementärfaktor, es reguliert die Interferonproduktion in beide Richtungen, und wirkt allergische Reaktionen hemmend. Auch eine antihistaminische und eine antiasthmatische Wirkung auf die Bronchien wurde im Tier nachgewiesen.[27] Auch die passive Artusreaktion wird deutlich gehemmt.
4. Hormonsystem: Es erhöht die TSH und LH-Produktion, d.h beim Mann also das Interstitial cell stimulating hormone (ICSH).
5. Verdauungssystem: Es erhöht die Darmmotilität.
6. Blutgerinnung: Es vermindert die Thrombozytenaggregation.
7. Zum Blutdruck gibt es widersprüchliche Tierforschung: sowohl eine Erhöhung durch Adrenalinausschüttung kommt vor, was ja der Wir-

24 Fang Wen-jian et al.: Yiyong Zhongyao Yaolixue, Renmin weisheng Chubanshe, Beijing 1998, Ss. 307-314

25 Zhong Yao Tong Bao (Zeitschrift für Chinesische Arzneimitteltherapie) 1988; 13(6):40

26 Zhang JT, Chen WW: Protection of the synovial fluid by higenamine, Acta Pharm. Sin. 1985, 20 (6), 423-426

27 Liu Chang-xiao et al.: Modern resaerc and application of Chinese medicinal plants, Hong Kong Medical Publisher, hong Kong, 2000, Ss. 119-139

kung von *Si Ni Tang* bei Schockzuständen entspricht, aber auch eine Blutdrucksenkung durch die gefäßerweiternde Wirkung von Aconitin wurde nachgewiesen. Bei hoher Dosierung von *Chuan Wu Tou* steigt der Blutdruck wieder.

8. Die Polysacharide senken den Blutzucker 10-30 Minuten nach der Einnahme.[28] Ferner erhöht reines Aconitin (!) die Nierendurchblutung und vermindert die Natriumausscheidung.
9. Nervensystem: In einigen Tierstudien wirkt es beruhigend.

Ferner, meist nur im Tierversuch nachgewiesen: Unpräparierter Akonit **senkt die Körpertemperatur** bei Versuchstieren um 1-2 Grad, wenn die Dosis größer als 0,1 g/kg ist. Interessanterweise senken die oral verabreichten Gesamtauszüge bei Huhn und Ratte Unterkühlungsschäden und verhindern durch äußere Kälte verursachte Nekrosen.[29]

Es wirkt auf längere Zeit als Antioxidans: Bei alten Versuchsratten erhöhte es die tägliche Antioxidationsrate (TAA), die Superoxiddismutase (SOD) der Erythrozyten, die Na/K-ATPase des Myocards, die LFU der Leberzellen, und senkte den Gehalt an Oxidationsprodukten (MDA und LPF) in Leber und Gehirn. Leider alles nur bei Ratten nachgewiesen.[30]
Weitere neuere Ergebnisse: Fördert Proteinsynthese und Glucosestoffwechsel des Gehirns.

Nun interessiert uns ja im Zusammenhang mit Andrologie vor allem die Wirkung auf die Hormone:
Wenngleich eine Erhöhung des TSH zu mehr Aktivität führt (TSH bewirkt in den Schilddrüsenzellen eine beschleunigte Teilung, eine vermehrte Iodaufnahme und eine gesteigerte Bildung der iodhaltigen Schilddrüsenhormone Thyroxin (T4) und Triiodthyronin (T3); zudem fördert es in der Peripherie die Umwandlung von T4 in das wirksamere

28 Yin Jian et al.: Zhongyao XiandaiYanjiu yu linchuang, Bd.1, Xueyuan Chubanshi, Beijing 1995, Ss.391-401

29 Shen Pei-An (Hg.) Zhongyao Buliang Fanying yu Linchuang, 2nd Junyi Daxue Chubanshe, Shanghai 2007, Ss. 74-85

30 Zhang Tao et al.: Fuzi dui Laonian Dashu kang yanghua xintong yingxiang yanjiu, in: Zhonguo Laonianxue Zazhi (Chinese Gerontologic Magazine) 2001, 21 (2):135

T3), ist vor allem die Erhöhung des LH bzw. ICSH der interessantere Wirkmechanismus. Beim Mann stimuliert nämlich LH/ICSH die Bildung des Testosterons in den Leydig-Zwischenzellen des Hodens.

Testosteron, aus Cholesterin gebildet, wird im Zielgewebe zu Dihydrotestosteron (DHT) oder 17-Beta-Östradiol metabolisiert. Ein Mangel führt mit zunehmendem Alter zum Muskelabbau und Umwandlung in Fettgewebe, Anämie, Osteoporose, Abgeschlagenheit und Depressionen, sowie den typischen »Männerproblemen« Libidoverminderung, Erektionsschwäche, BPH und Prostatakarzinom und schließlich auch zu Nykturie[31].

Eine Studie stellte 2012 daher auch den Zusammenhang zwischen Nykturie durch Prostatavergrößerung und frühem Tod her[32]. Bei Senioren, die mehr als zweimal nachts urinierten, wurde erhöhtes Risiko von Hüftfrakturen durch Osteoporose, vermehrtes Auftreten von KHK und früherer Tod als Altersgenossen mit ein bis zwei Toilettengängen pro Nacht festgestellt.[33]

Umgekehrt schützt laut einer Studie aus dem Jahr 2010 ein hoher bzw. nicht abgesunkener Testosteronspiegel vor koronaren Herzkrankheiten: Männer mit niedrigem Testosteronspiegel hatten eine doppelt so hohe Mortalitätsrate.[34]

Dr. Kevin S. Channer, vom Royal Hallamshire Hospital in Sheffield, betonte 2011, dass diese Studie bereits die vierte ist, die auf eine hohe Mortalitätsrate bei niedrigem Testosteronspiegel hinweist.

Channer betonte die Problematik, dass sich das Hormon durch den First-Pass-Effekt in der Leber anders als andere Hormone nicht effektiv

31 Urology 2011; 78:631-635

32 Notiert in: MMW Februar 2012, S.1 »Prognosefaktor Nykturie: schwache Blase, früher Tod«, über die Studie der Mayo Clinic Rochester mit 2447 Männern

33 J Urol. 2012 May;187(5):1727-31. doi: 10.1016/j.juro.2011.12.078. Epub 2012 Mar 15.
Mortality in older men with nocturia. A 15-year follow-up of the Krimpen study.
van Doorn B, Kok ET, Blanker MH, Westers P, Bosch JL

34 Malkin CJ, Pugh PJ, Morris PD, et al. Low serum testosterone and increased mortality in men with coronary heart disease. Heart 2010; 96:1821-1825 sowie auch: Ma RCW and Tong PCY. Testosterone levels and cardiovascular disease. Heart 2010; 96:1787-1788

oral substituieren läßt. Auch Transdermalpflaster verursachen Hautausschläge. Die einzige wirksame Verabreichungsform zur Zeit ist die Dreimonats-Depot-Injektion.

Wieviel besser ist es also, den Körper die richtige Dosis zur richtigen Zeit wählen zu lassen, indem Arzneien wie *Fu Zi* aber auch *Gan Jiang*[35] und andere Arzneien wie *Yin Yang Huo, Lu Rong, Bu Gu Zhi, Tu Si Zi, Dong Chong Xia Cao, Ba Ji Tian, Rou Cong Rong, Suo Yang, Xian Mao, She Chuang Zi, Yi Zhi Ren, Xu Duan, Ge Jie, Gui Ban* diese Inkretion auf der Hypophysären-Gonadotropen Achse anregen, bzw. diese – auch durch *Gan Cao* wie fälschlich vermutet – nicht gehemmt wird.[36]

Es ist demnach zwar etwas vereinfacht zu sagen, aber die Arzneien der Huo-Shen-Pai (Feuerschule) ergeben pharmakologisch eine KÖRPEREIGENE Testosteronerhöhung, was sich dann wiederum positiv auf die Lebenserwartung auswirkt.
Der Wermutstropfen hierbei ist die vermehrte Glatzenbildung, welche bei genetischer Disposition durch das Testosteron gefördert wird, aber andererseits auch das mit Willenskraft einhergehende Aktivitätsverhalten.
Einige, besonders sensible Patienten berichteten mir auch, dass sie sich selbst als aggressiver empfanden, nachdem ich höhere Dosierungen mit Akonit gegeben hatte. Dieser Effekt ließ jedoch nach etwa zwei Monaten wieder nach. Hier hatte also entweder eine homöostatische Gegenregulierung der Hormone stattgefunden oder eine adaptive Regulation des aggressiven Verhaltens durch die Psyche.
Weitere positive Wirkungen auf Herz, Muskeln, Knochen, Intellekt und Gehirn ergänzen das Bild der Wirkung und erklären damit, warum die Ärzte der Yang-stärkenden Schule über 30 Jahre älter wurden als ihre Zeitgenossen.
Na also, es geht doch auch ohne Kastration...

35 Asian J Androl. 2002 Dec;4(4):299-301. Kamtchouing P, Mbongue Fandio GY, Dimo T, Jatsa HB.: Evaluation of androgenic activity of Zingiber officinale and Pentadiplandra brazzeana in male rats

36 Licorice Extract Does Not Impair the Male Reproductive Function of Rats, In: Experimental Animals, Vol. 57 (2008), No. 1 11-17

Krankheiten im Einzelnen

Yang Wei: Erektile Dysfunktion und Impotenz

Huang Di fragte Su Nü: Meine Kraft lässt nach, und gerät aus dem harmonischen Gleichgewicht, und ich fühle mich unglücklich. Oft habe ich starke Angstgefühle, woher kommt das?
Su Nü: Alle Schwäche und Kraftlosigkeit resultieren aus dem Schaden, der entsteht, wenn das Yin und Yang der Geschlechter nicht im Gleichgewicht sind. Die geschlechtliche Essenz der Frau ist stark, die des Mannes schwach, so wie das Wasser das Feuer besiegen kann.

Der Akt ist wie ein Kochvorgang: Wenn man die Anteile von Feuer und Wasser reguliert, die fünf Geschmäcker richtig abstimmt, dann wird die Speise erst richtig gar und gut. Wer das Dao der Regulierung von Yin und Yang kennt, der kann die fünf Freuden erst richtig wahrnehmen. Wer dies aber nicht kennt, der altert früh und entbehrt aller Freuden. Dies muß in jedem Falle beachtet werden!

Der Gelbe Kaiser sprach: Wenn ich nun eine starke Lust empfinde, doch der Jadeschaft sich nicht aufrichten will, mein Gesicht voller Scham ist und mir darob der Schweiß ausbricht, mein Herz ist zwar voller Lust, doch ich muß mit der Hand nachhelfen, wie erlangt man dann die nötige Stärke? Ich wünsche darüber zu hören. Su Nü antwortete: Was Eure Majestät hier beschreibt, kommt bei allen (Männern) vor. Um sich mit der Frau zu vereinigen, sollte er gut vorbereitet sein und sein Qi sollte in Harmonie (d. h. nicht nervös) sein. Dann wird sich sein Jadeschaft aufrichten. Im Einzelnen muß folgendes beachtet werden: Seine fünf Elemente (Wandlungszustände) müssen vereint fließen, er muß die neun Stellen empfinden können.

Im *Xuan Nü Jing* (Klassiker des mysteriösen Mädchens) heißt es, dass der Gelbe Kaiser fragte: Wenn ich daran denke ununterbrochen mit der Vereinigung weiterzumachen, der Stab sich aber nicht festigt, sollte ich mich dann dann zwingen, fortzufahren oder nicht?
Xuan Nü antwortete: Auf keinen Fall! In der Kunst der Vereinigung muß der Mann die vier Ankünfte abwarten und die neun Energien der Frau kennen.
Der Gelbe Kaiser fragte: Was sind die vier Ankünfte?
Xuan Nü antwortete: Wenn der Jadeschaft noch nicht »zornesgeschwellt« ist, so ist das harmonische Qi noch nicht angekommen. Wenn er sich erhoben hat, aber noch nicht zur gänzlichen Größe gewachsen ist, so ist das Mus-

kel Qi noch nicht angekommen. Wenn er groß ist, aber noch nicht gänzlich hart, so ist das Knochen-Qi noch nicht angekommen. Wenn er hart ist, sich aber noch nicht heiß anfühlt, so ist das Shen-Qi (Qi des Geistes) noch nicht angekommen. Darum ist die Schwellung die Klarheit (Absicht) der Jing-Essenz; die Größe ist die Schranke der Jing-Essenz, die Härte ist das Paßtor der Jing-Essenz und die Wärme ist das Eingangstor der Jing-Essenz. Wer das Dao dieser vier Etappen des Qi beachtet, der kann beginnen, ohne sich zu verausgaben und kann die Jing-Essenz (des Samens) zur Wallung bringen, ohne sie zu verschleudern.

Die Erektile Dysfunktion (ED) entsteht auf der Basis einer Endotheldysfunktion, die über eine chronische Entzündung zur Arteriosklerose führt. Daher teilt sich die ED mit koronaren Herzkrankheiten eine Reihe von Risikofaktoren wie Bluthochdruck, Diabetes, Übergewicht, Rauchen, Bewegungsarmut und hohen Blutfettspiegel durch Ernährung und Streß.

Die ED wird daher oft als Marker für ein erhöhtes Herzrisiko angesehen. Eine Studie aus dem Jahr 2011 belegt, dass eine Veränderung des Lebensstils eine Zunahme der Sexualfunktion und Abnahme des Herzrisikos bewirkte[37]. Zwischen dem ersten Auftreten der ED und einer manifesten KHK lagen zwei bis fünf Jahre.
Eine bewußte Ernährung, Rauchentwöhnung und mehr Bewegung sind also für beide Problemkreise zu empfehlen. Bei Prädiabetes hat sich auch *Hu Lu Ba* als wirksam erwiesen.38

In der chinesischen Medizin wird unter dem Terminus »Yang Wei« (陽痿)39 sowohl die erektile Dysfunktion im Sinne der Potentia coeundi, als auch ein Nachlassen der Libido subsummiert. Während heutzutage die beiden hauptsächlichen Sexkiller der Streß und die antihypertensive Arzneimitteltherapie sind, ist dies dennoch ein Jahrtausende altes Problem der einen Menschheitshälfte (wie schon das Zitat aus dem *Su*

37 Gupta BP at al. In: Arch Int Med, publ. Online 12.9.2011; doi: 10.1001/archinternmed.2011.440

38 Gong J Fang K Dong H Wang D Hu M Lu F (2 August 2016). »Effect of Fenugreek on Hyperglycaemia and Hyperlipidemia in Diabetes and Prediabetes: a Meta-analysis«. Journal of Ethnopharmacology. 194: 260–268. doi:10.1016/j.jep.2016.08.003. PMID 27496582

39 Auch: Yin Wei = Im Nei Jing auch Schwäche der Geschlechtsorgane genannt https://baike.baidu.com/item/阴痿.

Nü Jing anfangs und die Texte am Ende zeigen) hat man natürlich eher das Problem, bei der Lösung die Spreu vom Weizen zu trennen.

Eine koreanische Studie mit einer Fertigarznei bestehend aus den Standardarzneien koreanischem *Hong Shen*, *Dan Dou Shi*, *Bai Ji Li*, *Fu Pen Zi*, *Gou Qi Zi*, *Tu Si Zi*, *Shan Yao*, *Wu Zhu Yu* und *Shan Zha* (Ginseng, fermentierte Soyabohnen, Tribulus terrestris, Fructus Rubi, Fructus Lycii, Semen Cuscutae, Dioscorea Rhizome, Fructus Corni and Fructus Crataegi) war wieder mal im Tierversuch erfolgreich[40], wenngleich keine Differenzierung der Wirkung vorgenommen wurde. In einer anderen Studie wurde die Erektionsverbesserung mit *Shan Zhu Yu* und *Bai Ji Li* erprobt[41].

Das Trio der Lustkiller

Cai Nü bat Peng Zu weiter nach Unterrichtung: Peng Zu antwortete: Diese Worte sind leicht zu begreifen, doch die meisten Menschen werden sie nicht glauben, weil sie nicht gleich Ergebnisse zeigen. Der Kaiser darf nun gerade nach den geistig erschöpfenden unzähligen Regierungsarbeiten, dem körperlich ermüdenden Ordnen von tausend Dingen auf keinen Fall die diversen Arten der Selbstkultivierung ignorieren.

Der Kaiser ist nun so glücklich sich im hinteren Palast (Frauengemächer) vergnügen zu können, sich mit vielen jungen Frauen zu vereinen. Wenn er vermag, hierbei weniger Jing-Essenz zu verlieren, so verbessert sich dadurch seine Gesundheit und viele Krankheiten entstehen erst gar nicht.

Heute würde das so lauten:

Der gelbe Kaiser sprach zu Xuan Nü: »Immer beim Sex – und wenn ich dorthin gehe, wo der Kaiser zu Fuß hingeht, suche ich immer länger nach dem Jadeschaft und auch meine Augen haben zunehmend Schwierigkeiten die Spitze meiner Füße zu erkennen. Was soll ich tun?«

Xuan Nü: »Der Kaiser muß seine süßen Nachspeisen entbehren und die Fülle in seinem Bauch reduzieren, damit der kaiserliche Stengel seine Leere wieder auffüllen kann.«

40 Park SW, Lee CH, Shin DH, Bang NS, Lee SM: Effect of SA1, a herbal formulation, on sexual behavior and penile erection, in: Biol Pharm Bull. 2006 Jul;29(7):1383-6

41 Kam SC, Do JM, Choi JH, Jeon BT, Roh GS, Hyun JS: In vivo and in vitro animal investigation of the effect of a mixture of herbal extracts from Tribulus terrestris and Cornus officinalis on penile erection.In: J Sex Med. 2012 Oct;9(10):2544-51. doi: 10.1111/j.1743-6109.2012.02889.x. Epub 2012 Aug 20

Gelber Kaiser (wird rot im Gesicht): »Was redest Du?«
Su Nü: »Und die Fülle in seinem roten Kopf sollte ebenfalls zu den Lenden geleitet werden.«
Kaiser zum Hofkoch: »Heute keine Süßspeise zum Nachtisch!«
Peng Zu ergänzt: Und wenn Ihro Majestät mehr Staatsgeschäfte den Lakaien überlassen und sich stattdessen öfter mal locker machen würde, könnte man auch die weiße Pille der Impotenz gegen das aszendierende Leber-Yang im Klo runterspülen.«

Von hypertonen Männern weisen rund 35% auch sexuelle Dysfunktionen auf. Da die meisten Antihypertonika ebenfalls die Libido negativ beeinflussen, kriegen sie davon den Rest.
Zweitens sind Adipositas und die Gonadenfunktion bei Männern eng gekoppelt, daher kann diese außer zu ED auch zu Hypogonadismus und Infertilität führen.

Mit einer Typ-II-Diabetes ist das Trio der apokalyptischen Reiter der Libido vollständig, da laut einer Erhebung von 2018 Männer mit allen drei Problemen fünfmal mehr sexuelle Handlungen vermieden, als in ihrem Alter durchschnittlich der Fall ist.[42]
Wenn es um **Antihypertensiva** geht, so tut erstens Aufklärung über die Nebenwirkungen not (wenn nicht die Compliance bereits auf Null gesunken ist, weil der Patient den Beipackzettel gelesen hat), und zweitens muß ein vorsichtiges Ersetzen des »Potenzkillers« durch ein anderes Antihypertensivum (z. B. Renin-Hemmer wie Aliskiren oder einen selektiven A2-Blocker wie Guanfacin) erfolgen. Auch der Diabetes sollte mitbehandelt werden.

A. Jüngere Patienten

Die hier häufigere psychogene ED kommt oft durch den erhöhten Sympathikotonus zustande, der das spinale Erektionszentrum hemmt oder die sympathischen Efferenzen verstärkt. Dadurch wird die Vasodilatation im Penis erschwert, weil der Tonus in dessen glatter Muskulatur erhöht ist. In den USA versucht man mit den PDE-5-Hemmern (Tadalafil)

42 MMW Nr.5, März 2019, Ss. 14ff

zunächst das Selbstvertrauen wieder aufzubauen und schleicht diese dann wieder aus. Bei Therapieversagern bietet man psychosexuelle Therapie an.
Aber für Patienten mit bereits niedrigem Blutdruck oder solchen, die auch ohne die Nebenwirkungen wie plötzlicher Hörverlust, Tinnitus oder Schwindel, Kopfschmerzen, Verdauungsstörungen, verstopfte Nase oder auch Rückenschmerzen auskommen wollen, bietet die chinesische Phytotherapie Alternativen an.

Bei jüngeren Patienten mit Stress als Liebestöter haben sich Rezepturen bewährt, die tagsüber die Stresstoleranz erhöhen und nachts die Entspannung fördern, wie zum Beispiel bei diesem Fall:

Morgens:
Hong Jing Tian 30 g, *Rou Gui* 6 g, *Yin Yang Huo* 18 g, *Xian Mao* 9 g, *Zhi Fu Zi* 15 g, *Zhi Gan Cao* 6 g

Abends:
Ci Wu Jia 30 g, *Wang Bu Liu Xing* 18 g, *Yi Mu Cao* 9 g, *Zhi Fu Zi* 6 g *Bu Gu Zhi* 18 g, *Di Long* 12 g, *Da Zao* 12 g

Wenn der vormals Unglückliche zusätzlich Qi-Gong Übungen (siehe unten), Achtsamkeit, Meditation oder Ähnliches durchführen kann, so hilft dies bei stressbedingten Störungen doppelt.

B. Ältere Patienten

In den Yang Sheng Fang der Ma Wang Dui-Funde ist auch von *bu qi* (不起) = »nicht erheben« des Yang aufgrund des Alters die Rede. Offenbar ist nicht jeder über sechzig ein *Peng Zu*-Methusalem, so dass man nicht immer auf *Yin Yang Huo* oder *Dong Chong Xia Cao* hoffen kann. Die MMW schreibt in Ihrer Mai-Ausgabe zum Thema ED, dass seit Erfindung von Viagra oft die Therapie der Diagnose vorausgeht.
Wie oben schon erwähnt, stehen hier oft diabetische oder andere Durchblutungsstörungen im Vordergrund, sowie hoher Blutdruck und seine Freunde, Antihypertensiva, die meist zugleich auch **Antierektiva** (!) sind.

Hier finden sich im Becken Blutstase behandelnde, Yang-aszendierende und/oder Blutzucker senkende Arzneien, wie im folgenden Beispiel:

Zhi Fu Zi 60 g (bei hohem Blutdruck nicht mit *Ren Shen* oder *Huang Qi* kombinieren; abends nicht zu spät einnehmen), *Gan Jiang* 15 g, *Gan Cao* 9 g

Yi Mu Cao 15 g, *Wang Bu Liu Xing* 15 g (bei BPH doppelte Dosis)
Rou Gui 15 g (Bei Diabetes mit *Xi Yang Shen* kombinieren)

Yin Yang Huo 60 g (bei hohem Blutdruck mit *Di Long* kombinieren)
Xian Mao 15 g, *Dong Chong Xia Cao* 9 g

Wenn der Blutdruck aufgrund von Leber-Yang erhöht ist, bietet sich natürlich *Gou Teng* und *Tian Ma* als Zusatz an. *Tian Ma* und *Xi Yang Shen* sind oftmals notwendig, weil durch den physiologischen Durstmangel und den im Alter schlechteren Schlaf auch meist eine Yin-Leere vorliegt. Spezifischere Arzneikombinationen folgen im Abschnitt »Andropause«.

Rezepturen aus der TCM

Die moderne TCM verwendet aber eine Flut von Syndromen, die in Frage kommen, nämlich mindestens sechs verschiedene Differenzierungen nach der TCM:

Leere-Syndrome

1. Schwaches Feuer des Lebens (Ming Men Huo Shuai)

Symptome:
Unfähigkeit, die Erektion zu erreichen und/oder aufrechtzuerhalten; dünner, weißer und kalter Samen; allgemeine Symptome können Schwindel, Tinnitus, helle, weiße Gesichtsfarbe, Lustlosigkeit des Geistes, drückende Schmerzen und Schwäche in Beinen und Knien, Abneigung gegen Kälte, kalte Gliedmaßen, blasse Zunge, weißer Zungenbelag, tiefer und feiner Puls (Chen, xi) sein.

Therapeutisches Prinzip:
Wärmen und tonisieren der unteren Quelle

Arzneien: *Lu Jiao Jiao*, *Tu Si Zi*, *Yin Yang Huo*, *Rou Cong Rong*, *Jiu Cai Zi*, *She Chuang Zi*, *Du Zhong*, *Fu Zi*, *Rou Gui*, *Xian Mao*, *Ba Ji Tian* und *Lu Rong*. Die oben genannten Zutaten wärmen die Nieren und Stärken das Yang.
Ferner: *Shou Di Huang*, *Dang Gui*, *Gou Qi Zi*, *Shan Zhu Yu*.
Diese Kräuter nähren das Blut und befeuchten das Yin.

Man kann hierzu Pillen herstellen, die dreimal täglich je 10 g genommen werden: Für ca. 1000 g Arzneien benötigt man:

Shou Di Huang 240 g, je von *Shan Yao*, *Gou Qi Zi*, *Tu Si Zi*, *Du Zhong* und *Lu Jiao* Jiao 120 g, je von *Shan Zhu Yu*, *Fu Zi* und *Dang Gui* 90 g, von *Rou Gui* 60 g.

2. Leere des Herzens und der Milz

Symptome:
Abnahme der Libido, Unfähigkeit, die Erektion zu erreichen oder aufrechtzuerhalten, Müdigkeit, ruheloser Schlaf, Appetitmangel, blasse Gesichtsfarbe, dünner Stuhl, Schreckhaftigkeit, dünner, schleimiger Zungenbelag, blasse Zunge, feiner Puls (Chen, xi) oder schwach (ruo), z.T. arrhythmisch (Dai oder Jie).

Therapeutisches Prinzip:
Tonisieren von Herz und Milz

Arzneien: Ren Shen 6 g, *Huang Qi* 15 g, *Bai Zhu* 10 g, *Fu Shen* 10 g, *Gan Cao* stärken die Milz und das Qi.
Dazu *Suan Zao Ren* 10 g, *Yuan Zhi* 6 g und *Long Yan Rou* 10 g nähren das Herz und beruhigen den Geist. *Dang Gui* 6 g ergänzt zusätzlich das Blut. *Yin Yang Huo* 15 g stärkt das Yang und *Lu Feng Fang* 10 g macht durchgängig. *Mu Xiang* 10 g bewegt das Qi durch die drei Erwärmer.

3. Schäden der Nieren und Herz durch die Angst

Symptome:
Oftmals Auftreten nach Schreck, Impotenz, mangelnde Erektion, Ängstlichkeit, Neigung zum Zweifel und Sorge, Herzklopfen, Anfällig-

keit für Schreck, unruhiger Schlaf, dünner und klebriger Zungenbelag, saitenförmiger und feiner Puls (xian, xi).

Therapeutisches Prinzip:
Die Nieren stärken und den Geist beruhigen

Arzneien der ersten Formel, die mehr auf das Shen wirkt, enthalten zu gleichen Teilen folgende Arzneien:

Shou Di Huang, *Shan Zhu Yu*, *Du Zhong*, *Gou Qi Zi* nähren das Nieren-Yin. *Ren Shen*, *Hu Lu Ba* und *Dang Gui* tonisieren und bereichern das Qi und Blut. *Suan Zao Ren*, *Yuan Zhi* nähren das Herz und beruhigen den Geist. Durch Angst oder Schreck kann das Qi absteigen (siehe *Nei Jing*), daher können zusätzlich *Sheng Ma* und *Chai Hu* hinzugefügt werden, um Yang-Qi anzuheben.

Die zweite Formel, die mehr auf die Nieren wirkt, enthält folgendes:

Lu Jiao Jiao 10 g, *Lu Jiao Shuang* 15 g (herunterspülen), *Tu Si Zi* 15 g, *Bu Gu Zhi* 15 g, *Bai Zi Ren* 10 g, *Huang Lian* 6 g, 2 g *Sheng Di Huang* 15 g, *Dang Gui* 10 g, *Zhi Gan Cao* 6 g

4. Magen-Qi-Zusammenbruch

Symptome:
Unfähigkeit die Erektion zu erreichen oder aufrechtzuerhalten; allgemeine Symptome sind Abmagerung, Unwohlsein in der Magengrube, Pi-Klumpengefühl, Inappetenz, fahlgelbe Gesichtsfarbe, blaßroter Zungenkörper mit weißem Belag oder fehlendem Belag; feiner, schwacher (xi, ruo) oder leerer, behäbiger Puls (xü, huan).

Therapeutisches Prinzip:
Magen-Qi tonisieren, Yang aufrichten

Arzneien: Dang Shen 15 g, *Chao* (geröstetes) *Bai Zhu* 10 g, *Fu Ling* 10 g, *Shan Yao* 15 g, *Zhi Gan Cao* 6 g, *Chen Pi* 6 g, *Sha Ren* 6 g, *Jie Geng* 10 g, *Lian Zi* 10 g, *Yi Yi Ren* 15 g, *Bai Bian Dou* 10 g, *Da Zao* 12 g, *Yang Qi Shi* (Actinolit) 10 g, *Yin Yang Huo* 15 g.

Fülle-Syndrome

5. Leber-Qi-Stagnation

Symptome:

Unfähigkeit, die Erektion zu erreichen oder aufrechtzuerhalten; allgemeine Symptome sind Depression, Angst oder Reizbarkeit, Druckgefühl in Brust oder Bauch, Spannungsgefühl im Hypochondrium, Appetitmangel, dünner Stuhl, dünner Zungenbelag, saitenförmiger Puls.

Therapeutisches Prinzip:

Glätten der Leber und bewegen der Stagnation

Arzneien: Chai Hu 10 g, *Bai Shao* 10 g und *Bai Ji Li* 15 g glätten die Leber und beheben die Stagnation, *Yu Jin* 10 g, *Chuan Xiong* 10 g, *Dang Gui* 10 g bewegen das Blut und harmonisieren es.
Bai Zhu 9 g, *Fu Ling* 9 g, *Gan Cao* 3 g zum Stärken der Milz (Holz attackiert Erde-Prävention). *Xiang Fu* 15 g und *Zhi Ke* 6 g bewegen Leber-Qi. *Bu Gu Zhi* 10 g, *Tu Si Zi* 10 g, *Gou Qi Zi* 10 g tonisieren die Leber und die Nieren.

6. Absteigen von Nässe-Hitze

Symptome:

Juckreiz oder Dermatophytenbefall im Schambereich, mangelnde Steifheit des Penis, feuchter Schweiß mit fauligem Geruch der Genitalien; zu allgemeinen Symptomen gehören Schmerzen, Reizbarkeit und bitterer Mundgeschmack, Schweregefühl der unteren Extremitäten, dichter stinkender Urin, teils mit Brenngefühl.
Roter Zungenkörper mit roten Seiten und dickem gelben Belag, oberflächlicher und schneller Puls (fu, shuo) oder schneller und saitenförmiger Puls (shuo, xuan).

Therapeutisches Prinzip:

Hitze von Leber und Galle klären und Transformieren

Typische Rezeptur: *Long Dan Can Cao Tang*

Arzneien: *Long Dan Cao* 10 g, *Huang Bai* 10 g, *Ze Xie* 10 g, *Sheng Ma* 6 g, *Qiang Huo* 10 g, *Chai Hu* 10 g, *Zhi Mu* 10 g, *Zhi Gan Cao* 6 g, *Sha Ren* 6 g, *Che Qian Zi* 10 g, *Huang Qin* 10 g

Diese Form von Impotenz findet sich eher selten bei älteren Patienten, sondern eher bei Männern unter 40 Jahren.

Da die meisten meiner Patienten mit Leere-Symptomatik betroffen waren, hier zwei meiner Geheimnisse aus dem Rezepturenschatz

Eigene Rezepturen

Rezeptur 1: Neebs Shen Gan Wei Yang Tang (Nieren-Leber Yang nährendes Dekokt 肾肝喂阳汤**)**

Zhi Fu Zi 20 g, *Yin Yang Huo* 45 g, *Bu Gu Zhi* 12 g, *Tu Si Zi* 12 g & *Dong Chong Xia Cao* 5 g, *Gou Qi Zi* 12 g, *Ren Shen* 12 g, *Wu Gong* 2 g

Zusätzliche Modifikationen:
Erektile Dysfunktion: *Wu Gong* 6 g, *Dong Chong Xia Cao* 10 g
Yin-Feuer-Verdacht: *Wu Zhu Yu* 9, *Rou Gui* 6 g, *Gu Sui Bu* 15 g
Schlafstörungen, Streß: *Ci Wu Jia* 18 g, *Yi Zhi Ren* 12 g
Inkontinenz, Harndrang: *Fu Pen Zi* 18 g, *Sang Piao Xiao* 15 g, *Suo Yang* 12 g
Fertilitätsstörungen: *Zi He Che* 12 g, *Lu Rong* 6 g, *Xu Duan* 12 g
Kälte im Bauch: *Rou Gui* 6 g, *Xian Mao* 6 g
Magenprobleme: *Ding Xiang* 6 g, *Wu Zhu Yu* 6 g
Verstopfung: Statt *Bu Gu Zhi*, *Rou Cong Rong* 18 g und *Suo Yang* 12 g
Yin-Leere, Diabetes: *Shan Yao* 30 g, *Shou Di Huang* 15 g, *Hu Lu Ba* 30 g
Asthma: *Wu Wei Zi* 12 g, *Ge Jie* 12 g
Verdauungsstagnation: *Jiu Cai Zi* 12 g, Xiao *Hui Xiang* 9 g
Arteriosklerose: *He Shou Wu* 18 g, *Gou Qi Zi* 15 g, *Hu Lu Ba* 12 g
Hypertonie: *Du Zhong* 30 g, *Xian Mao* 9 g, *Tu Si Zi* 12 g
Ödeme: Sha Yuan Zi 15 g, *Fu Ling* 15 g

Alle hier genannten Arzneien wirken gegen »Yang Wei«.

Eigene Rezeptur 2: »Sechs-Sexer-Formel-Kur«, bei diabetischen und anderen Durchblutungsstörungen

Zhi Gan Cao 10 g, *Dong Chong Xia Cao* 20 g (oder nur 5 g plus 5 g *Wu Gong* und 10 g *Bai Ji Li*), *Gan Jiang* 30 g, *Xian Mao* 40 g, *Zhi Fu Zi* 50 g, *Yin Yang Huo* 60 g

Diese 210 g Mischung wird entweder als 21 g Granulat pro Tag eingenommen oder, wenn wegen des hohen Preises von Cordyceps als Dekokt verabreicht, mit nur 5 g *Dong Chong Xia Cao* und stattdessen noch 5 g *Wu Gong* sowie 10 g *Bai Ji Li* verwendet und auf 2 Tage aufgeteilt, also 105 g täglich.
Ferner hilft es, wenn der Patient täglich vor dem Schlafen eine ganze in Essig eingelegte scharfe Chillischote (NICHT die milde Sorte, oder mehrere etwas mildere) in einem Teelöffel Honig oder Sesampaste zerkaut und schluckt.
Am zweiten Tag zwei Chillischoten, am dritten Tag drei, usw. bis zu 10 Stück, bei unempfindlichem Magen.
Der Morgenurin wird hiernach in der Harnröhre ein Wärmegefühl hinterlassen und Becken und Füße werden über Nacht warm. Einem Drängen nach sexueller Betätigung sollte jedoch nicht gleich nachgegeben werden, sondern beim 30-jährigen Patienten erst nach 3 Tagen, beim 40-jährigen nach 4, beim 50-jährigen erst am fünften Morgen, beim 60-jährigen am sechsten Morgen usw.

Diese Kur sollte wegen der magenreizenden Chillis nicht ständig fortgesetzt werden, kann aber mehrmals im Jahr erfolgen.

Fall aus der Feuerschule

Hier zum Schluß noch ein Fall aus der Feuerschule von *Fan Zhong-Lin*: Patient Yu, männl. 41 Jahre, Kader aus Beijing

Historie: Seit 10 Jahren Impotenz, seit letztem Jahr Verschlimmerung. Zuvor bei einem Auslandsaufenthalt bekam der Patient Malaria, die für sechs Monate mit Chinin und anderen kalten Arzneien behandelt wurde, danach symptomfrei. Erst wieder 1969 in China, bei einem längeren Aufenthalt im Südwesten in den Bergen, war er für ein Jahr schwülheißem, stickigen Wetter ausgesetzt. Danach begann er sich allmählich immer schwächer zu fühlen, besonders ein Schweregefühl in den Extremitäten. Sein Appetit nahm ab und sein Gesicht sowie Arme und Beine schwollen an.

Anfang 1978 hatte dies stärker zu werden begonnen, bis die Hände dick und taub waren und kein Schreiben mehr möglich war. Die Beine waren kalt und schmerzhaft und die Ödeme hatten am ganzen Körper deutlich zugenommen.

Der Mund war trocken und der Patient hatte das Bedürfnis große Mengen heißes Wasser zu trinken, wobei die Ausscheidung aber spärlich blieb.

Sein Gewicht war von 140 Pfund auf 174 Pfund gestiegen. Das xy-Krankenhaus in Beijing diagnostizierte »Prostatitis«, jedoch bestand von Anfang bis zum Schluß im Krankenhaus keine klare Diagnose bezüglich des Ödems.

1. Besuch am 4.8.1978: Seit Beginn der Sommerernte vor mehr als einer Woche nahm eine bestehende Wassereinlagerung massiv zu, die der Grund für die Einlieferung war. Gesicht und Extremitäten waren besonders betroffen: nach Eindruck bestanden Ödemdellen. Der Patient fühlte sich müde, hatte geringen Appetit, Völlegefühl, ein Bedürfnis nach warmen Getränken, Rückenschmerzen, Impotenz, aber wenig und nur tröpfelnde Urinausscheidung.

Das Gesicht war von dunklem trockenem Teint, die Zunge blaß, der Belag schlüpfrig dick und weiß.

Dies alles wies klar auf ein Taiyin Milz-Leere Syndrom mit Nässe-Stau hin. Zu Beginn der Problematik war wohl im Inneren (Li) gestaute Nässe-Hitze vorhanden gewesen, die das Milz-Yang geschädigt hatte. Daraufhin sammelte sich das Wasser im Inneren, denn die Taiyin Schicht war geschädigt und daher fand auch eine Schädigung des Fuß-Shaoyin Organs Nieren statt.

Das *Therapieprinzip* muß hier also ein Wärmen der Niere und Wiederherstellen der Milz sein, zugleich eine Trocknung der Nässe und Ausleitung von Wasser.

Die dem entsprechende Rezeptur ist daher eine Variation der *Li Zhong Tang.*
RP
Zhi Fu Zi 30 g (länger kochen), *Bai Zhu* 15 g, *Gan Jiang* 15 g, *Zhi Gan Cao* 12 g, *Fu Ling* 12 g, *You Rou Gui* 6 g (mit Dekokt herunterspülen)

2. Besuch am 18.8.1978. Nach zehn Einnahmen obiger Rezeptur war die Wassereinlagerung bereits etwas zurückgegangen. Auch Schwindel und Schwächegefühl waren besser geworden. Ich verschrieb daher nochmals 20 Verordnungen der Rezeptur.

3. Besuch am 18.9.1978: Nach den Einnahmen waren die Ödeme etwa auf die Hälfte reduziert, Appetit war besser, und auch der Harnfluß war fast normalisiert.
Daher wurde zur oberen Rezeptur nochmals *Gui Zhi* 10 g, und *Sheng Jiang* (Schale) 60 g hinzugefügt um die Qi-Umwandlung und den Wasserfluß zu verbessern. Hiervon 15 Verordnungen.

4. Besuch am 10.10.1978. Die Ödeme waren fast nicht mehr vorhanden und der Allgemeinzustand deutlich gebessert. Um die Arzneiwirkung zu festigen wurde nun eine Variation der Li Zhong Wan (Das Innere behandelnde Pille) verschrieben.

RP
Dang Shen 30 g, *Chao Bai Zhu* 60 g, *Gan Jiang* 60 g, *Zhi Gan Cao* 30 g, *Zhi Fu Zi* 120 g, *Fu Ling* 60 g und *Rou Gui* 10 g
Alle Arzneien wurden pulverisiert und zu Pillen mit je 10 g verarbeitet. Hiervon wurde täglich zweimal eine Pille eingenommen.

Besuch und Nachfrage am 15.5.1979: Nach der Einnahme der Pillen für mehr als vier Monate waren die Krankheitssymptome vollständig verschwunden. Das Gewicht durch Wassereinlagerung war von 170 Pfund wieder auf 140 Pfund zurückgegangen.

Anmerkung von Dr. Fan: Im *Su Wen*, Abschnitt »Grosse Abhandlung über das Wahre und Wichtige« heißt es:
»Alles Nasse und Geschwollene ist auf die Milz zurückzuführen.«
Die Milz ist eben das Organ des extremen Yin, und Shaoyin ist die Mutter des Taiyin. Wenn also die Niere nicht die 5 Flüssigkeiten reguliert, so reguliert auch die Milz nicht das Wasser und es entsteht hier eine Schwellung.

In diesem Fall waren von Anfang bis Schluß die Modifikationen von *Li Zhong Tang* plus *Fu Zi* indiziert, um Taiyin und Shaoyin zu wärmen, das Yang-Qi zu heben, die Yin-Pathogene zu zerstreuen, das Qi zu bewegen und das Wasser zu reduzieren. Daher konnte die vollständige Genesung eintreten.

Aus Ji Yao Fang: Diese Rezeptur soll die Vereinigung von Mann und Frau fördern, es erhöht Jing (Essenz) und Qi (Lebensenergie) nach 20 Tagen: She Chuang Zi, Tu Si Zi, Ba Ji Tian und Rou Cong Rong jeweils 2 Fen (0,65 g), von Yuan Zhi, Wu Wei Zi und Fang Feng jeweils 1 Fen (0,32 g), dies alles pulversisieren und jeweils ein halbes Qian 1,6 g pro Tag mit Alkohol herunterspülen.

(Dies ist eine klassische Yang-stärkende Rezeptur mit dem verbindenden *Wu Wei Zi* als drittes »Zi« und *Fang Feng*.)

Aus Ge Shi Fang (Rezepturen des Klans der Familie Ge): Diese Rezeptur wurde ebenso gegen männliche Impotenz eingesetzt, wie auch gegen die Probleme der Frau beim geschlechtlichen Austausch. Es besteht aus jeweils einem Liang (ca. 15 g) von She Chuang Zi, Tu Si Zi, Rou Cong Rong, Yuan Zhi und Xu Duan, die pulverisiert in Reiswein oder anderen Alkohol eingelegt werden. Hiervon wird dann dreimal täglich ein großer Löffel voll eingenommen.

(Auch dies eine klassische, pure Yang-stärkende Rezeptur.)

Aus Chi Fang Po stammt diese Rezeptur, ausschließlich für männliche *Potentia coeundi* bestimmt; sie soll »den Jadeschaft wieder erhärten lassen wie eine Eisenstange« (sic!). Zu gleichen Teilen werden hier Gou Qi Zi,

Tu Si Zi und Shi Chang Pu gemischt und als Pulver dreimal täglich in einem Löffel voll eingenommen.

(Zwei Jing-Tonika plus dem beruhigenden, den Geist klärenden Acorus)

Wie man an diesen »Standardvolksrezepturen« erkennen kann, gibt es große Unterschiede in den Bestandteilen, was bestätigt, dass es schwer ist, eine Rezeptur für alle zu erfinden. Die Domäne der chinesischen Medizin liegt eben immer noch darin, individualisierte Rezepturen zu verwenden, also den Kranken, und nicht die Krankheit zu behandeln.

Männliche Unfruchtbarkeit bei Kinderwunsch

Aus dem *Su Nü Jing*: Über die Stärke der Essenz des Mannes

Cai Nü sprach: Was die Fülle und Leere der Essenz des Mannes angeht, was gibt es da für Zeichen, woran man sie erkennen mag?

Peng Zhu (der 800 Jahre alt gewordene mythische Methusalem Chinas) sprach: Wenn das Yang (der Mann) voller QI ist (d. h. sein Jing-Essenz und Geist (Shen) gefüllt sind, oder sein Jing und Qi aufgefüllt wurden), so strömt Wärme in den Jade-Stab und seine Samen-Essenz ist dickflüssig und gerinnt leicht. Wenn aber eine Schwäche vorhanden ist, so gibt es dafür fünf Grade:

1. Wenn nach dem Verlust der Samen-Essenz das Qi (hier: der Atem, Funktionskreis Lunge) geschädigt wurden… (Ergänzung des Übersetzers: so entsteht eine Atemlosigkeit nach dem Orgasmus)
2. Wenn die Samen-Essenz sehr **dünnflüssig** wird, so ist das Fleisch (der Körper, Funktionskreis Milz) geschädigt worden.
3. Wenn die Samen-Essenz sehr **stark riecht**, so sind die Sehnen (Funktionskreis Leber) geschädigt worden.
4. Wenn die Samen-Essenz **nicht kraftvoll herausschießt** (Ergänzung des Übersetzers: sondern nur herausrinnt oder gar nicht herausläuft), so haben die Knochen (Funktionskreis Niere) bereits Schaden genommen.
5. Wenn der Jade-Stab sich **nicht mehr kraftvoll aufrichtet**, so ist dies ein Zeichen für eine Schwäche, die bereits auf Schaden im ganzen Körper hinweist.

Im Allgemeinen lässt sich sagen, dass all diese Schädigungen durch einen Kontakt der Geschlechter entstanden sind, der nicht langsam genug vollzogen wurde und daher mit einem zu plötzlichen, in Unruhe entstandenen Essenzverlust geendet hat. Eine Heilung wird erreicht, indem man den Geschlechtskontakt zwar durchführt, es dabei aber nicht zu Essenzverlusten kommen läßt. Wenn dies hundert Tage lang durchgeführt wird, so mehrt sich die Kraft des Qi um das Hundertfache.

Eine 2011 veröffentlichte Studie zeigte den Zusammenhang zwischen Ernährung und Spermienqualität an.
Hierbei führte eine typisch westliche Diät mit viel Fleisch, Zucker, Weißmehl und denaturierten Fertigprodukten zu einer höheren Spermienkonzentration, aber die Spermienmotilität lag hinter der anderen Gruppe, die sich mit Vollkornprodukten, Obst, Gemüse und »gesunden« Nahrungsmitteln ernährten. Man vermutete, dass der hohe Anteil an Transfettsäuren in der ersten Gruppe für das Ergebnis verantwortlich ist.[43]

In der TCM teilt man Fruchtbarkeitsstörungen beim Mann in vier aus der Schulmedizin stammende Kategorien ein, nämlich Oligospermie, mangelnde Spermienmotilität, fehlende Verflüssigung des Spermas und Sterilität durch Autoimmunität, die oft bei älteren Männern, oder solchen, wo durch Prostatitis eine Zerstörung der Blut-Testis Schranke zum Auftreten von AsAb-Antikörpern geführt hat, vorhanden ist.

Schauen wir uns also zunächst die »Standardmethodik« der TCM an:

1. Oligospermie

Chinesisch findet man diesen Terminus unter »Jing shao« (spärlicher Samenfluss), »Jing Qing« (dünner Samen) oder unter dem Oberbegriff »Xu lao« (Verausgabung). Dieser Zustand wird durch einen Mangel an Nieren- Essenz aufgrund von konstitutioneller Schwäche oder exzessiver sexueller Aktivität, die die Nieren-Essenz erschöpft hat oder aber durch mangelnde Erzeugung und Transformation der Nieren-Essenz aufgrund von Leere oder Schwächung von Qi und Blut verursacht.
Die Abnahme der Spermienzahl wird hauptsächlich durch eine Schwäche von sowohl Milz als auch Nieren verursacht. In der klinischen Praxis wird ein derartiger Zustand routinemäßig durch die Prinzipien der

43 Fertillity and Sterility 2011; 90 Suppl O-27, O-48

Stärkung von Qi und Blut und des Wiederauffüllens der Essenz behandelt. Die typische Rezeptur ist *Sheng Jing Tang* (Samen erzeugendes Dekokt), eine Kombination von *Wu Zi Yan Zong Wan* (Pille der fünf Samen der Ahnen), *Si Wu Tang* (Vier Arzneien Dekokt) und *Si Jun Zi Tang* (Vier Gentlemen Dekokt) mit Yang-Tonika wie *Yin Yang Huo* und *Ba Ji Tian*. Meist sind hier keine ausgeprägten Symptome vorhanden, oder hauptsächlich solche, die auf Mitte-Leere hinweisen. Man gibt das Dekokt üblicherweise 3 Monate, und rät, in dieser Zeit wenig Ejakulationen zu haben.

RP
Fu Pen Zi 15 g, *Tu Si Zi* 15 g, *Gou Qi Zi* 15 g, *Che Qian Zi* 10 g (Originalformel mit *Wu Wei Zi*), *Dang Gui* 15 g, *Shou Di Huang* 18 g, *Chi Shao* 10 g (anstatt *Bai Shao*), *Chuan Xiong* 9 g, *Ren Shen* 12 g, *Bai Zhu* 12 g, *Fu Ling* 9 g, *Gan Cao* 3, *Xu Duan* 15 g, *Yin Yang Huo* 10 g

2. Mangelnde Spermienmotilität

In der neueren TCM wird dieser Zustand als Ergebnis einer Schwächung durch Kälte, konstitutioneller Schwäche oder exzessiver sexueller Aktivität angesehen, die zu Leere und Schwächung des Nieren-Yang und zu einer Leere oder Stagnation an Qi und Blut führen.
Da Yang Bewegung ist, und Kälte Bewegung »einfrieren« läßt, wäre hier die Anwendung der Feuerschule am meisten indiziert, vor allem von *Rou Gui* und *Fu Zi*, die das Nieren-Feuer wärmen.
In der »modernen« TCM spielt man aber meist mit den milden Yang-Tonika herum und behandelt sie nach dem Prinzip »die Niere wärmen und die Essenz wieder auffüllen«.
Hier ein Beispiel der Standardformeln:

RP
Fu Pen Zi 15 g, *Tu Si Zi* 15 g, *Gou Qi Zi* 15 g, *Che Qian Zi* 10 g, *Jiu Cai Zi* 20 g (Sm. Allium tuberosum), *Sha Yuan Zi* 10 g (Sm. Astragali), *Sang Shen* 10 g, *Wu Yao* 10 g, *Chen Xiang* 3 g, *Zi He Che* 5 g, *Wu Gong* 1 Stk., *Xi Xin* 3 g, *Huai Niu Xi* 15 g, *Xu Duan* 10 g, *Ba Ji Tian* 10 g, *Rou Cong Rong* 10 g, *Tao Ren* 6 g

Auch hier muß die Formel über Monate gegeben werden, wenn keine Feuerschulenrezepturen verwendet werden.

3. Sterilität aufgrund von fehlender Verflüssigung des Spermas

In der modernen TCM fällt diese Form der Infertilität unter die Kategorie *Jing zhuo* (Trübung des Spermas), *Jing re* (Erhitzung des Spermas), *Jing han* (Kälte des Spermas) aber auch unter Dysurie *Lin zhuo* (trübe Dysurie).

Demnach ist hier nach unten fließende Nässe-Hitze im Spiel, mit Folge eine Leere und Schwächung des Nieren-Yins, als Folge oft eine Ansammlung von trübem Schleim im Innern und Vermischung von Schleim und Blutstase. Schulmedizinisch entsprechen diese Syndrome oft einer Entzündung der Prostata, der Cowper'schen Drüse und/oder der Harnblase.

In Hainan wurde lt. der Hainan Zhongyi Z*azhi* eine spezielle Rezeptur gegen dieses Syndrom entwickelt, welche man auch bei chronischer Prostatitis eingesetzt hat.

RP
Bi Jie (Rz.Dioscoreae Hypoglaucae) 15 g, *Shi Chang Pu* 10 g, *Che Qian Zi* 10 g, *Lian Zi Xin* 5 g, *Fu Ling* 15 g, *Huang Bai* 5 g, *Long Dan Cao* 9 g, *Tu Fu Ling* 20 g, *Huang Qi*n 10 g, *Ku Shen* 10 g, *Chi Shao* 10 g, *Mao Gen* 10 g, *Yi Mu Cao* 10 g, *Qian Cao* (Rx. Rubiae Cordifoliae) 10 g, *Wu Yao* 10 g, *Zhi Ren* 5 g

Meiner Erfahrung nach funktioniert diese Rezeptur sowohl gegen Infertilität als auch Prostatitis allerdings nur, wenn mehr Fülle als Leere vorhanden ist, das heißt, dass das Nieren-Yang noch funktionsfähig ist, von innen bei der Gesundung mitzuhelfen. Ansonsten wird diese Rezeptur nicht nur nicht wirken, sondern das Yang noch weiter schwächen.

4. Sterilität durch Autoimmunität

Wenn im Spermiogramm oder Serum Sperma-Antikörper gefunden werden, dann liegt die Ursache in einer Leere und Schwächung des Nieren-Jing, aber auch Lungen- und Milz-Qi-Leere, die oft bei Autoimmun-

erkrankungen eine Rolle spielen, sind hier im Spiel. Sie können zu einer Ansammlung von Nässe-Hitze und zur Stagnation von Qi und Blut und somit zu einer Blockade der Netzgefäße führen. Dieser Zustand sollte nach den Prinzipien der Stärkung des Körpers und der Zerstreuung der pathogenen Faktoren behandelt (Fu Zheng Gong Xie) werden. Die meisten Fälle dieser Art sind in der klinischen Praxis Nieren-Yin-Leere und Nässe-Hitze, Stagnation und Blockierung im Samenleiter (Jing Dao).
Daher sollte die Behandlung das Yin nähren, Hitze beseitigen, Toxizität und Stase auflösen und die Netzgefäße befreien.
Schulmedizinisch liegt hier meist ein Fall von chronischer Prostatitis vor. Die Zerstörung der Blut-Testis-Schranke kann zum Auftreten von AsAb-Antikörpern führen, die dann die Überlebensrate und Motilität der Spermien beeinträchtigen und letztlich zu Sterilität führen. Ein modernes Dekokt, namens »*Xiao Kang Tang*« (Dekokt, das den Widerstand auflöst) wirkt sowohl bei dieser Form von Infertilität als auch bei chronischer Prostatitis mit Nässe-Hitze aufgrund von Yin-Leere und Blutstase. In China gibt es hierzu eine große Anzahl an Studien[44] zu Variationen der *Xiao Kang Tang*.

<u>Die Grundrezeptur für eine Frau mit Antikörpern besteht aus:</u>

RP
Dan Shen 30 g, *Dang Gui* 12 g, *Huang Qi* 20 g, *Chi Shao* 20 g,
Tu Si Zi 20 g, *Wang Bu Liu Xing* 20 g, *Jin Yin Hua* 15 g, *Gou Qi Zi* 15 g,
Ye Ju Hua 15 g, *Bai Hua She She Cao* 15 g, *Xu Duan* 10 g,
Shan Zhu Yu 10 g, *Sang Ji Sheng* 10 g

Modifikationen:
Bei gleichzeitiger Yin-Leere hinzufügen:
Mai Men Dong 10 g, *Sheng Du Huang* 15 g
Bei gleichzeitiger Nässe-Hitze hinzufügen:
Yi Yi Ren 15 g, *Huang Bai* 10 g, *Tu Fu Ling* 10 g, *Che Qian Zi* 12 g

44 Zum Beispiel in: 消抗汤治疗抗精子抗体所致免疫性不孕115例, in http://qkzz.net/article/9664bf5b-3c48-4b25-88a9-b90b64d6982b.htm

Bei gleichzeitiger Yang-Leere hinzufügen:
Lu Jiao Jiao 6 g, *Wei Ling Xian* 18 g
Täglich ein Dekokt der über 200 g-Mischung in drei Teile teilen und morgens, mittags und abends einnehmen. Eine Kur besteht aus drei Monaten.

Die Grundrezeptur für den Mann besteht aus:

RP
Chai Hu 12 g, *Xia Ku Cao* 15 g, *Yi Mu Cao* 25 g, *Nü Zhen Zi* 15 g, *Han Lian Cao* 20 g, *Sheng Di Huang* 20 g, *Mu Dan Pi* 12 g, *Bai Hua She She Cao* 25 g, *Dan Shen* 20 g, *Ze Xie* 10 g, *Gou Qi Zi* 15 g, *Huang Bai* 12 g, *Chi Shao* 18 g, *Yu Jin* 15 g

Täglich ein Dekokt der über 200 g-Mischung in zwei Teile teilen und morgens und abends einnehmen. Eine Kur besteht aus drei Monaten.

Andropause

Huang Di fragte Su Nü: Meine Kraft lässt nach, und gerät aus dem harmonischen Gleichgewicht und ich fühle mich unglücklich. Oft habe ich starke Angstgefühle, woher kommt das?
Su Nü: Alle Schwäche und Kraftlosigkeit resultieren aus dem Schaden, der entsteht, wenn das Yin und Yang der Geschlechter nicht im Gleichgewicht sind. Die geschlechtliche Essenz der Frau ist stark, die des Mannes schwach, so wie das Wasser das Feuer besiegen kann. Der Akt ist wie ein Kochvorgang: Wenn man die Anteile von Feuer und Wasser reguliert, die fünf Geschmäcker richtig abstimmt, dann wird die Speise erst richtig gar und gut. Wer das Dao der Regulierung von Yin und Yang kennt, der kann die fünf Freuden erst richtig wahrnehmen. Wer dies aber nicht kennt, der altert früh und entbehrt aller Freuden. Dies muß in jedem Falle beachtet werden!

Su Nü sprach: Es gibt ein erlesenes Mädchen (Cai Nü), das sich ausgezeichnet auf die geschickten Künste versteht.
Der Kaiser sandte diese zum alten Peng Zu (der Methusalem des chinesischen Altertums), um von ihm die Künste der Lebensverlängerung zu lernen. Peng Zu erklärte: Behüte die Kraft der Jing-Essenz, nähre den Shen-Geist, tonisiere mit verschiedenen Heilarzneien, dann kannst Du die Langlebigkeit

erlangen. Wenn Du jedoch den sexuellen Austausch nicht verstehst, dann nutzt auch die beste Arznei nichts. Wenn Mann und Frau sich vereinen, ist es, wie als wenn Himmel und Erde sich gegenseitig hervorbringen.

Durch die Früchte der Vereinigung von Himmel und Erde entsteht Leben ohne Ende und jenseits aller Grenzen. Wenn nun der Mensch das Dao der Vereinigung nicht kennt, so schadet er dem Körper und findet ein frühes Ende. Wenn er aber die Kunst des Yin und Yang beherrscht, so findet er das todlose Dao.

Su Nü sprach: Zum Thema des Kaisers Gegenüber – Ihr solltet Eure Bettgefährtin mit hartem Stein vergleichen und Euch selbst mit (zerbrechlichem) Gold und Jade. Wenn ihr bemerkt, dass sie kurz vor dem Höhepunkt steht, zieht Euch schnell zurück (statt sich mitreißen zu lassen). Es ist sonst wie der Ritt auf einem durchgehenden Pferd, wenn man nur verrottetes, brüchiges Geschirr zum Zügeln hat, oder wie das wandeln auf dem Rande eines gefährlichen Abgrundes: Ein falscher Tritt und man fällt hinein. Wenn man es also schafft, die Jing-Essenz zu behüten, so wird das Leben deutlich gestärkt.

Der Gelbe Kaiser fragte das einfache Mädchen: Ist es nicht besser (unter diesen Umständen) für lange Zeit keinen Verkehr mehr haben zu wollen?
Su Nü: Nein, das darf man auch nicht. Himmel und Erde haben Anfang und Ende, Yin und Yang wirken und verändern sich. Der Mensch muß ebenfalls dem Wandel von Yin und Yang und den vier Jahreszeiten folgen. Wenn Ihr Euch der göttlichen Energien des Liebesspiels enthaltet, dann können sich Yin und Yang nicht frei entfalten und geraten ins Stocken. Wie können im Körper dann – wie der Austausch von alter Luft (Qi) gegen neue – noch die Energien zirkulieren?
Wenn der Jadeschaft sich nicht bewegt, so wird er sterben. Deshalb empfiehlt es sich ihn oft zu bewegen wie beim Dao Yin (eine Art frühes Qi-Gong). Wer sich bewegt aber nicht ergießt, das ist die sogenannte Rückkehr der Jing-Essenz. Diese Rückkehr des Samens ist der Weg der Mehrung und Verlängerung des Lebens.

Im Su Nü Jing heißt es, dass der Gelbe Kaiser Su Nü fragte: Was ist das rechte Maß beim Verkehr zwischen Yin und Yang? Su Nü sprach: Die Anwendung des Dao des Geschlechtsverkehrs lässt den Mann jung und kräftig werden und bewahrt die Frau vor den hundert (d.h. allen) Krankheiten. Beide genießen die Freuden sehr und mehren dabei ihre Kraft. Durch Unkenntnis (des Dao) aber kann es (das Liebesspiel) zu Schwächung und Schaden führen.

Um dieses Dao zu erfahren, muß der Atem ruhig sein, die Herzen entspannt und die Sinne in Harmonie vereint sein.
Wenn diese drei Bedingungen erfüllt sind, wird der Geist (Shen) klar sein und sie vollig durchströmen (wörtl. Fülle und Rückkehr).

Es darf nicht zu heiß und nicht zu kalt sein, sie dürfen weder hungrig noch zu satt gegessen sein, dann wird der Körper die Freuden genießen. Die Vereinigung selbst muß für beide angenehm sein, und sollte langsame und nicht zu tiefe Bewegungen haben. Es ist am besten, wenn die Frau am Ende befriedigt und der Mann erfüllt aber nicht erschöpft ist. Das ist das rechte Maß.

Im Klassiker des tiefgründigen Mädchens (Xuan Nü) heißt es, dass der Gelbe Kaiser Xuan Nü fragte: Ich habe von Su Nü die Kunst des Yin und Yang gelernt und hoffe von Dir weitere Erkenntnisse zur Erlangung dieses Dao zu erlangen. Xuan Nü sprach: Alles was sich zwischen Himmel und Erde bewegt, kommt aus Yin und Yang. Das Yang kann sich wandeln, wenn es Yin Erlangt. Das Yin kann erfüllt werden, wenn es das Yang erlangt. Yin und Yang benötigen einander, um sich zu beleben.

Natürlich denkt man an ED oder Libidoprobleme bei der Andropause. Aber oft kommen die psychischen Veränderungen zuerst.
Frühsymptome sind Störungen von Antrieb und Motivation, später auch Depression und verminderte geistige Leistungsfähigkeit. Auch verminderter Haarwuchs und alternde Haut können hormonell bedingt sein.
Bei Männern im mittleren Alter beträgt die Inzidenz des biochemischen Testosteronmangels 2–13%. Die Häufigkeit des Testosteronmangels und entsprechenden Hormonmangel-beschwerden beträgt 2–6%. Hypogonadismus ist also häufiger bei älteren Männern, bei Adipositas, bei Komorbidität und bei einem schlechten Allgemeinzustand (Wu u.a., 2008).
Doch nur mit Testosteronspritzen und Viagra ist es oft nicht getan: Es ist nämlich noch nicht geklärt, ob das metabolische Syndrom den Hypogonadismus bedingt oder umgekehrt. Fest steht, dass Bauchfett und Nachlassen der Libido oft zusammen auftreten. Daher gibt es hier bei einer Behandlung mit TCA weit bessere und ganzheitliche Erfolge als nur mit Hormonen und PDE-5-Hemmern.

Wenn es zu »in der Woche zwier, schadet weder ihm noch ihr[45]« nicht mehr reicht und die erste Lebenshälfte überschritten ist, so kann als wahrscheinlichste Ursache dafür einmal eine Artherosklerose der Blut zuführenden Gefäße die Ursache sein (Blutstase), aber auch Lecks in den Schwellkörpern, wo das Blut zu früh abfließt (Blut bleibt nicht in den Gefäßen = Qi-Leere).

1. Bei Blutstase mit Qi-Leere

Aus »Dong Xuan Zi« (Meister Methusalem) und »Yu Fang Mi Jue« (Geheimnisse der Jadekammer) stammt eine weitere Rezeptur zur Kräftigung des Mannes im Senium namens »Yi Duo San« (wörtlich »Das Pulver, das den Überfluß mehrt« oder einfach »Tonisationspulver«, in der Geschichte hierzu heißt allerdings der 75 Jahre alte Diener Yi Duo, der nach der Einnahme noch zwei Frauen ehelichtet und vier Kinder zeugt).

Darin erzählt die Chen Qie Qin (die Nebenfrau des hohen Beamten Qin): Mein Gatte heißt Hua Fu, nachdem sein Alter schon die Achtzig erreicht hatte, versagte ihm die Kraft in der Jadekammer (Schlafzimmer), bis er plötzlich durch einen wissenden Freund ein hervorragendes Rezept bekam, das ich hier beschreibe:

Ein qian (3,1 g) Sheng Di Huang (nach dem Reinigen in dünne Scheiben schneiden, dann in einem Liter klarem Alkohol erhitzen und danach zerkleinern); 2 Fen (0,65 g) Gui xin (Kernstück von hochwertigem Cortex Cinnamomi); 5 Fen (1,6 g) Gan Cao; 2 Fen (0,65 g) Bai Zhu und 5 Fen (1,6 g) Gan Qi (Resina Toxicodendri).

(Hier wird Blut bewegt und die Mitte gestärkt)

Diese fünf Ingredienzen pulverisieren und zum Essen täglich dreimal einen Löffel voll mit Alkohol herunterspülen. Diese Rezeptur ist erhalten, weil der Beamte Qin sie an den Kaiserhof sandte und sie dort von den Ärzten aufgezeichnet wurde.

Ferner gibt es weitere Aufzeichnungen in teilweise indizierten Büchern oder solchen, die nach der Aufzeichnung in China oder ihres Verbotes verloren gingen, aber in Japan gesammelt wurden, von wo sie später wieder nach China oder Taiwan gelangten. Sie sollen weiter unten im Buch zitiert werden.

45 https://www.news.at/a/schweizer-experte-sex-mal-woche-109767, https://www.focus.de/gesundheit/news/liebesleben_aid_90615.html

Da das warme, scharfe, Blutstase brechende Harz Gan Qi schwer zu bekommen ist, würde meine Idee die Rezeptur dahingehend modifizieren, dass man statt dessen *Wu Gong* oder *Quan Xie* verwendet, oder wenn auch nicht erhältlich, zumindest Shui *Zhi* oder im schlechtesten Falle eine Dosis *Yi Mu Cao*, aber etwa 30 g.

2. Bei Qi-Leere (plus Yang Leere) gibt das *Su Nü Jing* folgende Rezeptur:

> Cai Nü fragte Peng Zhu: Was das Dao der Schlafzimmertechniken angeht, so habe ich schon davon gehört das es Arzneien gibt, die man einnehmen kann. Um welche Arzneien handelt es sich denn hierbei?
> Peng Zhu sprach und antwortete: Wenn sie den Mann stark und kraftvoll machen und nicht alt fühlen lassen soll, die »Schlafzimmerarznei« ihn weniger ermüden soll, seine Kraft und Gesichtsfarbe auch im hohen Alter noch nicht nachlassen sollen, dann ist Lu Jiao das Richtige.
> Das Rezept: zehn Liang Lu Jiao Scheiben mit gleicher Menge Ren Shen und einer Scheibe Sheng Fu Zi pulverisieren. Hiervon zweimal täglich etwa ein Löffelchen einnehmen.

Dieses Rezept sollte nur bei Yang-Leere und im hohen Alter verwendet werden, denn es kann in den falschen Händen einigen Schaden anrichten.

Eigener Fall, 72-jähriger Patient

RP: 2 x 10 g/d für 55 Tage:
Morgens:
Zhi *Fu Zi* 30 g, *Gan Jiang* 15 g, *Zhi Gan Cao* 6 g, *Chuan Xiong* 12 g, *Ren Shen* 12 g, *Sha Ren* 18 g, *Yin Yang Huo* 30 g, *Xian Mao* 15 g

Abends:
Zhi Fu Zi 9 g, *Xian Mao* 6 g, *Yin Yang Huo* 18 g, *Quan Xie* 3 g, *Da Zao* 9 g, *Rou Gui* 6 g, *Gui Zhi* 12 g, *Huang Lian* 6 g

Hier spielen Alter, Schlaf, Hormonlage, Blutdruck und die Beckendurchblutung alle eine Rolle. Wie man sieht, wurde Nieren-Yang und Yuan-Qi tonisiert, der Bauch gewärmt, und Herz mit Niere wieder verbunden.

Der Patient berichtete nach zwei Monaten täglicher Einnahme, dass sich sein Schlaf und Gedächtnis verbessert, sein Blutdruck gesenkt habe und seine Potentia coeundi sich wieder wie mit 40 anfühle.

Vorzeitiger Samenerguß

Die Erkrankung hat in der Bevölkerung eine Prävalenz von immerhin 21-30%, und ihre häufigste Ursache ist eine angeborene Störung im zentralen Serotonin-Transporter-System. In der Schulmedizin werden kurz wirksame SSRI oder lokalanästhetische Cremes, sowie Verhaltenstherapien wie die Squeeze-Technik oder die Start-and-Stop-Technik eingesetzt.

Eine Studie aus der Türkei fand, dass Männer, die unter vorzeitiger Ejakulation litten, auch als Kind unter Enuresis[46] gelitten hatten. Aus der Sicht der TCM würde also auch hier eine Nieren-Yang- bzw. Blasen-Qi Leere im Hintergrund stehen. Vielleicht hat sich daher in einer koreanischen Studie der Effekt der Koreanischen Ginsengbeere[47] als effektiv gegen dieses Problem gezeigt.

Das hormonelle Einflüsse für den Samenerguß verantwortlich sind, ist bereits länger bekannt, wenngleich noch keine exakten Mechanismen bekannt sind:

- Testosteron beeinflußt sowohl zentrale wie periphere Aspekte der Ejakulation,
- auch Thyroxin spielt eine große Rolle, wie Zusammenhänge zwischen Hypo- und Hyperthyreodismus gezeigt haben.
- Oxytocin ist sowohl in der Orgasmusregulierung wie auch beim Ejakulationsreflex involviert, und zwar in allen Aspekten, zentral, peripher und spinal.

46 Gokce A, Halis F.: Childhood Enuresis Is Associated With Shorter Intravaginal Ejaculatory Latency Time In Healthy Men in: J Urol. 2012 Dec 7. pii: S0022-5347(12)05836-3. doi: 10.1016/j.juro.2012.12.012

47 Choi YD, Park CW, Jang J, Kim SH, Jeon HY, Kim WG, Lee SJ, Chung WS.: Effects of Korean ginseng berry extract on sexual function in men with erectile dysfunction: a multicenter, placebo-controlled, double-blind clinical study, in: Int J Impot Res. 2012 Dec 20. doi: 10.1038/ijir.2012.45

- Östrogen reguliert die Bewegung der Nebenhoden und einige Modelle vermuten eine Beteiligung von Glucokorticoiden beim Ejakulationsreflex.[48]

Zur Behandlung der PE (Premature Ejaculation) findet sich nur wenig veröffentliche Forschung mit pflanzlichen Substanzen im Internet bei Medline: Aus dem Iran kommt eine mysteriöse Pflanzenmischung namens vigRX, deren geheime Zusammensetzung nicht preisgegeben wird.
In Studien aus China wird als Einzelarznei *Rou Cong Rong* (Cistanches) und als Patentformel *Yang Jing Jiao Nang* empfohlen, deren Bestandteile *Suo Yang*, *Dong Chong Xia Cao*, *Dang Shen*, *Yang Qi Shi* und *Gou Qi Zi* sind.
Aus der Mongolei kommt eine Fertigarznei namens Gu-Jing-Mai-Si-Ha, deren Bestandteile außer der spanischen Kamille Anacylus pyrethrum, die bekannten Arzneien *Er Cha*, *Sha Ren*, *Xiang Fu*, *Zang Hong Hua*, *Rou Dou Kou*, *Jiang Huang*, *Gan Song*, *Cao Guo*, *Mei Gui Hua* sind und *Zi Ding Xiang* (Syriga oblatra) als Volkarznei hinzukam. In dieser Formel wird vor allem Qi und Blut bewegt.
Aber auch aus den USA kommt eine Fertigarznei hierzu mit dem mysteriösen Namen E-MA-HP, deren Komponenten sich herausstellen als ein Potpourri chinesischer, indischer und europäischer Arzneien: *Bai Ji Li* (Fr. Tribuli), das seit kurzem wegen seinem Protodioscingehalt in der Impotenztherapie Karriere gemacht hat[49], *Xian Mao* (Hb. Curculuginis) und *Bi Bo* (Piper longum) aus China.
Aus Indien stammend *Withania somnifera* (Indischer Ginseng) und *Muculna Pruriens* (Kavchabohne), die nach indischen Studien bei Parkinson eingesetzt wird, sowie *Asparagus ascendens* (Musli) und *Astercantha longifolia* (Talmakana) ebenfalls aus der Ayurvedischen Medizin und Asphalt (!). Ferner wurde noch die spanische Kamille oder

48 Corona G, Jannini EA, Vignozzi L, Rastrelli G, Maggi M.: The hormonal control of ejaculation. In: Nat Rev Urol. 2012 Sep;9(9):508-19. doi: 10.1038/nrurol.2012.147. Epub 2012 Aug 7

49 Fr. Tribuli erhöht die Produktion von DHEA durch die Umwandlung der Wirkstoffe, sowie die Freisetzung von Nitrit Oxid in den Schwellkörpern.

Pyrethrum-Chrysantheme *Anacylus pyrethrum* hinzugefügt, die in Europa bereits zu Culpeppers Zeiten als Zahnschmerzmittel verwendet wurde.[50]

In der modernen chinesischen Medizin weiß man, dass vorzeitiger Samenerguß sowohl physische innere (Hormonmangel) und äußere (Reizung durch Harnwegsentzündung) Ursachen, aber auch neurologische (Trauma oder Neoplasmen in Gehirn oder Rückenmark) und psychische Ursachen haben kann.

Man differenziert daher in drei Leere-Syndrome und ein Fülle-Syndrom wie folgt:

1. Ming Men Feuer Zusammenbruch

Symptome:
Depressiv oder geistig erschöpft, Schwindel, Flimmern der Augen, kalte Extremitäten, Rücken- oder Knieschmerzen, häufiges Urinieren hellen Urins oder Nykturie, Abnahme der Libido, dünner werden der Samenflüssigkeit, vorzeitiger Erguß.
Zunge: blaß, Belag: weiß
Puls: tief, fein oder schwach (chen, xi oder Ruo-Mai)

Therapieprinzip:
Wärmen und tonisieren der Niere sowie Konsolidieren des Jing

Formelbeispiel: Variation der *Jin Gui Shen Qi Wan* (Nieren-Qi Pille aus der goldenen Schatztruhe)
RP
Shou Di Huang 24 g, *Shan Zhu Yu* 12 g, *Shan Yao* 15 g, *Ze Xie* 9 g, *Fu Ling* 9 g, *Mu Dan Pi* 9 g, *Zhi Fu Zi* 15 g, *Rou Gui* 3 g (pulverisiert, mit Dekokt hinabspülen), *Sha Yuan Zi* (Sm. Astragali) 9 g, *Long Gu* 30 g und *Duan Mu Li* 30 g (beide erst vorkochen)

50 Kulkarni MP, Shinde BS, Chaudhari MK, Avhad GM, Pensalwar SV, Prasad BS, Deshpande MK, Rosenbloom RA: Efficacy and safety of two polyherbal combinations: E-MA-H and E-MA-HP in male sexual dysfunction in: Am J Ther. 2011 Mar-Apr;18(2):162-9. doi: 10.1097/MJT.0b013e318209e006

2. Yin-Leere mit aufsteigendem Feuer

Symptome:
Rücken- oder Knieschmerzen, Reizbarkeit mit Schlafstörungen, 5-Herzen-Hitze, Nachtschweiß, Hitzewallung oder heißer Kopf, starkes Sexualverlangen und hohe, schwer zu kontrollierende Erektionsbereitschaft, häufige Masturbation oder Samenverlust im Schlaf, vorzeitiger Samenerguß

Therapieprinzip:
Yin nähren und Feuer absenken, die Nieren stärken und Jing mehren

Formelbeispiel: Variation der Kombination aus *Da Bu Yin Wan* (Große Yin stärkende Pille) und *Er Zhi Wan* (Zwei Sonnenwenden Pille)
RP
Huang Bai 9 g, *Zhi Mu* 9 g, *Shou Di Huang* 10 g, *Gui Ban* 18 g, *Gou Ji* 15 g, *Nü Zhen Zi* 12 g, *Han Lian Cao* 12 g, *Huang Jing* 12 g, *Sheng Di Huang* 10 g, *Dan Shen* 15 g

3. Leere von Herz und Milz

Symptome:
Körperliche Müdigkeit der Glieder, Herzklopfen, spontane Schweiße, schlechte Konzentration, leichter, traumreicher Schlaf, geringer Appetit, dünner Stuhl mit unverdauten Nahrungsresten, Abmagerung, fahler Teint, vorzeitiger Samenerguß

Therapieprinzip:
Herz tonisieren und Milz stärken, Shen beruhigen und Jing konsolidieren

Formelbeispiel: Variation der *Gui Pi Tang* (Milz zurückbringendes Dekokt)
RP
Huang Qi 9 g, *Dang Shen* 9 g, *Chao (gerösteter) Bai Zhu* 9 g, *Zhi Gan Cao* 4,5 g, *Sheng Jiang* 12 g, *Da Zao* 12 g, *Dang Gui* 9 g, *Long Yan Rou* 9 g, *Yuan Zhi* 12 g, *Suan Zao Ren* 9 g, *Long Gu* 20 g, *Mu Li* 20 g, *Qi Shi*

4. Nässe-Hitze der Leberleitbahn (Fülle)

Symptome:

Trockener Rachen, bitterer Mundgeschmack, häufiger Schwindel oder verschwommene Sicht (verklebte Augen), dunkler, riechender, konzentrierter Urin, feuchtes Skrotum, teils mit Juckreiz (evtl. Dermatomykose), starker Sexualtrieb, Samenverluste im Schlaf oder durch Masturbation, vorzeitiger Samenerguß

Therapieprinzip:

Leber erfrischen und Hitze kühlen, Nässe ausleiten

Formelbeispiel: Variation der *Long Dan Xie Gan Tang* (Leber ausleitendes Dekokt mit Gentiana)
RP
Long Dan Cao 12 g, *Huang Qin* 12 g, *Zhi Zi* 9 g, *Ze Xie* 15 g, *Bai Mu Tong* 9 g, *Che Qian Zi* 6 g, *Sheng Di Huang* 18 g, *Chai Hu* 9 g, Sheng *Gan Cao* 3 g

Moxibustion:

Hier kann auch die Moxa-Therapie von großem Nutzen sein: Bei vorzeitigem Samenerguß erzielt man keinerlei Effekt, wenn man nicht *Guan Yuan, Qi Hai* und *Shen Shu* moxibustiert, aber man muß 100 zhuang Moxakraut verwenden.

Besser ist aber, den Yang-Guan-Punkt zu moxen, denn Guan Yuan hält das Nieren-Qi, aber moxen von Yang Guan verschließt das Tor zum Jing. Wenn man Yang Guan moxt, so muß man erst 2 zhuang für Guan Yuan und dann kurz darauf 2 zhuang für Guan Yuan moxen.
Das Qi von Bauch und Rücken (wegen der Punkte vorne und hinten) muß dann abwechselnd immer wieder vorne und hinten gemoxt werden, damit wird ein schneller und guter Effekt erreicht.[51]

51 Zhenjiu Zhenzong (Authentische Transmission der Aku-Moxa-therapie) von Lu Shou-yan (1909-1969)

Qi-Gong

Was den rein psychologischen Anteil angeht, so hat man schon gute Ergebnisse mit Yoga oder Qi-Gong[52] erzielt. Im Westen wird manchmal Autogenes Training empfohlen.

Hier eine Qi-Gong-Übung nach Meister Li Feng-Shan (Taiwan):
Hebe die Hände, mache Fäuste, beuge Ellbogen und strecke den Kopf und das Genick hoch und zurück, beuge die Wirbelsäule einwärts so wie beim bequemen Gähnen an einem engen Ort, gleichzeitig einatmen.
Dann beuge dich nach vorn, bringe die Hände vor die Füsse, während Du langsam ausatmest und kauere dich nieder.
Sinke ganz in eine kauernde Position, Hände auf dem Boden, Kopf hängend, jeder Muskel entspannt, der ganze Körper nur gestützt von den Beinen und den gefalteten Armen.
Lass alles »hängen« und atme langsam.
Nach circa 30 bis 60 Sekunden strecke dich nach oben, nur mit dem Po bis die Beine gerade sind, aber der Rest des Körpers hängt noch leicht schwingend.
Nicht die Genick- oder andere obere Muskulatur benutzen.
Dann beuge dein Genick mit dem Gesicht nach vorn schauend und forme eine gerade Linie mit der Wirbelsäule.
Beine und Torso sollten einen 90 Grad Winkel formen. Arme hängen.
Dann bewege den Oberkörper wieder in eine stehende Position und ziehe Schultern und Arme leicht zurück zum Strecken.

Priapismus

Priapismus ist ein schmerzhafte Dauererektion, die länger als zwei Stunden anhält und unbehandelt zu erektiler Dysfunktion führen kann. Eine Ursache ist meist nicht bekannt. 2008 haben Wissenschaftler der Universität von Texas in Houston durch Zufall herausgefunden,

52 Dhikav V, Karmarkar G, Gupta M, Anand KS. Yoga in premature ejaculation: a comparative trial with fluoxetine. Journal of Sexual Medicine 2007; 4:1726-32

dass bei genetisch veränderten Mäusen, denen ein Enzym zum Abbau von Adenosin fehlte, die Geschlechtsteile dauerhaft erigiert waren. Dies weist darauf hin, dass der Mangel dieses Enzyms die Dauererektion verursacht. Sie kann das Gewebe schädigen und die Vernarbung der Schwellkörper kann anschließend wiederum zu erektiler Dysfunktion führen.

Sexualtherapie nach dem *Su Nü Jing*:

Die zweite Schädigung ist »Überfluß der Jing-Essenz«: Sie entsteht durch übermäßige Gier nach Yin-Yang (Sex) und fördert daher das Aufbrauchen der Essenzen vor der Vereinigung. Wenn noch Trunkenheit und Essensfülle vor der Vereinigung hinzukommt, dann entstehen Atemnot und ungeordnetes Qi, so dass die Lunge Schaden nimmt, asthmatischer Husten, Xiao-Ke (diabetisches Syndrom mit Abmagerung und Durst) Wut oder Depression, trockener Mund und Hitzegefühl des Körpers sowie Schwäche der Beine bei längerem Stehen.

Die Behandlung dieser Schädigung ist folgende: Die Frau liegt auf dem Rücken, und schließt den Mann zwischen ihre Beine, den Mann dazwischen einschließend. Dieser dringt nur seicht ein, so dass der Jadeschaft etwa 1 1/2 Cun (ca. zwei Fingerbreiten) hineinreicht. Dann bewegt die Frau ihr Becken wie es ihr gefällt, bis ihre Jing-Säfte zur Genüge geflossen sind, und hört dann auf. Der Mann darf hierbei nicht zum Höhepunkt kommen. Wenn diese Behandlung 9 Mal hintereinander an 10 Tagen gemacht wird, dann tritt die Heilung ein.

Der berühmte Gynäkologe Fu Qing-Zhu beschreibt bei Priapismus eine Rezeptur, die ähnlich erklärt wird, wie die zweite in diesem Text, kritisiert aber die dortige Verwendung von *Huang Bai* und *Zhi Mu*:

Steifheit des Yang:

Dies ist nach oben schlagendes Leere-Feuer und das Qi der Lunge vermag nicht abzusteigen. Wenn man hier Huang Bai und Zhi Mu gibt, so wird sich die Steifheit sofort auflösen. Aber die Jahre hernach wird es sich nicht wieder aufrichten können, weil diese Therapie dem Feuer geschadet hat. Besser man benutzt eine Rezeptur aus Xuan Shen und Mai Men Dong je 3 liang (96 g) und drei fen (9 g) Rou Gui.

> Diese wunderbare Rezeptur nutzt Xuan Shen, um das Feuer zurück zur Niere zu senken, Rou Gui um es dort zu verschließen, Mai Men Dong, um das Qi im Metall der Lunge zu stärken, damit es wieder das Klare absenkt zur Niere. Ferner stärkt es das Wasser der Niere, so dass es wieder stark genug ist, das Feuer auszubalancieren. Hierdurch wird die Steifheit von alleine nachlassen.
>
> *Aus: Fu Shan Nan Ke*

Die Frage ist daher, ob diese Formeln bei Ejaculatio praecox ebenso schädlich bzw. nützlich sind. Meiner Erfahrung nach sollte man mit der obigen, etwas kühlen Formel nur arbeiten, wenn keine Yang-Leere besteht.

Mein Lehrer in Nordchina Prof. Dr. Zhang Bo-Li behandelte Priapismus bei einem deutschen Patienten erfolgreich mit einem Dekokt, welches eine hohe Dosis *Wu Gong* (Scolopendra) enthielt. Die Ratio dahinter ist es, dass die Insektenarzneien die Netzgefäße (Luo) wieder von Blockaden befreien, indem man Blutstase brechende Arzneien verwendet.

Teil drei: Urologie

Akute Prostatitis

Unter **Prostatitis** versteht man im engeren Sinne die Entzündung der Prostata, allerdings hat sich in der Medizin ein erweiterter Begriff etabliert, gemäß dem »Prostatitis« ein Syndrom aus verschiedenartigen Beschwerden im Urogenitalsystem sowie im Bereich des Beckenbodens und des Afters ist. Wie bei Blasenentzündung sind die Symptome ständiger und plötzlicher Harndrang, Schmerzen beim Wasserlassen und häufiges Entleeren nur kleiner Harnmengen im Vordergrund.
Hinzu können kommen: hohes Fieber, Schüttelfrost, Stuhldrang und Schmerzen beim Stuhlgang, Ausfluss aus der Harnröhre, sowie Schmerzen in der Dammgegend (Tennisballgefühl). Als Erreger gelten insbesondere Bakterien der im Darm siedelnden Art Escherichia coli. Diese sind massenhaft im Urin nachweisbar. Die Leukozyten und oft auch die Konzentration des prostataspezifischen Antigens (PSA) sind erhöht.

In der Chinesischen Medizin unterscheidet man drei Syndrome, die jedoch alle mit Hitze einhergehen:

1. Nässe-Hitze in der Leber-Leitbahn

Symptome:
Starkes Fieber oder Schüttelfrost, Schmerzen in Dammbereich und Hoden, diese geschwollen. Häufiges Urinieren mit dem Gefühl unvollständiger Entleerung und imperativem Harndrang, Schmerzen an der Penisspitze und Harnröhrenöffnung, trüber Urin und Hämaturie. Bitterer Mundgeschmack und Durst, fester Stuhl oder Verstopfung.
Zunge tiefrot, Belag dick gelb, Puls saitenförmig und beschleunigt (xian, shuo).

Therapieprinzip:
Hitze kühlen und Nässe aus der Leber ausleiten

Formel: Variation des *Long Dan Xie Gan Tang* (Leber ausleitendes Dekokt mit Gentiana)

RP
Long Dan Cao 10 g, *Huang Qin* 6 g, *Huang Bai* 6 g, *Zhi Zi* 10 g, *Ze Xie* 10 g, *Bai Mu Tong* 6 g, *Che Qian Zi* 15 g, *Sheng Di Huang* 12 g, *Chai Hu* 6 g, *Sheng Gan Cao* 6 g, *Da Huang* 4 g

2. Nässe-Hitze im unteren Erwärmer

Symptome:
Stechendes oder brennendes Gefühl beim Urinieren, danach Ziehen im Beckenboden, oft weißer Ausfluß aus der Penisspitze, Fieber oder Schüttelfrost.
Zunge rot, Belag weißgelb oder gelb, Puls schlüpfrig und beschleunigt (hua, shuo).

Therapieprinzip:
Hitze kühlen und Nässe ausleiten

Formel: Variation des *Ba Zheng San* (Pulver der acht Korrekten)
RP
Che Qian Zi 12 g, *Mu Tong* 6 g, *Bian Xu* 15 g, *Hua Shi* 20 g, *Zhi Zi* 10 g, *Qu Mai* 10 g, *Deng Xin Cao* 15 g, *Sheng Gan Cao* 6 g,
Jiu Zhi (in Reiswein präparierter) *Da Huang* 6 g

Modifikation:
Bei viel Hitze oder Fieber je 15 g *Jin Yin Hua*, *Lian Qiao* und Jing Jie hinzufügen, bei starker Hämaturie je 10 g Xiao Ji und Bai *Mao Gen* hinzufügen.

3. Nässe-Hitze Obstruktion (oft abakteriell oder Übergang in chronisch)

Symptome:
weißer Ausfluß aus der Harnröhre, häufiges Urinieren mit imperativem Harndrang und Druckgefühl hinter dem Schambein. Fader Mundgeschmack und Inappetenz.
Zungenbelag dick weiß oder gelb, Puls nachgiebig und beschleunigt (ru, shuo).

Therapieprinzip:
Hitze kühlen und Diurese fördern

Formel: Qian Lie Xian Yan Fang (Rezeptur gegen Prostataentzündung)
RP
Bai Hua She She Cao 9 g, *Pu Gong Ying* 12 g, *Bai Jiang Cao* 12 g, *Sheng Gan Cao* 5 g, *Huang Bai* 9 g, *Tu Fu Ling* 12 g, *Hu Zhang* 15 g, *Da Huang* 9 g, *Huang Qi* 20 g
Dekokt in drei Teile teilen und drei Mal täglich einnehmen.

Eigene Rezeptur, basierend auf einer chinesischen Studie:
Sowohl bei akuter, aber auch bei chronischer Prostatitis eignen sich von der Apotheke hergestellte Suppositorien, die vor dem Schlafen rektal eingeführt werden. Einziger Bestandteil ist hier ein aus dem Dekokt von *Ye Ju Hua* hergestelltes Zäpfchen. Diese Methode hat sich gut bewährt.

RP
Ye Ju Hua 30 g (Dekoktieren und konzentrieren)
Bindemittel (Unguentum Cordes, Wachs, Sesamöl usw.)

In China wird auch gerne das schwer erhältliche *Hu Er Cao* (Hb. Saxifraga) bei akuter Prostatitis verwendet.

Chronisch-rezidivierende und chronische abakterielle Prostatitis

Prostatitiden treten am häufigsten zwischen dem 25. und 50. Lebensjahr auf. Etwa 50% der Männer leiden unter chronischer Prostatitis, von welcher die abakterielle Art die häufigere ist. Bei dieser ist die präventive Antibiotikagabe umstritten und führt zur Auskühlung des Beckens durch Reduzierung der Bakterien induzierten Thermogenese (BIT), was nach der Feuerschule wiederum neue Probleme im Becken nach sich zieht.

Die Einteilung der unterschiedlichen Formen erfolgt nach der neuen NIH-Klassifikation in

- akute bakterielle Prostatitis (siehe oben),
- chronische bakterielle Prostatitis,

- entzündliches und
- nicht entzündliches chronisches Beckenschmerzsyndrom (Prostatodynie CPPS) sowie
- asymptomatische Prostatitis, die oft nicht als solche erkannt wird.

Für die häufigste Form, die abakterielle Prostataentzündung, können Blasenentleerungsstörungen oder prostatischer Rückfluss verantwortlich sein: Urin gelangt hierbei in die Prostatadrüsengänge, wodurch Stoffwechselprodukte (Harnsäure, Purin- und Pyrimidinbasen) in das Prostatagewebe eindringen – es kommt zu Entzündungen und Prostatasteinen.
Wikipedia schreibt hierzu: Weitere Erklärungsmodelle reichen von einer Autoimmunstörung über eine neurogene Entzündung bis zu einem myofaszialem Schmerzsyndrom.
Zu Letzterem werden zwei Kategorien unterschieden: Einerseits eine Fehlsteuerung des lokalen Nervensystems aufgrund zurückliegender traumatischer Ereignisse sowie eine psychogene chronische Verspannung der Muskulatur des Beckenbodens. Aufgrund der chronischen Verspannung werden Nervenzellen überreizt und dabei zur Freisetzung des Tachykinins (Neurokinins) »Substanz P« stimuliert.
Daraus können sich letztlich, wie in Tierversuchen nachgewiesen, Entzündungen des Urogenitaltrakts entwickeln.
Nach der Chinesischen Medizin muß wieder in Fülle und Leere und die verschiedenen Syndrome unterschieden werden:

Fülle-Symptome

1. Trübes Jing verstopft die Netzgefäße

Symptome:
Häufiger Harndrang, langsame Entleerung mit Urinresten, teils Austritt aus Harnröhre von weißer Flüssigkeit, Unterbauch, Damm oder hinter Schambein schmerzhaft, Rückenschmerzen oder unangenehmes Druckgefühl in Seiten. Prostatahälften oft unterschiedlich groß
Zunge blaßrot mit dünnem weißem Belag, Puls normal.

Therapieprinzip:
Klären des Trüben und die unteren Essenz-Orifizien durchgängig machen.

Formel: Bi Xie Fen Qing Yin plus Variation der *Xiao Luo Wan* (*Dioscorea hypoglauca* kühlendes Kaltdekokt plus Kleine Pille der Luo–Gefäße)
RP
Bi Xie 12 g, *Yi Zhi Ren* 6 g, *Wu Yao* 6 g, *Shi Chang Pu* 4 g, *Xuan Shen* 12 g, *Zhe Bei Mu* 6 g, *Sheng Mu Li* 15 g, *Che Qian Zi* 15 g und
Bi Yu San (Jade Pulver) 15 g (je 3 g *Qing Dai*, 6 g *Gan Cao*, 9 g *Hua Shi*)

2. Ministeriales Feuer hat seinen Platz verloren
Symptome:
Extremer Sexualdrang, leichte Erregbarkeit oder bei vermiedener Ejakulation verminderte Fähigkeit des Samenergusses bei Erektion und Schmerzen in den Schwellkörpern (siehe auch unter Priapismus), Urin brennt und ist gelblich bei unvollständiger Entleerung. Auch Spermatorrhoe und vorzeitiger Samenerguß (PE, siehe dort) kommen vor; Druck und Hitzegefühl der Prostata, Tastempfindlichkeit und schlechter Abfluß der Prostataflüssigkeit bei der urologischen Untersuchung. Zungenseiten und Spitze rot, Belag dünn gelb, Puls fein, schlüpfrig und beschleunigt (Xi, Hua, Shuo).

Therapieprinzip:
Kaiserliches Feuer kühlen, Shen beruhigen und Essenz versiegeln.

Formel: Variation des *Huang Lian Qing Xin Yin* (Kaltdekokt mit Coptis zum Erfrischen des Herzens)
RP
Huang Lian 2 g, *Sheng Di Huang* 15 g, *Yuan Zhi* 10 g, *Fu Shen* 10 g, *Suan Zao Ren* 10 g, *Chuan Lian Zi* 12 g, *Che Qian Zi* 15 g,
Lian Zi Rou 6 g, *Bi Yu San* (Jade Pulver) 15 g (je 3 g *Qing Dai*, 6 g *Gan Cao* und 9 g *Hua Shi*)

Anmerkung: Die Feuerschule würde hier unbedingt noch *Gui Ban*, *Sha Ren* und *Huang Bai*, sowie bei der kalten Formel auch *Zhi Fu Zi* hinzugeben.

3. Nässe-Hitze stört die Prostata

Symptome:
Eingedickter, gelber Urin, mit Brenngefühl und Nachtröpfeln oder Brennen oder Stechen in der Harnröhre. Bei Geschlechtsverkehr Schmerz oder unvollständiger Samenerguß oder Blutbeimischungen. Vermehrter, riechender Skrotalschweiß.
Zunge rötlich bei dünnem gelbem Belag, Puls schlüpfrig und beschleunigt (Hua, Shuo).

Therapieprinzip:
Hitze kühlen, Nässe ausleiten und die Essenzgefäße durchgängig machen

Formel: *Bi Xie Fen Qing Yin* Variation (*Dioscorea hypoglauca* kühlendes Kaltdekokt)
RP
Bi Xie 12 g, *Huang Bai* 10 g, *Zhu Ling* 10 g, *Fu Ling* 10 g, *Hua Shi* 12 g, *Wang Bu Liu Xing* 12 g, *Chi Shao* 10 g, *Zhi Gan Cao* 4 g

Leere-Symptome

4. Schwäche von Herz und Gallenblase

Symptome:
Emotionale Ursachen und Einflüsse: Bei guter Laune Besserung, bei schlechter Verschlechterung, Schwindel, Insomnia, schwaches Konzentrationsvermögen, Unsicherheit beim Sprechen mit Wiederholungen.
Zungenspitze und Seiten rot, Zittern, dünner, weißer Belag, Puls fein, saitenförmig, beschleuningt (xi, xian, shuo).

Therapieprinzip:
Leber glätten, Stau bewegen Shen und Herz beruhigen

Formel: Chai Hu Long Gu Mu Li Variation
RP
Chai Hu 6 g, *Huang Qin* 10 g, *Gui Zhi* 6 g, *Bai Shao* (geröstet) 15 g, *Yu Jin* 10 g, *Duan Long Gu* 15 g, *Duan Mu Li* 15 g, *Bai He* 15 g, *Zhi Gan Cao* 5 g

5. Qi- und Blut-Leere mit Stagnation und Stase

Symptome:
Keine deutlichen Symptome beim Urinieren oder bei der ausgeschiedenen Harnmenge, aber keine Kraft und Nachtröpfeln, Harnfarbe gelblich, teils rötlich. Harnröhre mit stechendem Gefühl, auch bei Ejakulation möglich, dann Blut in Sperma. Druck und Spannungsgefühl im Damm oder Rücken, Prostata derb verdickt und ungleichmäßig, bei Tastung knotig oder nicht ganz glatt. Bei Prostatadruck nur geringer Flüssigkeitsabgabe oder mit Erythrozytenbeimischungen.
Zunge tiefrot, Belag dünn, Puls fein, saitenförmig und rau (xi, xian, se).

Therapieprinzip:
Blutstase und Qi-Stagnation bewegen, Blockade durchgängig machen und zerstreuen

Formel: Qian Lie Xian Tang (Prostata Dekokt)
RP
Dan Shen 9 g, *Ze Lan* 9 g, *Chi Shao* 9 g, *Tao Ren* 9 g, *Hong Hua* 9 g, *Wang Bu Liu Xing* 9 g, *Qing Pi* 9 g, *Bai Zhi* 9 g, *Chuan Lian Zi* 9 g, *Xiao Hui Xiang* 9 g, *Ru Xiang* 9 g, *Mo Yao* 9 g, *Bai Jiang Cao* 15 g, *Pu Gong Ying* 30 g

6. Nieren-Qi Leere

Symptome:
Geringe Libido, schwache Erektion, beim Verkehr kein Gefühl des Samenergusses oder nur schwache, geringe Kontraktionen bei wenig und dünnflüssigem Sperma. Außerdem Schwindel, Tinnitus, Müdigkeit und Erschöpfungsgefühl. Leeregefühl oder muskelkaterartiger Schmerz in Rücken oder Hüfte, Urin schwach und zerstreut, am Ende

weiße Verfärbung des Harnstrahles, Protatata normal tastbar oder dünn, geringe Flüssigkeitsabgabe.
Zunge weißrot, mit dünnem weißem Belag, Puls fein, verlangsamt und schwach (xi, chi, ruo).

Therapieprinzip:
Niere tonisieren, Qi stärken und Essenz konsolidieren

Formel: Tu Si Zi Wan (Cuscutae Pille)
RP
Tu Si Zi 10 g, *Fu Ling* 10 g, *Shan Yao* 12 g, *Sha Yuan Zi* 10 g, *Che Qian Zi* 15 g, *Yuan Zhi* 6 g, *Sheng Mu Li* 15 g, *Shi Hu* 10 g

Wie die Fälle aus der Feuerschule zeigen, würden hier auf jeden Fall Ming Men stärkende und Nieren-Yang tonisierende Arzneien eingesetzt, wie zum Beispiel *Fu Zi, Liu Huang, Rou Gui, Wu Zhu Yu* und andere.

Fan Zhong Lin: Shaoyin-Lin-Syndrom (Orchitis/Prostatitis)

Herr Zhang, männlich, 57 Jahre, Kinofilmregisseur

Historie: Gegen Ende des Jahres 1961 entstand die Erkrankung beim Aufenthalt auf dem Dorf, in welchem er die Nächte über auf einem neuen, noch nicht trockenen, neuen Kang (ein aus Stein oder heutzutage aus Beton gebautes, innen mit Feuer beheizbares Bett) verbrachte. Zu Beginn war ein Hoden seitlich angeschwollen, beim Sitzen oder Gehen verspürter einen unerträglichen Schmerz. Da es dort keine gesundheitliche Versorgung gab, wurde der Zustand täglich schlimmer.
Das xy-Krankenhaus diagnostizierte eine Prostatitis. Nach der Behandlung durch das Krankenhaus war die Symptomatik nach einem Jahr vergangen.
Im Winter 1974 begann die alte Erkrankung wieder aufzutreten und verlängerte sich diesmal um etwa 3 Jahre. Außerdem begann häufiger Harndrang und Schmerzen in den Hoden; die Verschreibung von vielen Rezepturen chinesischer Arznei mit Hitze kühlender und diuretischer

Wirkung brachte langsame Verbesserung. Hiernach verschlimmerte sich aber die Symptomatik mit jedem Mal zunehmend; es traten außerdem starker Harndrang mit Polyurie und brennende Schmerzen in den Harnwegen auf und außerdem fühlten sich die Geschlechtsorgane kalt und taub an.

Das Ergebnis einer Untersuchung im Krankenhaus ergab wieder »Prostatitis« (Das Labor ergab eitrige Streptokokken Serogruppe B, Phospholipide niedrig, Leukos deutlich erhöht mit 50 pro Zelle, Erys 30 pro Zelle).
Beginnend im April bis August 1977 erhielt der Patient verschiedene Therapien der Biomedizin und TCM, wie Ultraschalltherapie, heiße Sitzbäder, Akupunktur, Tuina-Massage, Antibiose usw. und zugleich wurden Hitze kühlende, Toxine entgiftende, Nässe ausleitende usw. chinesische TCM-Arzneien verschrieben, letztere 150 Verordnungen.
Allerdings empfand der Patient keine Besserung, sondern spürte beginnende Impotenz, Schwäche im ganzen Körper, erschwertes Laufen und war zuletzt gezwungen komplett arbeitsunfähig zu werden.

Nachdem er am 30. August 1977 hier vorstellig wurde, erzielte die Therapie einer Shaoyin Yang-Leere mit Yin-Fülle eine vollständige Genesung innerhalb von drei Monaten:

Erstdiagnose:
Patient war kälteempfindlich zusammengekrümmt, hatte Gliederschwäche, Müdigkeit, Schwindel, Schlafstörungen, starke Inappetenz (zu jeder Mahlzeit nahm er nur etwa 30 g Nahrung zu sich). Die Hoden waren geschwollen mit einem Ziehen bis in den Unterbauch, oft mit Empfindungen von Kälte, Taubheitsgefühl und Schmerz. Der Urin war trübe mit häufigem Entleerungsdrang, es bestand Impotenz.
Sein Teint war dunkelgelblich, der Zungenkörper blaß, der Belag gleichmäßig weiß und dick, nur im hinteren Bereich blaßgelblich dick belegt; der Puls war tief, fein und verschwindend (chen, xi, wei).
Dies wies klar auf Leere von Yang im Shaoyin hin und auf Kälte-Fülle im Inneren gestaut.

Therapieprinzip:
Yang tonisieren, Niere wärmen, Kälte zerstreuen und Schmerz stillen.

Die sich daraus ergebende Rezeptur war also eine Variation der *Si Ni Tang* mit *Rou Gui* (Xiao Hui Yang Yin).

RP (drei Verordnungen)
Zhi Fu Zi 120 g (lange gekocht), *Gan Jiang* 120 g, *Zhi Gan Cao* 60 g, *Shang (You) Rou Gui* 15 g (mit Dekokt heruntergespült)

Danach war das Ziehen im Unterbauch und die Schwellung der Hoden etwas gebessert, der Urin wurde klarer, die Urinfrequenz nahm ab und das Yang-Qi schien etwas gebessert.

Daher RP-Änderung:
Zhi Fu Zi 60 g (lange gekocht), *Gan Jiang* 60 g, *Zhi Gan Cao* 60 g, *Shang (You) Rou Gui* 15 g (mit Dekokt heruntergespült)
plus *Chao Bai Zhu* und *Fu Ling* um Nässe auszuleiten und die Erde (Milz) zu kräftigen
Hiervon 30 Verordnungen.

Schwindel, Insomnia, Kältegefühl, Kraftlosigkeit, Ziehen in Hoden und Unterbauch waren alle etwas weniger. Die Kälte und das Taubheitsgefühl in den Geschlechtsorganen waren auch etwas besser als zuvor.

Syndromdifferenzierung:
Hier ist im Shaoyin das Feuer des Ming Men und Nieren-Yang zusammengebrochen, die Milz reguliert nicht mehr die Flüssigkeit, Qi und Blut sind durch Kälte gestaut, Yin-Pathogene haben sich im Unteren Erwärmer gesammelt. Hier muß man an der Wurzel ansetzen und die Yin-Pathogene attackieren und das Yang wieder herstellen.

2. Besuch: Kälteempfindlichkeit an Körper und Geschlecht besser, Schmerz und Taubheitsgefühl geringer als zuvor. Zungenkörper ist wieder feuchter und in Richtung normales rot, der dicke gelbliche und weiße Belag rückläufig.
Da die dauerhafte Yang-Leere sich auch als Verlust des Yin und Jing auswirkt, wird die anfängliche Therapie des Wärmens der Niere weiter-

geführt mit Hinzufügung von Arzneien, die die nachhimmliche Energie stärken und wärmen.

RP
Zhi Fu Zi 60 g (lange gekocht), *Gan Jiang* 60 g, *Zhi Gan Cao* 60 g,
Shang (You) Rou Gui 10 g (mit Dekokt heruntergespült),
Dang Shen 30 g, *Fu Ling* 20 g, *Dong Chong Xia Cao* 15 g,
Gou Qi Zi 30 g, *Tu Si Zi* 30 g
Diese RP für mehr als 10 Verschreibungen

Danach weitere Besserung und je nach Zustand Anpassung der Rezeptur, wie *Gan Jiang* auf 30 g reduzieren und weitere 10 Verschreibungen.

3. Besuch: Nach eingehender Untersuchung ist die Prostata nun nicht mehr entzündet. Gleichzeitig waren auch die seit Jahren bestehenden Probleme mit Schwindel, Hypotonie, Insomnia, usw. nicht mehr vorhanden. Der Appetit hatte sich normalisiert, der Allgemeinzustand war gut. Daher sollte nun weiter Yang und Niere gestärkt und Herz und Shen genährt werden, um kaiserliches und ministeriales Feuer zu regulieren. Um eine langsame und stabile Konsolidierung des Zustandes zu erreichen, wurden hierzu Arzneipillen verordnet, die aus folgender Rezeptur bestanden:

RP als Arzneipille
Zhi Fu Zi 120 g, *Shang (You) Rou Gui* 15 g (mit Dekokt heruntergespült), *Zhu Sha* (Cinnabar, nicht erhitzen sonst giftig) 15 g,
Dong Chong Xia Cao 30 g, *Hu Po* (Succinium) 20 g, *She Xiang* 0,3 g,
Gou Qi Zi 30 g, *Rou Cong Rong* 30 g, *Bo Zi Ren* (Biota), 30 g,
Tu Si Zi 30 g

D.S.: Täglich hiervon 1 g der Arzneipille einnehmen

Im Dezember 1977 war der Patient gesundet und nahm wieder seine Arbeit auf. Ein Jahr später, am 10. Dezember 1978, sandte er einen Brief mit folgendem Inhalt:
»Bei unserer Arbeit müssen wir auf die Berge klettern und durch Flüsse waten, sind Kälte ausgesetzt und tiefem Schnee, aber auch trockener

Sommerzeit, starkem Wind und Unwettern (...). Nachdem meine Erkrankung völlig ausgeheilt ist, haben wir schon einen ganzen Dokumentarfilm gedreht, und zurzeit freue ich mich bereits darauf den Herausforderungen in einem neuen Projekt trotzen zu können.«

Reizblase beim Mann

Das maximale Fassungsvermögen der Blase beträgt beim Erwachsenen etwa 900 bis 1500 ml. Doch schon bei Füllmengen von ca. 350 – 750 ml (bei Männern) verspürt dieser in der Regel einen starken Harndrang. Äußere oder innere Reizungen können jedoch schon bei deutlich geringeren Füllmengen zu Harndrang oder sogar ungewolltem Harnabgang führen. Landläufig spricht man dann von einer »Reizblase«.

Eigener Fall: Reizblase nach Prostatitis

Patient A.W. 65 Jahre:

2. RP als Granulat für 25 Tage 2 x 8 g/d:
Bu Gu Zhi 21 g, *Ci Wu Jia* 15 g, *Huo Ma Ren* 30 g, *Fu Pen Zi* 30 g,
Yi Zhi Ren 9 g, *Hong Jing Tian* 18 g, *Fu Zi* 75 g, *Gan Jiang* 30 g,
Sha Ren 12 g, *Rou Gui* 12 g, *Chai Hu* 12 g, *Sheng Ma* 15 g, *Yuan Zhi* 9 g
Gan Cao 6 g

3. RP für Herrn A.W., zu 15 Tage 2 x 8 g/d:
Bu Gu Zhi 1 g *Fu Zi* 2,5 g *Gan Jiang* 1,5 g *Rou Gui* 2 g *Gan Cao* 1 g

6. RP für Herrn A.W., zu 50 Tage 2 x 10 g/d: *Bu Gu Zhi* 2 g *Yi Zhi Ren* 1,5 g *Fu Zi* 2,5 g
Gan Jiang 1,5 g *Rou Gui* 2 g *Gan Cao* 0,5 g

Seither perfekt, aber vorsichtshalber nochmals:

7. RP für Herrn A.W., zu 45 Tage 2 x 10 g/d:
Bu Gu Zhi 2 g, *Yi Zhi Ren* 2 g, *Fu Zi* 1,5 g, *Xi Xin* 1 g, *Gan Jiang* 1 g,
Rou Gui 2 g, *Gan Cao* 0,5 g

Fall von Guo Wen-Rong: Benigne Prostatahyperplasie mit Dysurie

Herr Liu, männlich, 66 Jahre, Rentner, litt am 9.12.2006 an folgenden *Symptomen:*
Häufiger Harndrang mit geringer Menge und schwachem Harnstrahl und seit 6 Monaten Schmerzen beim Urinieren, nachts besonders stark. Ein Ultraschall im Krankenhaus ergab eine benigne Vergrößerung der Prostata, die allerdings weder auf Alphablocker noch andere Arzneien Besserung zeigte.
Die Zunge war blaßrot, mir dünnem weißen Belag, der Puls war tief mit etwas gespanntem Aspekt (chen, jin).

Therapieprinzip:
Nach der Feuerschule Yang wärmen und tonisieren mit Tong Lin San (Lin Syndrom durchgängig machendes Pulver) für sechs Verabreichungen:

RP
Zhi Fu Zi 75 g (min. 1 Std. gekocht), *Bai Zhu* 15 g, *Fu Ling* 25 g, *Gui Zhi* 25 g, *Sha Ren* 6 g (pulverisiert und mit dem Dekokt heruntergespült), *Sheng Jiang* 60 g, *Yin Yang Huo* 20 g, *Chuan Niu Xi* 30 g, *Ru Xiang* 3 g

Schon in der ersten Nacht nach der Einnahme besserte sich die nächtliche Symptomatik, daher wurden nach den sechs Einnahmen weitere sechs verschrieben, die auch danach zu einer Vollrekonvaleszenz führten.

Benigne Prostatahyperplasie (BPH)

Die benigne Prostatahyperplasie (BPH) ist ein häufiger urologischer Zustand, der durch die gutartige Vergrößerung der Prostata verursacht wird, wenn Männer allmählich älter werden. Da die Prostata vergrößert ist, kann es zu Druck auf die Harnröhre führen. Dies kann dazu führen, Schwierigkeiten beim Wasserlassen zu haben und führt besonders zu Symptomen wie

- häufigem Harndrang, vor allem nachts (Nykturie),
- Schwierigkeiten bei Beginn des Urinierens
- Nachtropfen nach dem Wasserlassen
- verringertem Druck, Durchmesser und Stärke des Harnstrahls
- dem Gefühl, dass die Blase nicht vollständig leer ist
- der Unfähigkeit das Wasserlassen hinauszuzögern, sobald der Harndrang beginnt
- Schieben oder Pressen, um zu urinieren.

In extremen Fällen kann es sein, dass ein Mann nicht in der Lage ist, überhaupt zu urinieren (Anurie, siehe weiter unten). In der Chinesischen Medizin wird diese Symptomatik meist zum Long Bi-Syndrom subsummiert.

Fall von Lu Cong-Han: Benigne Prostatahyperplasie (BPH)

Der Patient Jiangteng, Japaner, 58 Jahre, litt seit 6 Jahren unter BPH mit den *Symptomen:*
Häufiger imperativer Harndrang mit nur kleiner Ausscheidungsmenge. In den letzten 2 Jahren verschlimmerte sich die Symptomatik, besonders am Nachmittag, wenn er extrem oft zur Toilette getrieben wurde. Auch am Abend kam dies bis zu 15- oder 16-mal vor. Der Harnstrahl war dünn wie ein Faden und dauerte mehrere Minuten bis zur Entleerung. Im Unterbauch war ein Schwellungsgefühl zu bemerken.
Der Zungenkörper war blaß und dick geschwollen, mit deutlichen Zahneindrücken, der Belag war weiß, dick und schlüpfrig. Der Puls war tief und behäbig (chen, huan), vor allem aber kraftlos (wu li).
Die Diagnose lautete auf Nieren-Yang-Leere mit Fülle von pathogener Wasseransammlung.

Therapieprinzip:
Das Yang zu wärmen und das Wasser auszuleiten.

Die Rezeptur basiert daher auf der *Zhen Wu Tang*:
RP
Zhi Fu Zi 75 g (2 Std. kochen), *Sheng Bai Zhu* 15 g, *Fu Ling* 25 g,
Yin Yang Huo 20 g, *Sheng Jiang* 60 g

Nach Einnahme der ersten Verordnung nahm die Urinmenge etwas zu und die Frequenz etwas ab, auch der Harnstrahl schien etwas kräftiger. Nach weiteren drei Verordnungen war die Harnausscheidung schon weitgehend normalisiert. Nachts bestand noch Nykturie von zwei Malen pro Nacht. Dennoch fehlte es noch an der Kraft beim Ausscheiden.

Daher wurde nach dem zweiten Besuch die Rezeptur geändert, indem noch 25 g *Gui Zhi* hinzugefügt wurden. Hiernach nahm auch die Ausscheidungskraft zu. Nach dem dritten Besuch kam noch *Sha Ren* 15 g hinzu, um das Qi der 5 Zang-Organe in die Niere zu bringen.
Zusammen nahm der Patient 30 Verordnungen ein, um die Symtomatik komplett zu beheben: Die Harnausscheidung erfolgte hiernach vollständig normal, der Harndrang in der Nacht reduzierte sich auf einmal pro Nacht.

Dysurie und Prostatitis

Nach Zheng Qin-An: Lin-Syndrome beim Mann

Was Schmerzen beim Urinieren angeht, so unterscheidet man in den Büchern zwischen Lao-Lin, Sha-Lin, Xue-Lin, Qi-Lin, Shi-Lin, die jeweils nach ihrer Krankheitssituation unterschieden werden. Ich dagegen, da die Bücher hier nicht klar differenzieren, lege größten Wert darauf, dass man die Ursachen erkennt.
Oftmals liegen sie einfach daran, dass das Nieren-Yang nicht das Nieren-Yin umwandelt und solcher Art durch Stauung eine Hitze entsteht.
Viele Patienten mit Schmerzen beim Urinieren sind noch jung, und haben viele sexuelle Kontakte, oder aber sie werden durch die Ohren, die Augen oder lustvolle Gedanken dazu gereizt, ihre Essenz und die Nieren-Yin (Jing) zu bewegen. Dieser Reiz wird aber nicht gelöst und

staut sich in den Harnwegen und Samenleitern. Durch das andauernde Stauen wird Hitze erzeugt, die das Yin und die Essenz austrocknet, so dass sie sich konzentriert und sogar Steine bilden kann. Diese werden beim Urinieren zusammen mit dem Urin durch die Harnröhre entleert, denn die Ausgänge der Samenleiter und der Harnröhre laufen zusammen und enden im Penis. Der Ausgang der Blase öffnet sich leicht, der Ausgang der Samengänge aber schwer.
Bei einem lüsternen Menschen nun, verbraucht sich das Yuan-Yang immer mehr, und bleibt nicht verschlossen. Wenn das Kaiserliche Feuer nach unten kommt, und die Harnwege offen sind, öffnen sich auch die Wege der Essenz. Wenn dann der Urin schnell hinauswill, so behindern sich die beiden Ausgänge gegenseitig und wollen offen sein, so dass hierdurch ein Schmerz entsteht. Die Essenz, wenn sie sich dann ansammelt, kann sich zu kleinen Sandkörnern verdichten, die durch die Hitze entstehen. Wenn dann bei großer Lüsternheit keine normale Ausscheidung erfolgt, so ensteht das Xue-Lin Syndrom.
Um die ursächlichen Sandkörner im Urin zu behandeln, muß daher zuerst die Hitze gekühlt werden und es müssen etwas mehr Qi bewegende Arzneien verwendet werden. Um dann das Xue-Lin zu behandeln, muss das Nieren YANG wiederhergestellt werden, und die Kommunikation zwischen oben und unten wieder hergestellt werden und schließlich die Konsolidierung des Yuan-Qi.
Da diese Erkrankung selbst verursacht ist, und obwohl sie schmerzt, wie mit Messern wäre sie zu verhindern gewesen, wenn man die eigene Lust unter Kontrolle gehabt hätte. Daher haben hier meist Ba Zhen San und Wu Ling San Erfolg, indem die die Hitze kühlen.
Ich aber, wenn ich solche Hitze kühlende harntreibende Arzneien verwende, füge meist Jing und Qi bewegende Arzneien hinzu, um das Yuan-Yang zu bewegen, damit es das korrekte Öffnen der beiden Gänge wieder reguliert. Zur Therapie verwende ich daher Zi Shen Wan (Nieren Befeuchtende Pille) mit *Rou Gui* oder mit Bai Tong Tang, um die Kommunikation zwischen Herz und Nieren wiederherzustellen. Auch dies ist erfolgreich.

Oftmals verwende ich auch eine große Dosis Hui Yang Yin (*Si Ni Tang* plus *Rou Gui* oder mit *Ren Shen*) mit *Xi Xin*, *Wu Zhu Yu*, und *Rou Gui*. Diese wirken besonders für das Nieren Yang im unteren Erwärmer. Doch wenn man Hui Yang Yin und ähnliche Rezepturen verwendet, so ist das Urinieren anfangs schmerzhafter, geht aber schneller vonstatten als vorher. Dieses entsteht, weil die Funktion des Qi sich wieder normalisiert und das Pathogen ausgeschieden wird. Dieses Prinzip ist wundersam und die Wirkung erstaunlich, aber der Gelehrte sollte beim Entscheiden für ein Therapieprinzip oder eine Rezeptur genau differenzieren, damit hier kein Schaden verursacht wird: Es muß klar zwischen Yin und Yang unterschieden werden, in dem man beobachtet, ob der Patient wirklich Zeichen von Leere zeigt, oder Fülle, wie zum Beispiel durch einen oberflächlichen, großen (fu, da) Puls.

Fall von Tang Bu-Qi: Dysurie beim Mann

Ich habe mit Meister Zhengs Methode Fälle von Shi-Lin (Harngrieß) behandelt, und zwar mit Wu Ling San plus *Rou Gui*, um das Qi der Blase besser umzuwandeln. Nach etwa zwei Einnahmen floß der Urin zwar etwas besser, aber es bestand noch Schmerz beim Urinieren. Danach verwendete ich eine hohe Dosis Hui Yang Yin mit *Rou Gui*, *Xi Xin*, *Wu Zhu Yu* und 50 g *Fu Zi*, wonach der Schmerz nach zwei Einnahmen etwas nachließ. Daraufhin erhöhte ich die Dosis noch weiter und gab 100 g *Fu Zi* in die Rezeptur, wonach dann die Harnentleerung schmerzte. Ich ermutigte den Patienten dazu, viel Tee zu trinken und etwas Bauchdruck beim Urinieren zu verwenden. Hiernach kam tatsächlich ein mungobohnengroßer Harnstein mit dem Urin heraus, und der Schmerz ließ nach. Daraufhin war der Harnstrahl wieder kräftig. Nach dieser Erfahrung verschrieb ich die Rezeptur weiter, und wirklich kam immer wieder trüber, milchiger Urin mit Harngrieß zum Vorschein. Erst als der Urin wieder klar und kräftig herausfloß, hieß ich den Patienten, die Rezeptur abzusetzen.

Akute Anurie beider Geschlechter (Long Bi)

Einführung

Long Bi wird durch eine erschwertes Harnlassen oder nur langsam herauströpfelnden Urin, sowie verminderter Urinmenge oder Schmerz definiert. »Long« bedeutet hier das erschwerte Urinieren, ein Tröpfeln verminderter Harnmenge und indiziert eine eher langsame oder chronische Erkrankung. »Bi« hingegen bedeutet eine völlige Anurie mit bestenfalls wenigen Tropfen abgehenden Urins und indiziert einen akuten Zustand. Obwohl diese beiden Worte unterschiedliche Bedeutungen haben, weisen sie doch beide auf erschwertes Urinieren hin, die sich nur graduell unterscheidet, weshalb es meist zusammen unter dem Namen Long Bi aufgeführt wird.
Im Nei Jing ist schon sowohl im Su Wen (Abschnitt Xuan Ming Wu Qi) als auch im Ling Shu (Abschnitt Jing Mai) von dieser Erkrankung die Rede, auch bei Zhang Zhong-Jing im *Shang Han Lun* und bei Sun Si-Miao (im Lue Ji Qian Jin Yi Fang) wird Long Bi bereits aufgeführt. Li Yong-Cui (Qing Dynastie) schreibt im Zheng *Zhi* Hui Bu, im Kapitel Long Bi über die Ursachen desselben: »Bei Patienten mit Hitze, die sich im unteren Erwärmer ansammelt, so dass die Blase gestaut und der Harnleiter rauh und verstopft ist, existiert eine Rest-Hitze in der Lunge, so dass sie kein Wasser erzeugen kann und die Energetisierung (des Harns) durch das Qi ausbleibt; … bei langwierigen Krankheiten mit viel Schweißbildung sind die Körperflüssigkeiten aufgebraucht, oder bei großem Ärger im Bereich des Lebermeridians ist das Qi blockiert und undurchgängig, bei schwachem, leerem Milz-Qi, ist die Regulierung ebenfalls außer Kontrolle.« Anschließend führt er die Methodik der Therapie im Detail dort auf. (…)
Heutzutage werden hierunter auch jegliche organischen oder funktionellen Veränderungen der Blase oder des Harnsystems, welche zu tröpfelndem oder ausbleibendem Urin führten, sowie alle nieren-bedingten Störungen mit gleicher Symptomatik unter dieser Krankheit aufgeführt.

Behandlung

Bei der Behandlung der Long-Bi steht das »durchgängig machen« (Tong) im Vordergrund. Vor allem wird genau zwischen Fülle und Leere unterschieden. Bei Fülle wird diese durch Methoden wie Kühlen von Nässe-Hitze, ausleiten der Wasserwege, bewegen des Stagnierten Qi oder verteilen von Stase und und Verknotung erreicht. Bei Leere wird diese entsprechend tonisiert, z. B. durch Hebung und Senkung des Lungen-Qi, Stärkung von Milz und Niere, Kräftigung der Energetisierung (qi-hua), Nährung des Yin und der Körperflüssigkeiten usw.

Notfalltherapien

Wenn Long-Bi nicht schnell behandelt wird, so können daraus ernste oder sogar lebensbedrohlich Zustände entstehen. Es müssen in diesem Falle rasch Maßnahmen getroffen werden. Nachdem das Syndrom klar herausdifferenziert wurde, kann die Behandlung zwar beginnen, aber oft müssen im akuten Fall zuerst die Zweige und dann erst die Wurzel behandelt werden. Wenn also die Anurie schon fortgeschritten ist, muß zunächst die akute Notfallsituation versorgt werden.

Dazu können folgende Methoden benutzt werden:

- 30 g Rx./Rhiz. Rhei (Da Huang), pulverisiert mit etwas Wasser herunterspülen, oder ein Infus von 30 g Fol. Senna (Fan Xie Ye) in Wasser machen und den Absud trinken.
- Je 30 g Rx./Rhiz. Rhei, (Da Huang), *Mu Li* (Concha ostrae), Flos Sophora (Huai Hua), Hb. Taraxacum (*Pu Gong Ying*) in 200-300 ml Wasser kochen und täglich 1-2mal einnehmen.
- Moxibustion von Guan Yuan, Qi Hai, Tian Shu je 3-7-mal:
  12 g Knoblauch (*Da Suan*) mit 60 g Mirabilitum (Mang xiao) zu einem Brei zerreiben und diesen im Bereich der Nieren auftragen. Zur Vermeidung von überstarken Reizreaktionen der Haut ein ölgetränktes Gazétuch unterlegen.
- 200 g Schalotten (Bai Cong) oder Frühlingszwiebeln zerstampfen und 0.5 g Moschus (*She Xiang*) hinzugeben; mit etwas Honig vermi-

schen und auf die Akupunkturpunkte Zhong Ji oder Guan Yuan auftragen.

- Akupunktur bei Hitze-Long Bi: San Yin Jiao, Zhong Ji, Ci Liao, Tai Chong sedieren.
  Bei Qi-Stagnation: Da Zhui, San Yin Jiao, Qi Hai, Ming Men, Shao Shang sedieren.
  Bei Qi-Leere: San Yin Jiao, Guan Yuan, Qi Hai, Zu San Li, Shen Shu tonisieren.
  Zusätzlich zur Akupunktur wird oft der Blasenbereich massiert. Erhitztes Salz in den Nabel füllen und dann Yin Jiao moxen. Nach dem Kaltwerden des Salzes noch mehrmals heißes Salz verwenden.

Wenn ein akuter fortgeschrittener Zustand vorliegt, so kann dieser meist in zwei Formen unterschieden werden:

1. Trübes Yin steigt nach oben: In diesem Zustand finden sich Symptome wie Übelkeit, Erbrechen, Uringeruch aus dem Munde, Inappetenz, Bedrückungsgefühl in der Brust, abdominale Schwellung, Kraftlosigkeit und Abgeschlagenheit, erhöhte Tagesmüdigkeit, Abneigung gegen Kälte, dunkelgraue oder aschfarbene Gesichtsfarbe und im schweren Fall Ohnmacht. Der Zungenkörper ist dick und blaßrot oder rosa, der Belag ist dreckig-weiß, dick und kleisterartig, der Puls ist tief und fein. Das angebrachte Therapieprinzip ist hier die Hebung des Yang-Qi und Ausleitung des trüben Yin. Die Hauptrezeptur ist *Fu Zi* Pian (Tub. Aconiti prep.), Rx/Rhiz.Rhei (Da Huang), *Da Fu Pi*, Xuan Fu Hua, Dai Zhe Shi, Fa *Ban Xia*, *Yi Ren*, *Che Qian Zi*, Shi Wei, und *Yi Mu Cao*. Bei Qi-Leere zusätzlich *Dan Shen* und *Huang Qi* hinzugeben.

2. Hochschlagen von Yang-Wind: In diesem Zustand finden sich Symptome wie Drehgefühl, Kopfschmerz, Schwindel, Nasenbluten, Übelkeit, Erbrechen, Uringeruch aus dem Munde, Tremulus der Extremitäten und im schweren Fall Ohnmacht. Der Zungenkörper ist tiefrot, der Belag ist gelb oder schwarz (wie verbrannt) und trocken. Der Puls ist saitenförmig, beschleunigt und fein. Das angebrachte Therapie-

prinzip ist hier das Beruhigen des Leber-Windes sowie Kühlen und Umwandeln von Schleim. Die Hauptrezeptur ist eine Modifikation der *Ling Yang Gou Teng Tang* mit *Ling Yang Jiao*, *Gou Teng*, *Sang Ye*, *Ju Hua*, *Fu Shen*, *Chuan Bei Mu*, *Zhu Ru* und *Gan Cao*. Bei Konvulsionen sollten *Zi Xue Dan*, *An Gong Miu Huang Wan* oder *Zhi Bao Dan* gegeben werden.

Harngrieß und Steine

Harnsteine sind Ablagerungen, die sich in der Niere aus Kristallen bilden. Am häufigsten sind Ablagerungen aus Kalziumoxalaten. Sie machen etwa 70 bis 75% aller Harnsteine aus. Weitere, häufige Bestandteile sind Harnsäure, Kalziumphosphat, Magnesium-Ammonium-Phosphat oder Zystin.
Wenn nicht angeboren, liegt ihre Ursache in falscher Ernährung (Übergewicht) und zu geringer Trinkmenge, häufigen Harnwegsentzündungen und Abflußbehinderungen der Harnwege (beispielsweise Nierenbeckenverengungen).
Manchmal können auch Stoffwechselstörungen (Nebenschilddrüsenüberfunktion) die Ursache sein.

Ihre Symptome können Beschwerden sein, die von kaum bemerkbaren Bauch- oder Rückenschmerzen bis zu den stärksten, wellenförmigen Schmerzen, den so genannten Koliken, gehen. Meist sind die Beschwerden um so stärker, je kleiner die Steine sind, da sie leichter zu einem plötzlichen Verschluss und zu einer Drucksteigerung im Hohlsystem führen könne. Je größer die Steine sind, desto uncharakteristischer sind die Beschwerden.
Wenn sie in den Harnleiter eintreten, kommt es zur Ausstrahlung in den Unterbauch, beim Mann in den Hodensack, bei der Frau in Richtung der Schamlippen. Harnleitersteine in Blasennähe rufen Beschwerden beim Wasserlassen hervor, da ein stärkerer Blasenreiz vorhanden ist, und die Schmerzen strahlen beim Mann teilweise in das Glied aus. Bei der Kolik ist der Patient unruhig. Er verspürt häufig einen Brechreiz, und die Darmtätigkeit ist vermindert.

Im Nei Jing ist schon sowohl im Su Wen (Abschnitt Xuan Ming Wu Qi) als auch im Ling Shu (Abschnitt Jing Mai) von dieser Erkrankung die Rede, auch bei Zhang Zhong-Jing im *Shang Han Lun* und bei Sun Si-Miao (im Lue Ji Qian Jin Yi Fang) wird Anurie durch Steine (Long Bi) bereits angeführt. Li Yong-Cui (Qing Dynastie) schreibt im Zheng *Zhi* Hui Bu, im Kapitel Long Bi über die Ursachen desselben: »Bei Patienten mit Hitze, die sich im unteren Erwärmer ansammelt, so dass die Blase gestaut und der Harnleiter rauh und verstopft ist, existiert eine Rest-Hitze in der Lunge, so dass sie kein Wasser erzeugen kann und die Energetisierung (des Harns) durch das Qi ausbleibt: »...bei langwierigen Krankheiten mit viel Schweißbildung sind die Körperflüssigkeiten aufgebraucht, oder bei großem Ärger im Bereich des Lebermeridians ist das Qi blockiert und undurchgängig, bei schwachem, leerem Milz-Qi, ist die Regulierung ebenfalls außer Kontrolle.«
Anschließend führt er die Methodik der Therapie im Detail dort auf. (..)

Chinesische TCM-Ärzte bevorzugten in der Therapie dieser Erkrankung schon immer die Prinzipien »Hitze klären und Diurese fördern« für die Manifestation sowie »Niere tonisieren« für die Wurzel. In den meisten Krankenhäusern Chinas sind diese Methoden derzeit in Verwendung. Die typischen Formeln sind *Ba Zheng San* (Acht Arzneien-Pulver zur Korrektur), *Shi Wei San* (Pyrrosia-Pulver für Harnsteine) und *Zhu Ling Tang* (Dekokt mit *Sclerotium Polypori umbellati*).
Sie haben sich für Steine mit einem Durchmesser von weniger als 0,5 cm im oberen Harntrakt als effektiv erwiesen, bei größeren Steinen jedoch (> 0,6 cm Durchmesser) oder bei längerfristig feststeckenden Steinen funktioniert diese Methode nicht. Auch bei den Harnleiter blockierenden Steinen sowie bei Hydronephrose (Wassersackniere) kann diese Methode keine zufriedenstellenden Resultate erzielen.

Eine Studie hierzu aus Guangdong mit Jin Qian Cao (*Herba Lysimachiae* aus der Provinz Guangdong) verwendete diese als Solitärarznei, denn sie kann auch allein als Tee eingenommen werden um die Steinausleitungsrate erhöhen.

Eine Nachfolgeuntersuchung in einer Gruppe von 259 kurierten Fällen über einen Zeitraum von 2–11 Jahren ließ nur 5 Patienten mit Rückfällen erkennen. Die Rückfallquote betrug in diesem Fall 1,9%, und bei einem Zeitraum von 10 Jahren betrug sie 8,3%.

Bei Harnsteinen, die mit weniger Mühe ausgeschieden werden, hat sich auch folgende Mischung bewährt, die auf dem Blutstase-Syndrom basiert:

RP

Wang Bu Liu Xing 30 g, *Chuan Niu Xi* 12 g, *San Leng* 12 g , *E Zhu* 12 g *Ru Xiang* 6 g, *Mo Yao* 6 g, *Chuan Shan Jia* 6 g (notfalls weglassen, da nicht mehr erhältlich), *Zao Jiao Ci* 12 g und *Tao Ren* 12 g

Ferner kommt hinzu *Er Miao San* und *Astragalus*, der ja diuretisch wirkt: *Cang Zhu* 12 g, *Huang Bai* 12 g, *Huang Qi* 30 g

Fall Standard TCM:

Wang, ein Junge von 14 Jahren, hatte Schmerzen in der linken Lumbalregion. Zudem war vor vier Jahren in einer Harnuntersuchung okkultes Blut aufgefallen. Zunächst wurde er mit Verdacht auf eine Nephritis behandelt, jedoch ohne Erfolg.

Später wurden bei einer gründlichen Untersuchung in seiner linken Niere Steine aufgefunden. Im Röntgenbild äußerte sich der Stein in Form eines Hirschhorns. Da er nicht operiert werden konnte, nahm er sowohl Medikamente als auch TCM-Arzneien, doch ein Erfolg wollte sich nicht einstellen. Dann wurde er in unser Krankenhaus überwiesen. Zu jenem Zeitpunkt litt der Patient an schweren Schmerzen im linken unteren Rückenbereich, hatte aber keine Koliken. In der routinemäßigen Harnuntersuchung wurden rote Blutkörperchen 10-15/HP festgestellt. Ein Abdominal-Röntgenbild zeigte, dass der Stein eine Größe von 2,3cm x 1,8cm besaß und in der linken Niere lag. Eine intravenöse Pyelographie stellte eine moderate Hydronephrose links dar.

Der Patient war schlank, hatte einen normalen Appetit, eine blasse Zunge mit einem weißen, klebrigen Belag und einen dünnen Puls. Die

TCM-Diagnose lautete: Lumbalschmerzen aufgrund von Milz- und Magen-Qi-Mangel, und Qi-Stagnation aufgrund von Nässe-Retention. Die schulmedizinische Diagnose lautete: Nierenstein links. Dem Behandlungsprinzip zufolge musste man die Milz stärken, Nässe beseitigen, Qi regulieren und Diurese fördern. Eine modifizierte Version von *Rong Shi Tang* (Dekokt für Nierensteine) wurde verschrieben:

RP

Jin Qian Cao (Herba Lysimachiae) 5 g, *Wu Mei (Fructus Mume)* 5 Stück, *Zhi Bie Jia (Carapax Trionycis Preparata)* 6 g, *Sheng Yi Yi Ren (Semen Coicis)*15 g, *Fu Ling (Poria)* 9 g, *Bai Zhu (Rhizoma Atractylodis Macrocephalae)* 9 g, *Bai Zhi (Radix Angelicae Dahuricae)* 9 g, *Xia Ku Cao (Spica Prunellae)* 9 g, *Hua Shi* (Talcum) 9 g, *Cang Zhu (Rhizoma Atractylodis)* 9 g, *Che Qian Zi (Semen Plantaginis)* 12 g, *Huang Bai (Cortex Phellodendri)* 6 g

Als Dekokt sollte täglich eine Dosis abgekocht und morgens, mittags und nachmittags eingenommen werden. Nach der Einnahme erhöhte sich die Urinquantität und die unteren Rückenbeschwerden waren gelindert. Nach Einnahme von 14 Dosen konnte der Patient 2 Stücke und einige Fragmente des Steins ausscheiden.
Eine intravenöse Pyelographie stellte fest, dass die Hydronephrose sich verbessert hatte, und auf dem Röntgenbild waren weniger Nierensteine zu sehen. Nun sollte der Patient die Rezeptur mitsamt einer alkalischen Lösung weiterhin einnehmen. Im Folgezeitraum wurde die Rezeptur entsprechend geändert; die Steine verkleinerten sich, bis schließlich nach 2 Jahren röntgenologisch keine Steine mehr dargestellt werden konnten. Eine weitere intravenöse Pyelographie verlief negativ.

Ergänzung: Prostatakarzinome und deren Metastasen

Wenngleich Onkologie nicht zum expliziten Thema dieses Buches gehört, so betrifft der Prostatakrebs zum einen die männlichen Patienten und es gibt hier auch deutliche Zusammenhänge mit den Hormonen. Daher darf dieses Thema hier nicht ungenannt bleiben:

Krebs ist in den sogenannten zivilisierten Ländern als Todesursache immer unter den ersten drei. Interessanterweise erkranken unter den Tieren auch Haushunde an diesem Krebs, was einen Zusammenhang mit der Lebensweise des Menschen herstellen könnte. Wie der Herr, so der Hund? Neuerdings gibt es dazu eine weitere Erkenntnis:
Die im Fleisch und Milch zu findenden Plasmidome (BMMF) fördern zumindest Brust- und Dickdarmkarzinome[53], was auch einen Zusammenhang zwischen den weit höheren Krebsraten in der sog. 1.Welt im Vergleich zu ärmeren Ländern erklären würde. Um diese via Entzündungen krebsfördernder Faktoren, die wie Prionen noch kleiner als Virionen sind, zu erforschen, bedarf es aber noch langer Forschung.

In Deutschland sterben knapp 3 von 100 Männern an Prostatakrebs. Der Häufigkeitsgipfel liegt um das 72. Lebensjahr. Der Prostatakrebs gehört somit zu den häufigsten Todesusachen des Mannes: innerhalb der Gruppe der an Krebs verstorbenen Männer ist er für etwa zehn Prozent der Todesfälle verantwortlich und stellt damit die dritthäufigste tödliche Krebserkrankung nach Lungen- und Darmkrebs insgesamt dar.

Fast 20 Prozent aller bei Männern jährlich neu auftretenden Krebserkrankungen betreffen nämlich die Prostata, pro Jahr kommt es zu rund 58.000 Neuerkrankungen.

Beim Prostatakrebs findet sich eine weitere Besonderheit: Untersuchungen an verstorbenen Männern haben ergeben, dass etwas 30 Prozent der Männer über 50 Jahren ein sogenanntes stummes Karzinom in sich tragen, bei dem zu Lebzeiten keinerlei Beschwerden auftreten. Bei dieser Art von Prostatakrebs bedarf es in der Regel auch keiner Behandlung.

Prinzipiell stehen zur Therapie des Prostatakrebses folgende Herangehensweisen zur Verfügung:

53 https://www.bfr.bund.de/cm/343/neuartige-erreger-in-rind-und-kuhmilchprodukten-weitere-forschung-notwendig.pdf, https://www.krebsdaten.de/Krebs/DE/Content/Publikationen/Krebs_in_Deutschland/kid_2017/kid_2017_c00_97_krebs_gesamt.pdf?__blob=publicationFile, sowie https://1.bp.blogspot.com/-3FSTORV-tIHs/VdMGIih7B6I/AAAAAAAAkfY/Db8dutyaKSI/s1600/weltkarte_krebs_englisch.jpg

- Aktives Beobachten (watchful Waiting),
- Operation,
- Bestrahlung,
- Anti-Hormontherapie und
- Chemotherapie.

In den USA wurde vor Jahren ein weiteres Verfahren versucht: Es basiert auf die »Impfung« mit antigenpräsentierenden Zellen, die mit einem rekombinanten Fusionsprotein (PA2024) beladen werden und die körpereigene Immunantwort stimulieren. Versuche finden derzeit mit einigem Erfolg bei Patienten mit androgen-unabhängigem Prostatakarzinom statt. Diese Patienten konnten bisher nur schwer behandelt werden, da sie auf eine Hormontherapie nicht ansprechen. Die meist gut verträgliche immuntherapeutische Behandlung (Krebsimmuntherapie) führte im Rahmen der Studien zu signifikanten Remissionen und zur Verlängerung der Überlebenszeit. Diese Behandlung ist in Deutschland noch nicht zugelassen, außerdem fragt man sich, welche Wirkung die Therapie auf das Yang-Qi hat. Sipuleucel-T, der Wirkstoff, soll das Immunsystem der behandelten Patienten, die bereits an einem Prostatakarzinom erkrankt sind, stimulieren, um so den Tumor zu bekämpfen. Die häufigsten Nebenwirkungen waren: Fieber, Kältegefühl und Tremor[54]. Ist dies also wirklich ein Wei-Qi-Verstärker oder macht es ein Yin-Feuer?

Diagnose: PSA vs. CPA-3

PSA: Es gibt eine anhaltende Diskussion über den Nutzen der PSA-Bestimmung als Screen ing-Methode auf Prostatakrebs. Große Studien erbrachten in einer Zwischenauswertung keine endgültige Antwort. Der Vater des PSA-Screenings, der Urologe Dr. Tomas Stamey von der Stanford University, sieht nur eine 40-50%ige Relation zwischen dem Test und den Werten zwischen 2 und 10ng/ml, die auch bei BPH ansteigen können.

54 Journal of Clinical Oncology 2006; 24: 3089-3094 und: http://www.aerzteblatt.de/v4/news/news.asp?id=36196, Prostatakarzinom: »Impfstoff« verlängert Leben, sowie: http://www.deutsche-apothekerzeitung.de/pharmazie/news/2010/05/05/therapeutischer-impfstoff-provenge-zugelassen.html

Kritiker merken auch an, dass mit dem PSA-Test sogenannte stumme Prostatakarzinome entdeckt werden könnten. Dies könnte in der Folge für die Betroffenen psychische und mitunter auch körperliche negative Auswirkungen haben. Dann nämlich, wenn unüberlegt weitere Untersuchungen oder eine Therapie eingeleitet würden, die eigentlich nicht notwendig wären.
Der stumme Prostatakrebs ist eine Form des Prostatakrebses, bei dem keinerlei Beschwerden auftreten und somit in der Regel auch keine Therapie erforderlich ist.[55]

PCA3: bezeichnet einen Biomarker für das Prostatakarzinom. Nachweisverfahren für dieses Molekül wurden für die medizinische Diagnostik entwickelt und werden kommerziell angeboten.
Der sog. »PCA3-Test« dient dem Nachweis PCA3-positiver Tumorzellen im Urin. Derzeit gilt ein PCA-3 Score von 35 als cut-off Wert, da hier das Verhältnis von Sensitivität und Spezifität besonders günstig ist. In der klinischen Anwendung scheint dies jedoch nicht im Vordergrund zu stehen. Ziel ist es, unnötige Biopsien zu vermeiden und dabei trotzdem möglichst alle Patienten mit signifikantem Prostatakarzinom zu erfassen. In dieser Hinsicht ist der neuere PCA-3 Test in der Schulmedizin sicher ein Fortschritt.

55 Grundsätzliche Zweifel am Wert der Prostata-Früherkennung äußern die beiden Biologen Christian Weymayr und Klaus Koch in ihrem Buch »Mythos Krebsvorsorge« (Frankfurt/Main 2003). Der PSA-Wert schwanke bei Gesunden wie Kranken deutlich. Auf 100 richtig erkannte Tumore kämen 25 bis 250, die durch den PSA-Test übersehen würden, argumentieren sie nach Durchsicht der Fachliteratur. Derzeit könne nicht gesagt werden, ob Operation oder Bestrahlung die Sterblichkeit positiv beeinflussten und reinem Abwarten überlegen seien. Ferner: ÄRZTLICHE PRAXIS / Jahr: 2004 / Ausgabe: 82+83 / Seite: 12PSA als Tumormarker einst gefeiert, jetzt gefeuert: US-Mediziner Stamey kündigt seinem Liebling die Freundschaft.

Hormonbehandlungsresistentes Prostatakarzinom (eigener Fall)
G.P. *16.1.1945
2002 Ca pR3b, pN1, M0?, Gleason 7
Radikale Prostata-OP am 10.9.2002 nach Biopsie. PSA 24,7ng/ml
Anamnese: Reizleitung Sinus langsam, KHK, Brennen im Schritt

Kam im Sommer 2002 kurz vor OP in Praxis.
Auffällig Stasefleck am Frenulusknoten unter der Zunge, Puls langsam (s.o.) Zahneindrücke ein Grad, Einschlafstörungen, kalte Füße, oft heiser.
TCA ab 2002, unauffällig.

Ab 2004 zwei Jahre Arzneimittel-Pause, aber fast jährlich Kur in Onko-Reha.
3/06 **PSA** Anstieg – Beginn mit Anti-Androgenen Trenantone, Cyproteron, sowie Zometa (Zolendronsäure)
6/08 Testosteron 672 PSA 12
1/09 testo 710 PSA 41,65
4/09 testo 840 PSA 31,77. Nachdem Trenantone und Cyproteron sich als Flop erwiesen, begann man mit Eligard (Leuprorelin)-Spritzen. Zugleich setzte auch ich antineoplastische Arzneien ein. Hier eine RP aus 2008:

RP
Für 50 Tage Granulat, Gesamtdosis zu 2 x 8 g:
Morgens 1 x 8 g:
Xiang Fu 9 g, *Yi Mu Cao* 15 g, *Bai Hua She She Cao* 21 g , *Cang Zhu* 6 g, *Chen Pi* 12 g, *Chuan Xiong* 12 g, *Du Zhong* 18 g, *Gan Jiang* 3 g, *Jiang Huang* 15 g, *Gan Cao* 6 g, *Gou Qi Zi* 12 g, *Hu Zhang* 12 g, *Huang Qi* 30 g, *Wang Bu Liu Xing* 18 g , *Ci Wu Jia* 12 g, *Bu Gu Zhi* 12 g

Abends 1 x 8 g:
Jiao Gu Lan 28 g, *Nü Zhen Zi* 21 g, *Bie Jia* 6 g, *Sheng Jiang* 12 g, *Mai Men Dong* 18 g, *Shi Shang Bai* (Hb. Selaginella) 36 g , *Tu Si Zi* 15 g, *Tian Men Dong* 12 g, *Dan Shen* 18 g, *Wang Bu Liu Xing* 18 g, *Xuan Shen* 12 g, *Zhi Mu* 12 g, *Zao Xiu (Qi Ye Yi Zhi Hua)* 36 g

9/09 PSA Anstieg 93,50; Testo immer noch **791!** – PET: Ossäre Metastasenverdacht HWk6, BWK 5-6 und 11? auch suspekte LK an Niere und Becken – Radiatio und Eligard 6 Monate, Testo von 791 auf 61, müde, Wallungen, Stimmung schlecht > Kurklinik Hyperthermie, hier Sinusarrythmie festgestellt.

Ab 2010 hatte ich die Feuerschule entdeckt und kombinierte dann Attacke und Tonisierung miteinander:

Bitte für 80 Tage umrechnen – Gesamtdosis zu 2 x 9 g:
RP
Dong Chong Xia Cao 18 g, *She Gan* 12 g, *Yi Yi Ren* 12 g , *Huang Qi* 90 g, *Tian Nan Xing* 12 g , *Tu Bie Cong* 6 g , *Chen Pi* 12 g, *Gan Cao* 6 g, *Gui Ban* 6 g, *Bie Jia* 18 g, *Liu Huang* 12 g , *Sha Ren* 12 g, *Ma Huang* 12 g, *Gui Zhi* 60 g, *Zhi Fu Zi* 90 g

2010 Testo 230 auf 10, PSA 0,3
2011 Asthma stark, PSA 0,07, Hyperthermie in Kurklinik, Halslymphknoten geschwollen, V.a. Metastasen, Kurzatmigkeit, Leberwerte schlecht (TC-Arznei hepatoprotektiv zusätzlich)
2013 Testosteronsenker abgesetzt, Asthma Besserung, V.a. Metastasen im Halslymphknoten, PSA steigt wieder.
Oktober 2014 Nur noch Zytiga, aber 2014 Dosis verringert (4 → 3), PSA =0,92, offenbar doch keine M im Hals (Fehldiagnose?).
4/15 AZ sehr gut, PSA 1,36; Transaminasen ok. *Danach Eigenbestellung von leider schlechter chinesischer Arznei aus Hong Kong via Internet durch Patienten um Geld zu sparen (!).*
9/15 PSA 2,3
12/15 PSA 5,5, dann wieder Zytiga, Eligard, Cortioide und TCA aus zuverlässiger Qualität aus Apotheke.
3/16 Jetzt Zytiga nicht mehr, aber Xtandi und Eligard, Reizhusten stärker, (Asthma) Lunge 60%, Fatique, PSA 5,5
6/16 Nykturie, dauerhaft kalte Füße noch kälter, Luftnot stärker, Puls teilweise um 40/min., PSA 3,17 Med.: Xtandi und Eligard (6-Monatsspritze)

1/17 Im November 2016 1. Synkope wg. Bradycardie (57/min.), Xtandi: NW Ischämie Herz und Stürze! Darauf Ramipril (ACE-Hemmer) Folge:
6/17 Strophantin wg. Herz, Methadon begonnen (NW Stuhl fest), Xtandi abgesetzt, Gewicht wieder 80kg, AZ besser. Unterzunge: 0 Grad, Puls: Nieren-Yin leer und Yang weich (Ruo)
10/17 Methadon abgesetzt, PSA 14 wieder Xtandi: Gewicht wieder -5kg, Asthma wieder stärker, Eligard weiter, Schlaf schlecht
11/17 PSA 19,88, Unterzunge: 0 Grad, Puls: Nieren-Yin leer (xu)
2/18 2 Stents gesetzt, (Kerkhoff), Schlaf besser, wieder Methadon, Gewicht konstant, H+F wärmer 4/18 PSA 14,58, Unterzunge: 0-1 Grad, Nieren-Yin und Yang weich
6/18 wieder Ramipril, Xtandi und Methadon weiter, Gewicht weniger auf 75kg, Pulse: Nieren-Yang weich (ruo) und Yin leer, Lunge leer, Unterzunge: 1 Grad
7/18 PSA 22,10
10/18 PSA 15,83
11/18 PSA 12,9; Kur, Gewicht 76kg wieder steigend, Ramipril herunter auf 2,5mg, Unterzunge: 1 Grad, Pulse: Nieren-Yin weg, Nieren Yang leer, Lunge leer

RP
Morgens 60 Tage:
Wei Ling Xian 30 g, *Xia Ku Cao* 18 g, *Xi Xin* 6 g, *Sha Ren* 18 g, *Chuan Xiong* 18 g, *Hou Po* 15 g, *Chai Hu* 9 g, *Huang Qi* 75 g, *Ren Shen* 15 g, *Qing Pi* 15 g, *Gan Jiang* 24 g, *Zhi Fu Zi* 90 g, *Zhi Gan Cao* 6 g

Abends 60 Tage:
Yuan Hu 15 g, *San Qi* 18 g, *Gui Zhi* 15 g, *Sheng Jiang* 30 g, *Dan Shen* 6 g, *Xi Xin* 3 g, *E Jiao* 30 g, *Dang Gui* 30 g, *Ling Zhi* (Ganoderma) 24 g, *Yin Yang Huo* 30 g, *Jiao Gu Lan* 18 g, *Dong Chong Xia Cao* 24 g, *Zhi Fu Zi* 9 g

Update *5/19*; 74 Jahre, davon 17 mit Prostata-Ca und Metastasen. Aber noch fit und in gutem Allgemeinzustand. Die Metastasen sind nicht gewachsen, wie jährliche PET-Scans ergaben. Da ihm Hoffnung auf eine Heilung gemacht wurden, fragte er die gesetzliche Krankenkasse nach der Erstattung einer teuren Lutetium-177-Therapie [56].

Da er niemals eine Standard-Chemotherapie und Bestrahlung gemacht hatte, wurde ihm dieses neue Verfahren erst nach einer Standard-Chemotherapie erlaubt, und nach einer deutlichen Verschlechterung des AZ durch die 2020 durchgeführte Chemotherapie anschließend ebenfalls vorgenommen, allerdings mit nur kurzer, anfänglicher Verbesserung und einer weiteren Abnahme des Allgemeinzustandes. Im Jahre 2022 nach weiterer Verschlechterung durch Corona-Infektionen, verstarb der Patient schließlich 2022 nach seinem metastasierten Carcinom, an einem Herzversagen.
In der gesamten Zeit begleitete ihn von 2002 bis 2022 die chinesische Arzneimitteltherapie.

Die Zukunft der Prostata-Krebs-Behandlung?

Seit 30 Jahren verfolgt der Radiologe und Krebsforscher Dr. Robert Gatenby[57] einen anderen Ansatz:
Basierend auf der Evolutionsbiologie, wo neue invasive Tierarten sich mit den »gesunden« heimischen Arten auseinandersetzen müssen und Berechnungen, wie sich solche Populationen weiterentwickeln, setzt sein Konzept nicht darauf, die mit der Zeit Resistenz entwickelnden Krebszellen so weit wie möglich abzutöten, sondern auch die verschiedenen Zellvariationen der Krebszellen in einem Gleichgewicht zu halten, welches die Entwicklung von therapieresistenten Metastasen hemmt.
Damit wird Krebs von einer infausten Erkrankung zu einer chronischen Erkrankung, mit der der Patient noch viele Jahre überleben kann.
Seine ersten Forschungen hierzu machte Gatenby mit Prostatakrebs-

56 Mit Hilfe der Endoradiotherapie versuchen Nuklearmediziner Prostatatumore, die schon Metastasen in anderen Organen wie der Leber oder den Knochen gebildet haben, oft noch längere Zeit in Schach halten.

57 http://www.kn-online.de/Kiel/Krebsforscher-Gatenby-Mit-dem-Krebs-leben-lernen

Patienten, und wurde heftig angegriffen, wenngleich die Akzeptanz der »Adaptiven Krebstherapie« gestiegen ist und mittlerweile Studien zu anderen Krebsarten gemacht werden.[58]
Auch Gatenbys Prostata-Patienten bekamen Chemotherapie und antiandrogen wirksame Substanzen wie Zytiga[59], aber nur phasenweise, um den Selektionskampf unter den Krebszellen nicht zu hemmen.
Die verschiedenen Mutationen der Krebszellen müssen sich nämlich nicht nur mit dem Immunsystem und den gesunden Zellen auseinandersetzen, sondern auch mit der eigenen Konkurrenz. Ein Bombenteppich aus Mitosegiften, wie normalerweise in der Chemotherapie verwendet, führt unweigerlich nach Darwins Prinzip vom »Survival of the Fittest« zur Züchtung von resistenten Krebszellen, die auf die Chemotherapie nicht mehr ansprechen.

Gatenby erklärt:

> »Resistenz gegen eine Therapie geht mit Kosten für die resistenten Zellen einher, die Zellen müssen Proteine produzieren, dafür brauchen sie Energie. Wenn eine Therapie permanent da ist, haben die resistenten Zellen einen Vorteil, nicht aber bei niedriger dosierter Therapie. Dann können die anderen Zellen überleben, und die resistenten werden sich nicht komplett durchsetzen können.«

Was hat das nun mit TCM zu tun?

Wie erfahrene Phytotherapeuten wissen, kann der richtige Einsatz von immunmodulierenden oder immunstimulierenden Arzneien wie z. B. *Huang Qi*, *San Qi* oder *Ren Shen*, die Immunabwehr auch gegen Krebszellen stärken. Diese müssen sich bei einer Kombination von adaptiver Krebstherapie und chinesischen Phytotherapeutika somit mit zwei Gegnern auseinandersetzen, nämlich der eigenen Konkurrenz und dem Immunsystem, welches jedes Mal dann stärker zum Zuge kommt, wenn die Wirkung von Mitosegiften oder den mit Antiandrogenen gegebenen Immunsuppressiva nachlässt.

58 https://www.ncbi.nlm.nih.gov/pmc/articles/PMC6005351/pdf/nihms856516.pdf, siehe auch: https://www.ncbi.nlm.nih.gov/pmc/articles/PMC6168119/pdf/pbio.2007066.pdf

59 https://www.oncotrends.de/metastasierter-prostatakrebs-welche-vor-oder-nachteile-hat-abirateron-zytiga-42931/

Behandlung nach der Chinesischen Medizin

Fülle (selten, meist nur bei jungen Männern):
Hier können häufige Prostataentzündungen die Ursache sein.

1. Akute Harnverhaltung durch pathogene Flüssigkeit und Nässe

Symptome:
Harnverhaltung, schwacher Harnstrahl oder Brennen, Druck oder Schmerz im Unterbauch und oberhalb des Beckenbodens, trockener Stuhl.
Zungenbelag dick oder schlüpfrig, Pulse fein oder schwach

Therapieprinzip:
Wasser ausleiten, Nässe umwandeln

Formel: Variation des *Ba Zheng San* (Pulver der acht Korrekten)
RP
Che Qian Zi 30 g, *Mu Tong* 6 g, *Mai Ya* 12 g, *Bian Xu* 30 g, *Hua Shi* 9 g, *Gan Cao* 6 g, *Dan Zhu Ye* 9 g, *Yi Yi Ren* 15 g, *Fu Ling* 12 g, *Zhu Ling* 12 g

2. Gestaute Hitze im Unterbauch

Symptome:
Trockener Mund, teils bitterer Mundgeschmack, Fieber oder Temperaturerhöhung, schwacher Harnstrahl oder Brennen, Schmerz im Rücken und Oberschenkeln, trockener Stuhl oder Verstopfung.
Zunge tiefrot oder dunkelrot, Zungenbelag gelb, Pulse beschleunigt und schlüpfrig, in einer oder beiden Nierenpositionen voll.

Differentialdiagnose:
Pulse fein oder schwach und höheres Lebensalter deuten eher auf ein Yin-Feuer im Unteren Erwärmer (Feuer, das seinen Platz verloren hat) hin. Keinesfalls verwechseln, da dann nicht gekühlt werden darf, außer mit *Huang Bai*!

Therapieprinzip:
Hitze kühlen, Knoten zerstreuen

Formel: Variation des *Han Tong Tang* (Dekokt, dass die Kälte durchgängig macht)
RP
Huang Bai 9 g, *Sha Ren* 9 g, *Zhi Mu* 12 g, *Bai Shao* 15 g, *Hua Shi* 12 g, *Zhi Zi* 9 g, *Huang Qin* 9 g, *Huang Lian* 3 g, *Sheng Di Huang* 12 g, *Mu Dan Pi* 9 g, *Bai Hua She She Cao* 30 g, *Long Kui* 30 g (Solanum nigrum, bei uns nicht zugelassen, Ersatz: *Qi Ye Yi Zhi Hua, Hb. Paris Polyphylla* 30 g)

3. Blutstase staut sich im Inneren
Symptome:
Starke stechende unerträgliche Gelenk- oder Rückenschmerzen, Bewegungssteifheit, Nachtverschlimmerung, Unruhe oder Reizbarkeit, schwacher Harnstrahl oder Brennen.
Zunge: Blaßviolett oder livide, Stasezeichen der Unterzunge, besonders am Nodulus frenulae (Knoten des Zungenbändchens), der aus der Caruncula sublingualis und der gemeinsamen Mündung der Ausführungsgänge der Glandula submandibularis (Unterkieferspeicheldrüse) und der Glandula sublingualis (Unterzungenspeicheldrüse) besteht. Dieser »Knoten« ist eine kleine, warzenförmige Erhebung in der Schleimhaut des Mundbodens seitlich des Zungenbändchens (Frenulum linguae).
Auffallend ist, dass häufig bei Blutstase im Unterbauch sowohl bei Myomen, Ovarialzysten in Frauen, aber auch bei BPH und allen Neoplasmen des Unterbauchs, sofern mit Blutstase assoziiert, Punkte oder Flecken entstehen, die teils die gesamte Fläche des Knotens abdecken. Dies ist eine klinische Beobachtung meinerseits, inwieweit sie diagnostisch signifikant ist, wird die Zeit zeigen.
Pulse: fein oder rau.

Therapieprinzip:
Stase umwandeln, Blut beleben

Formel: Variation des *Tao Ren Hong Hua Tang Jianjia* (Dekokt aus Persica und Carthamus)
RP
Tao Ren 12 g, *Hong Hua* 12 g, *Sheng Di Huang* 18 g, *Chi Shao* 12 g, *Bai Shao* 6 g, *Dang Gui* 12 g, *Chuan Xiong* 12 g, *Dan Shen* 15 g, *Yi Mu Cao* 18 g, *Wang Bu Liu Xing* 30 g, *Yuan Hu Suo* 24-30 g

Leere (häufiger, im Prinzip meist bei Männern über 50 Lebensjahre):

1. Milz-Qi Leere

Symptome:
Müdigkeit oder schnelle Erschöpfbarkeit, Abmagerung, spontane Schweiße, Inappetenz, manchmal Verdauungsstörungen nach rohen oder schwer verdaulichen Speisen, Redefluß, dünner Stuhl mit unverdauten Nahrungsresten, Schwierigkeiten bei der Harnentleerung oder häufiger, profuser Urin.
Zungenkörper blaßrot mit Zahneindrücken, gedunsen. Pulse fein oder schwach.

Therapieprinzip:
Milz tonisieren, Qi stärken

Formel: Variation der *Bu Zhong Yi Qi Tang* (Mitte tonisierendes, Qi mehrendes Dekokt)
RP
Huang Qi 60 g, *Ren Shen* 12 g, *Bai Zhu* 12 g, *Chen Pi* 6 g, *Sheng Ma* 9 g, *Tai Zi Shen* 15 g, *Dang Gui* 12 g, *Zhi Gan Cao* 6 g, *Yi Yi Ren* 18 g, *Fu Ling* 12 g, *Ji Nei Jin* 12 g, *Gan Jiang* 12 g, *Rou Gui* 6 g

Modifikation:
Bei gleichzeitiger Yin-Leere hinzufügen von *Bie Jia* 15 g, *Mai Men Dong* 18 g, *Yu Zhu* 12 g und *Han Lian Cao* 18 g

2. Nieren-Yang Leere

Symptome:

Müdigkeit, Impotenz, Schwächegefühl in Beinen oder Rücken, Kälte- oder Windempfindlichkeit, kalte Füße oder Extremitäten, Vorliebe für warme Getränke oder Abneigung gegen eisgekühlte Getränke, Harnverhaltung, schwacher Harnstrahl oder Brennen bei Ejakulation oder beim Urinieren, häufige Nykturie.

Zunge blaß, Belag weiß oder schlüpfrig glänzend, Pulse tief, fein oder kraftlos, schwach, bei akuten Schmerzen auch gespannt in Chi-Position (Nieren-Yin oder Nieren-Yang).

Therapieprinzip:

Wärmen und Stärken des Nieren-Yang

Formel: Variation der *Fu Gui Ba Wei Wan* (Pille der acht Arzneien mit Aconit und Cinnamomum)

RP

Zhi Fu Zi 24-30 g, *You Rou Gui* 6 g (mit Dekokt herunterspülen) oder *Rou Gui* 12 g (gegen Ende hinzufügen), *Shou Di Huang* 12 g, *Shan Yao* 18 g, *Shan Yu Rou* 6 g, *Mu Dan Pi* 9 g, *Fu Ling* 12 g, *Yin Yang Huo* 30 g, *Xian Mao* 9 g, *Tu Si Zi* 15 g, *Bu Gu Zhi* 15 g

Zusätzlich sollte, wenn keine akute Entzündung oder Zeichen von echter Hitze bestehen, dem Patienten empfohlen werden, abends vor dem Schlafen eine warme Wärmflasche oder Kirschkernkissen auf den Unterbauch zu legen.

Weiterer eigener Fall:

»Watchful waiting« Pat. KHZ. Geb. 8.3.1923

Historie: 5/08: Prostata-Ca cT3

Brachytherapie (seeds) 2000, danach PSA 1ng/ml allmählicher Anstieg, intermittierende Androgenblockade, dann PSA von 12 auf 9,2 ng/ml, keine Androkur, abgesetzt

5/08: Prostata-Ca cT3 (der Tumor hat sich über die Prostatakapsel hinaus in Samenkapsel ausgebreitet), Gx, Nx, Mx

10/08: Erster Besuch in meiner Praxis:
Medikation: Dutasterid (Testosteronblocker)
Beschwerden Nykturie, schwacher Harnstrahl, Tinnitus, Schwindel, Stimmungstiefs (NW?), Erythropenie, Juckreiz der Haut, kalte Füße, Konstipation, Gedächtnisleistung unbefriedigend, Durchschlafstörungen
Zunge: Spitze rot, Seiten rot, Belag: Mitte: dick, weiß, hinten: dicker, weißgelb, Unterzunge: Blutstase Grad II (3-10 Stasepunkte)
Puls: R>L, L Cun (Herz) tief/fein, R Chi (Niere-Yang) tief, fein, Rest normal

Diagnose:
Blutstase, Schleim, Nieren Yang-Leere und Yin-Leere

Arznei für 70 Tage umrechnen, Gesamtdosis zu 2x7g
RP
Shi Chang Pu 9g, *Bai Jiang Can* 12g, *Tu Bie Chong* 12g, *San Qi* 12g, *Gu Sui Bu* 12g, *Bu Gu Zhi* 12g, *Zhi Fu Zi* 30g, *Gan Jiang* 20g, *Gan Cao* 10g, *Wang Bu Liu Xing* 45g, *Jiang Huang* 15g, *Dang Gui* 18g, *Chuan Xiong* 15g,*Bie Jia* 12g, *Sha Ren* 20g, *Huang Bai* 15g, *Wu Yao* 12g

Pause, *2. Besuch am 15.1.2009*, alle Medikamente abgesetzt, außer seit zwei Monaten Helixor, PSA auf 4,0, Nachtschweiß, Juckreiz weg, Stuhlgang normal, Urin riecht stark, Durchschlafen etwas besser. Füße warm. Zunge: Blaßrot, Belag weißgelb, dick (akuter AW-Infekt), trocken, Unterzunge Stase 1 Grad (bis 3 Staseflecken)
Puls: L>R, L Guan (Leber) Schwach (ruo), R Cun (Lunge) tief, schwach (Chen, Xi), alle anderen etwas oberflächlich

Arznei für 45 Tage umrechnen, Gesamtdosis zu 2x7g
RP
Shi Chang Pu 9g, *Tu Bie Chong* 12g, *San Qi* 12g, *Gu Sui Bu* 12g, *Bu Gu Zhi* 18g, *Zhi Fu Zi* 60g, *Gan Jiang* 20g, *Gan Cao* 10g, *Rou Gui* 15g, *Wang Bu Liu Xing* 45g, *Jiang Huang* 15g, *Chuan Xiong* 15g, *Dang Gui* 18g, *Bie Jia* 18g, *Sha Ren* 30g, *Huang Bai* 15g, *Wu Yao* 15g, *E Jiao* 12g, *Sheng Mu Li* 18g, *Huang Qi* 60g

3. Besuch, 12.5.2009: Helixor abgesetzt, aber PSA 2,1 (im April 3,58), Tinnitus noch laut, Eustachsche Röhre zu, Nachtschweiß.
Zunge: Blaßrot, Belag: trocken, hinten dick, weißgelb, Unterzunge: Ca. 0,5 Grad, 1 Fleck am Nodulus
Puls: Alle kraftvoll, leicht saitenförmig (xian).

RP
wie oben, plus *Di Long* 12 g, *Bai Jiang Can* 12 g, *Rou Gui* auf 21 g erhöht, plus *Tu Fu Ling* 120 g

4. Besuch, am 9.9.2009: PSA: 0,32ng, Erythrozyten: normal aber Hb GW niedrig, Tinnitus besser, Nachtschweiß weg, Verschleimung der Nasen-Ohrenwege nach Hörgerät, Harnverhaltung, danach Alpha-1-Blocker verschrieben bekommen.
Zunge: Normal, Unterzunge: noch winziger Fleck am Nodulus frenulae
Puls: L Chi (Niere) groß (wegen Harnstau?), R Chi schwach (ruo)

RP
Arznei für 30 Tage umrechnen, Gesamtdosis zu 2 x 7 g
Tu Fu Ling 150 g, *Xi Xin* 12 g, *Xin Yi Hua* 15 g, *Bai Zhi* 15 g, *Shi Chang Pu* 15 g, *Bu Gu Zhi* 15 g, *Rou Cong Rong* 15 g, *Zhi Fu Zi* 30 g, *Gan Jiang* 20 g, *Gan Cao* 9 g, *Rou Gui* 30 g, *Liu Huang* 12 g, *Wang Bu Liu Xing* 30 g, *Dang Shen* 30 g, *Jie Geng* 15 g

Pause bis 10.10.2009, dann 5. Besuch: Inzwischen Wirbelfraktur HWS, darauf Alendroat, darauf Kiefernekrose, PSA auf 16, daraufhin wieder Antihormone, darauf wieder depressives Fatique-Syndrom, Hb niedrig (4,14).

Diagnose
Ohr: Tubenventilationsstörung
Zunge normal, UZV: noch sichtbarer Stasepunkt auf Nodulus
Puls: Wieder Nieren-Yin groß, Nieren-Yang schwach

Rp
Dang Gui 24 g, *Shi Chang Pu* 6 g, *Yi Zhi Ren* 9 g, *Bu Gu Zhi* 6 g, *San Qi* 6 g, *Tong Cao* 6 g, *Zhi Fu Zi* 30 g, *Zhi Gan Cao* 6 g

Beim letzten Besuch im Februar 2013 ging es ihm immer noch gut. Er kam ca. 2x im Jahr zur Untersuchung und feierte im März 2013 seinen 90. Geburtstag. Danach wurde noch telefonisch nachbestellt:

Arznei für 66 Tage umrechnen, Gesamtdosis zu 2x10g
San Qi 2g, *Xu Duan* 2g, *Bu Gu Zhi* 3g, *Rou Cong Rong* 2g,
Gu Sui Bu 2g, *Huang Bai* 0,5g, *Sha Ren* 1,5g, *Da Huang* 0,5g,
Zhi Fu Zi 3g, *Huang Qi* 3g, *Zhi Gan Cao* 0,5g

Ab 2015 nach einem Sturz mit Oberschenkhalsbruch und 3 Monaten stationärem Aufenthalt setzte eine massive Demenz ein. Danach wurde noch etwa 1-2 jährlich eine Rezeptur für Knochenaufbau und Blasenentzündung (katheterisiert) auf indirekte Anamnese durch seine Tochter verschrieben bis etwa 2016.
Am 7.11.2017 in seinem 95. Lebensjahr verstarb der Patient an Pneumonie. Der Krebs hatte es nicht geschafft.

Weiterer eigener Fall: metastasiertes Prostata-Ca
Patient H.S. 22.10.1949
ED P-CA 2004 pT3b, pN0, M0 Gleason-Score 7
OP und Radiation
2005 Rezidiv bei PSA 21 mit erneuter Bestrahlung, danach auf 0,78
1/07 PSA 1,3 steigend auf 2,4
2007 LK-Rezidiv bei PSA 21

Diagnose:
Bauchbrennen, Narbenschmerzen Unterbauch, Durchschlafstörungen (seit Jahrzehnten Nachtarbeiter), Nachtschweiß.
Zunge: 3 Grad tiefe Zahneindrücke, belaglose Stellen, Pulse: Ni-Yin schwach, Ni-Yang leer

Behandlungsbeginn mit TCM April 2007 parallel zu neuer Radiationstherapie PSA 2,84
9/07 PSA 3,4
11/07 PSA 4,11
12/07 PSA 4,46

1/08 PSA 2,69
4/08 PSA 0,7, Testo von 10 ➛ 7,7 müg/l
Ab September 2009 Macoumareinnahme, PSA 1,7, Testo 0,14
5/11 V.a. Lungenmetastase, bipulmonal, Thoralkotomie 12 Keile-Lk, danach Antiandrogen Plenaxis (Abarelix), NW: Hitzewallungen
6/11 Respirat. Versagen bei Narkoseeinleitung, V.a. Schädelmetastase MRT
5/12 keine Schädelmetastase
11/12 V.a. Humeruskopf-Metastase MRT, PSA 0,60, Testo 0,09

RP
Bitte auf 35 Tage umrechnen: Tagesdosis (2 x 9 g):
Morgens 1 x 9 g (1:1)
E Jiao 1 g, *Dong Chong Xia Cao* 1 g, *Zhi Gan Cao* 1 g, *Huang Qi* 4,5 g, *Yin Yang Huo* 2 g, *Zhi Fu Zi* 7,5 g

Abends 1 x 9 g (im Verhältnis):
Sha Ren 28 g, *Shi Chang Pu* 12 g, *Huo Xiang* 18 g, *Liu Huang* 15 g (fein gesiebt), *E Jiao* 18 g, *San Qi* 12 g, *Bu Gu Zhi* 30 g , *Mai Men Dong* 15 g, *Tian Men Dong* 30 g , *Jiao Gu Lan* 15 g, *Dang Gui* 30 g, *Da Zao* 15 g

11/13 Lunge Rundherde rückläufig Infiltrate nicht mehr nachweisbar, Schädel unauffällig, Humerus auch 1/2014 Xtandi, Synkope, evtl. Hypertensiv PSA 0,07, Testo 0
3/16 V.a. neue Lungen-Metastasen
10/16 Sigmadivertikulitis
7/08 Androcur
08 Finasterin Testo 8,1 PSA 0,2
09 Abrarelix Schwindel, Müdigkeit, PSA 2,68 3-Monatsimplantat Busrelin (Butylserylrelin) NW: Mm-Kater,
12/09 PA 1,7 T:0,14, leider auch Leu- kopenie, Hk bei 40, Transaminasenerhöhung.
➛ Hepatoprotektive TCA, nach 4 Mon. normal. Wieder Arbeit in Backstube am WE.
5/11 Hypertonisch, dann Ramipril, dann Reizhusten Hals, Kalte Füße

6/11 Pneumonie mit Antibiose, MRT: kleine neue Lungenherde → Chemo mit Docetaxel, dann Stuhl flüssig für Wochen. Leukos 1,7 Rotes BB auch schlecht, Zusammenbruch

RP
auf 21 Tage umrechnen: Rp für ca. Tage, (2x9 g):
Morgens 1 x 9 g:
Jiao Gu Lan 30 g, *Zhi Gan Cao* 6 g, *Jiang Huang* 15 g, *He Huan Pi* 15 g, *Hong Jing Tian* 20 g, *Huang Qi* 90 g, *Rou Gui* 15 g, *Yin Yang Huo* 90 g, *Zhi Fu Zi* 90 g

Abends 1 x 9 g:
San Qi 12 g, *Bu Gu Zhi* 30 g, *Mai Men Dong* 30 g, *Jiao Gu Lan* 15 g, *Dang Gui* 18 g, *Gui Zhi* 18 g, *Duan Mu Li* 15 g, *Da Zao* 15 g

12/12 Degarelix und Abirateron (Zytiga)/Cortison NW: Hitzewallungen, kalte Füße, Allergien
12/13 von Zytiga auf Xtandi ohne Cortison, Mm-Schwäche, Schweiß viel
9/14 Citalopram wegen massiver Schlafstörungen

RP
auf 55 Tage umrechnen: RP für 2 x 9 g pro Tag:
Morgens 1 x 9 g (1:1)
Hong Jing Tian 1,5 g, *Shi Chang Pu* 1 g, *He Huan Pi* 3 g, *Huang Qi* 2 g, *Ren Shen* 1 g, *Zhi Gan Cao* 0,5 g, *San Qi* 1 g, *Jiao Gu Lan* 2 g, *Zhi Fu Zi* 6 g

Abends 1 x 9 g (im Verhältnis):
Zhi Fu Zi 6 g, *Gui Zhi* 18 g, *Huang Lian* 6 g, *Jiao Gu Lan* 12 g, *Dan Shen* 12 g, *Liu Huang* 12 g (fein gesiebt), *Suan Zao Ren* 30 g, *Duan Long Gu* 12 g, *Bu Gu Zhi* 30 g, *Fu Pen Zi* 6 g, *Bai He* 30 g, *Tian Men Dong* 30 g

3/15 Profact Spritze (Busrelin), Thorax-M konstant, kein Wachstum, PSA 0,99 T:0,03
12/15 PSA 0,71
2/16 PSA 1,47, T:1,08
6/16 PSA 1,73 T:0 Profact (Spritze Pause bis 2017)

10/16 Divertikulitis Antibiose
6/17 Profact Spritze nach PSA 4,83 T:0,03
6/18 wieder Zytiga 2 x 5mg PSA 0,76 → 0,48
4/18 PSA okay Testo okay, derzeit wieder guter AZ. Patient freut sich auf den 70. Geburtstag trotz immer wieder metastasiertem (oder doch nicht?) Prostata-Ca seit über 10 Jahren.

RP vom 9.4.2019
auf 68 Tage umrechnen: RP für 2 x 9 g/d:
Morgens 68 Tage 1 x 9 g (1:1):
Huang Qi 5 g, *Bai Hua She She Cao* 2 g, *She Gan* 0,5 g, *Yuan Hu* 0,5 g, *Wa Leng Zi* 0,5 g, *Wang Bu Liu Xing* 1,5 g, *Sheng Gan Cao* 0,5 g, *Tian Ma* 3 g, *Gou Teng* 3 g, *San Qi* 1,5 g

Abends 1 x 9 g 68 Tage (im Verhältnis):
Zhi Fu Zi 6 g, *Yuan Hu* 36 g, *Xuan Shen* 18 g, *Rou Gui* 12 g, *Yin Yang Huo* 30 g, *Di Long* 30 g, *Ye Jiao Teng* 18 g, *Jiao Gu Lan* 30 g, *Wang Bu Liu Xing* 30 g, *Hei Hu Jiao* 3 g (Sm. Piperis pulvis, fein), *Jiang Huang* 24 g, *Yu Jin* 12 g, *Liu Huang* (Sulf. pulv.) 12 g, *Suan Zao Ren* 30 g, *Bu Gu Zhi* 45 g, *Tian Men Dong* 30 g

Update Anfang 2023: Dem mittlerweile 75-jährigen Patienten geht es nach 17 Jahren mit chinesischer Arzneimitteltherapie immer noch gut ohne Beschwerden oder Verschlechterungen. Diverse hormonhemmende Arzneien werden immer mal wieder versucht und wegen der Nebenwirkungen wieder abgesetzt. Hier habe ich oftmals die Nebenwirkungen der Medikationen behandelt, bevor ich mich wieder um das Thema Krebs kümmern konnte. Aber auch die Hormondeprivation hat Fortschritte gemacht und vielleicht ist das sogar besser, als immer das Gleiche zu geben, wie Dr. Gatenbys Idee zu zeigen scheint.
Prostatakrebs, wenn nicht allzu aggressiv gegen den Tumor mit der Schulmedizin und zugleich mit chinesischer Arznei aufbauend für den Körper behandelt wird, scheint somit der Vorreiter einer neuen Arzneimitteltherapie zu sein, die dem Krebs seinen Schrecken nimmt.

Reizblase und chronische-rezidivierende Blasenentzündung der Frau

Nachdem wir uns dem **vorderen Yin des Mannes** zugewendet haben, fehlt hier noch ein wichtiges Thema, zur Urologie des vorderen Yin der Frau, wegen welchem viele Patientinnen wieder erfolgreich mit der chinesischen Medizin, und dort vor allem der Feuerschule behandelt werden: Immer wieder auftretende Harnwegsinfekte mit Entzündungen der Harnblase. Cystitis oder Infekte der gesamten Harnwege werden oft mit Antibiotika behandelt. Aufgrund der Reduzierung der bakteriell induzierten Thermogenese der Darmflora wird aber der Bauch und Unterbauch mit jedem Mal kühler, so dass die Infekte immer häufiger kommen und die Antibiose immer stärker wird. Wie bereits in meinem »Feuerschule«-Buch »*Vom Füllen der Leere*« erwähnt, erzeugt ein kalter Unterbauch eine schlechtere Durchblutung und somit eine schwächere Immunabwehr: In einer Studie aus den USA und Israel genügte ein Aussetzen der Hände, des Gesichtes, des unteren Rückens und des Beckens in eine länger als 30 Minuten dauernde Kälte, um ein Ansteigen der Harnwegsinfekte zu bewirken.
Eine andere randomisierte Studie aus Norwegen zeigte, dass ein Kühlen der Füße für 30 Minuten bei 20% der Frauen eine gesicherte Harnwegsinfektion innerhalb von 72 Stunden auslöste.Sollte man daher nicht den Bauch besser wärmen, anstatt weiter zu kühlen?

<u>Eigener Fall: Chronisch rezidivierende Harnwegsinfekte mit Blasenentzündungen</u>

Patientin A. L. 47 Jahre, kam im Februar 2020 in meine Praxis wegen chronisch-rezidivierender Cystitis.
Diese trat seit der Kindheit immer wieder monatlich mit blutigem Urin mit E.coli-Bakterien und Eiweiß auf. Kein Ansprechen auf Ciprofloxacin, Angocin oder pflanzliche Antibiotika.
Die Auslösung erfolgte oft nach GV oder bei großem Streß.
Blutdruck niedrig.

OPs: Appendix 1987 und 1981 OP zur Harnröhrenerweiterung.
Gewicht 65kg/172cm, Trinkmenge 2 L/d.
Stuhl etwas fest 0,3-1 x/d, Nykturie 1 x nachts.
Vorliebe für warme Getränke bei Abneigung gg. Kälte mit kalten Händen und Füßen. Oft Früherwachen nachts oder leichter Schlaf mit Durchschlafstörungen.
Menses alle 25 Tage bei Spirale, mit 4-5 Tagen Blutung. PMS: Stimmungschwankungen, Schmerzen in Brust und Rücken. 2 Geburten, spontan.
Zunge blaßrot mit starken Zahneindrücken, Belag weiß, sehr dünn (nach Antibiose!), Unterzunge unauffällig.
Pulsdiagnose:

rechts schwächer als links +	rechts vorwiegend chen (tief) –
Herz: xi, fu (fein, oberflächlich)	Lunge: xi, chen (fein, tief)
Leber: xi, hua (fein, schlüpfrig)	Milz: hua > ruo (schlüpfrig, schwach)
Ni-Yin: xü (leer)	Nieren-Yang: xü (leer)

Diagnose:
Nieren-Yang und Nieren-Yin-Leere, Milz-Qi Leere, Nässe-Kälte im unteren Erwärmer.

RP
Arzneigranulat für 35 Tage, Dos 2 x 8 g/d:
Morgens nach dem Frühstück, sowie abends, vor dem Schlafen
2-3 min. köcheln lassen und einnehmen:
Morgens:
Bi Cheng Xie 12 g, *Cang Zhu* 12 g, *Huang Bai* 12 g, *Huang Qi* 60 g, *Sheng Gan Cao* 15 g, *Hua Shi* 30 g, *Huo Xiang* 30 g, *Gan Jiang* 30 g, *Zhi Fu Zi* 60 g,

Abends:
Xi Yang Shen 15 g, *Suan Zao Ren* 30 g, *Rou Gui* 18 g, *Bu Gu Zhi* 30 g, *Dang Gui* 30 g, *Zhi Fu Zi* 6 g, *Sheng Jiang* 15 g, *Gui Zhi* 15 g, *Da Zao* 12 g

Erklärung:
Die Tagmischung zielt mit trocknenden und kühlenden Arzneien auf den U.E. plus Blutung stillendes *Hua Shi* kombiniert mit *Gan Cao* (= *Liu Yi San*[60]).
Das *Gan Cao* unterstützt hier die Kaiserarznei *Huang Qi* beim Stärken der schwachen Milz. *Huang Qi* spült durch seine diuretische Wirkung auch die Harnwege gut durch.
Das *Huo Xiang* bewegt nicht nur den trägen Dickdarm, sondern wirkt antibakteriell auf den Urin. *Gan Jiang* unterstützt *Fu Zi* hier als *Si Ni Tang*-Variation beim Tonisieren des Nieren Yang.
Die Nachtmischung erfüllt folgende Zwecke: Die niedrige Dosis *Fu Zi* gibt dem Yang den Anstoß, in den Schlaf zu starten, ohne aufzuputschen, für die Dauer des Schlafes ist *Suan Zao Ren* und *Da Zao* verantwortlich, während *Bu Gu Zhi* nicht nur das Yang stärkt, sondern auch die schlafstörende Blase beruhigt.
Gui Zhi und *Sheng Jiang* wärmen die Leitbahnen mit dem *Fu Zi*, während *Dang Gui* den Darm befeuchtet und mit *Rou Gui* das Blut im U.E. durchblutet und wärmt. Hinzu kommt das *Xi Yang Shen* für das schwache Nieren-Yin, da es mit dem *Dang Gui* (hier als Kaiserarznei) Blut und Yin nährt.

Etwa nach 2 Monaten waren Schlaf und Blase stabil, Durchschlafen problemlos und Zahneindrücke deutlich reduziert, während die Pulse im Nieren-Yang noch leichte Tendenz zu xu (leer) und Nieren-Yin zu ruan (weich) aufwiesen.
Nach kleinen Modifikationen kam es erst im Juni 2020 wieder zu leichtem Harnbrennen ohne Blut bei beschwerdefreiem AZ. Da im Winter die Füße noch kalt waren, sah im Dezember die wärmere Rezeptur bei 2 x 8 g so aus:

60 Da Liu Yi 6:1 bedeutet, müßte die Mischung hier *Er Yi San* heißen, da das Talkum und das Süßholz nur ein Verhältnis von 30g zu 15g haben. Die Überlegung war, dass die Rezeptur überladen würde, nähme man 180g *Hua Shi* und dass ja andere Arzneien in die gleiche Richtung zielen.

Morgens für 50 Tage:
Hong Hua 15 g, *Bi Cheng Xie*[61] 18 g, *Chuan Xin Lian* 12 g,
Cang Zhu 15 g, *Huang Bai* 12 g, *Huang Qi* 60 g, *Sheng Gan Cao* 9 g,
Huo Xiang 30 g, *Hua Shi* 30 g,
***Gan Jiang* 36 g, *Rou Gui* 15 g, *Zhi Fu Zi* 90 g**

Die Mischung wurde also wärmer, sollte aber auch das kalte *Chuan Xin Lian* (Coronaprophylaxe) ausgleichen.

Abends für 50 Tage:
***Nü Zhen Zi* 15 g, *Han Lian Cao* 15 g,** *Xi Yang Shen* 12 g,
Dang Gui 30 g, ***Wang Bu Liu Xing* 15 g**, ***Bi Cheng Xie* 15 g**,
Bu Gu Zhi 30 g, *Zhi Fu Zi* 6 g , *Suan Zao Ren* 30 g, *Rou Gui* 18 g,
Sheng Jiang 24 g *Gui Zhi* 15 g, *Da Zao* 15 g

Hier kamen noch mehr Nieren-Yin und Unterbauch-Arzneien hinzu, da nach Ziehen der Spirale die Menstruation über 30 Tage brauchte. Um die Harnwege zu stabilisieren, kamen nachts nochmals das warme *Bi Cheng Xie* zu den warmen Yang-Tonika hinzu.

Im Jahr 2021 kamen keine Blaseninfekte mehr vor. Da der Streß stark zunahm, und der Zyklus nach Arzneipause mit Zwischenblutungen reagierte, sowie nach einer BNT-Impfung ganz ausblieb, wurde die Therapie fortgeführt: Es kamen 60 g *Hong Jing Tian* hinzu und *Fu Zi* wurde auf 120 g erhöht.
Nach einer Corona-Infektion[62] im Oktober 2022 kam erstmals nach zwei Jahren wieder eine Blasenentzündung vor. Es blieb die einzige bis zum aktuellen Stand (Sommer 2023), aber wegen zunehmender Perimenopausalproblemen wird die Therapie fortgeführt.

61 Fr. Litsea cubaba, Kubebenpfeffer, manchmal auch Bi Cheng Qie oder (bei Bensky) Bi Cheng Jie geschrieben. Es wärmt Niere und vertreibe Kälte aus der Blase.

62 Forschungsberichte, welche über die Schwächung des Immunsystems durch das in Impfung und Infekt vorhandene S1-Protein berichten, wurden in meinem E-Book »Long-Covid – was wir wissen und was wir tun können« bereits 7/22 berichtet. Inzwischen gibt es sehr viel mehr darüber.

Fall von **Fan Zhong-Lin:** Nierenbeckenentzündung (Shaoyin-Lin-Zheng)

Patientin Zhou, 40 Jahre, Arbeiterin in Fabrik.

Im Mai 1973 mit starken Schmerzen in der Hüfte, Harnverhalt, in zwei Krankenhäusern gewesen mit gleichem Ergebnis:

Urin trüb, große Menge an weißen, kleine Menge roter Blutkörperchen. Etwas Proteinurie.

Das Blutbild ergab ebenfalls eine Erhöhung der WBK. Ergebnis war eine deutliche Pyelonephritis.

Sie hatte zuvor für über drei Monate CM und westliche Pharmaka eingenommen, aber bisher ohne Erfolg.

1. Besuch am 29. August des gleichen Jahres.

Die Symptomatik hatte immer weiter zugenommen: Urin war spärlich und brennend aber bei hoher Frequenz, gelb und mit Nachtropfen. Außerdem stechende Schmerzen, welche vom Rücken bis in den Unterbauch zogen.

Außerdem Kopfschmerzen, Kälteabneigung und keine Schweißbildung. Kalte Hände und Füße, Gesicht mit leichtem gelbem Teint.

Zungenkörper blaßrot mit dünnem gelbem Belag.

Diese Erkrankung zählt zu den Lin-Erkrankungen des Shang Han. Das Syndrom zählt zur Shaoyin-Schicht mit Taiyang-Shang Han.

Die Therapie muß daher vom Taiyang ausgehen, indem man die Kälte vertreibt und die Couli (Poren) öffnet, um das Pathogen auszutreiben.

Daher nimmt man eine *Gan Cao Ma Huang* Tang Variation:

Ma Huang 10 g, *Gan Cao* 30 g, *Cong Bai* 60 g

Davon zwei Verabreichungen.

Danach 2. Besuch: Besserung von Kopfschmerz, Kälteabneigung, auch Hüftschmerz etwas besser. Der Urin floss ebenfalls verbessert. Alle anderen Symptome noch vorhanden. Der Zungenbelag war ebenfalls weniger gelb.

Nachdem also das Taiyang Kälte-Pathogen vertrieben war, muß man den Qi-Apparat von Shao*Yin Er*reichen, um die Blase zu erreichen.

Hierfür gibt man eine *Si Ni San* – Variation:
Chai Hu 10 g, *Zhi Shi* 12 g, *Bai Shao* 12 g, *Gan Cao* 3 g
+ *Fu Ling* 30 g, *Jie Geng* 30 g

Hiervon wurden drei Verabreichungen gegeben, danach war der Urin wieder klar und keine Auffälligkeiten mehr meßbar.
Im November 1979 bei der Nachfrage ergab sich, dass trotz starker körperlicher Belastung keine ähnliche Symptomatik mehr aufgetreten sei. Normalerweise wird kein Diaphoretikum wie *Ma Huang* bei Harnwegsproblemen verschrieben. Hier mußte aber zunächst die darüberliegende Biao-Erkrankung behandelt werden, bevor sich Dr. Fan den Harnwegen zuwendete.

Fall von **Li Ke:** Ma Huang Tang-Variation zur Behandlung einer Nierenbeckenentzündung mit iatrogenen Folgen.
Pat. X, weiblich, 34 Jahre, kam am 14.11.1982 mit akuter Glomerulonephritis für 3 Monate stationär ins örtliche Krankenhaus, bekam dort 70 Verabreichungen chinesischer Arzneimittel verordnet, welche sie zusammen mit westlichen Pharmaka über insgesamt 7 Monate einnahm. Die Rheo- Encephalographie ergab den Beginn einer leichten Arteriosklerose des Gehirns.

Bei der Erstdiagnose durch Dr. Li zeigte sie ein aufgedunsenes gerötetes »Mondgesicht« aufgrund der dauerhaft verabreichten Corticoide. Die Schwellung war so stark, dass sie morgens die Augen nicht öffnen konnte. Sie schied wenig Urin aus, litt unter Schwindel und Taubheit der Extremitäten. Obwohl Knie und Beine kraftlos waren, erstreckte sich das Ödem nicht nach unten.
Die Patientin war empfindlich gegen Wind und Kälte, hatte aber zugleich Durst und bitteren Mundgeschmack. Die Zunge war rot mit gelbem Belag.
Der Blutdruck normal, der Puls fu, hua und shuo (oberflächlich, schlüpfrig und beschleunigt).

Obwohl die Hauptsymptomatik bereits sieben Monate zurücklag, gab es immer noch Anzeichen von Wind (Abneigung dagegen) und Wasser

(Ödem) im Biao. Über die lange Zeit haben sich diese in Hitze umgewandelt und sind schließlich als Leber-Wind nach oben geschlagen.

Daher eignet sich hier die Kombination von *Ma Huang Lian Qiao Chi Xiao Dou Tang*[63] mit *Zhen Gan Xi Feng Tang* plus *Zhi Jing San* (*Wu Gong* und *Quan Xie*):
Ma Huang 10 g, *Xing Ren* 10 g, *Lian Qiao* 30 g, *Chi Xiao Dou* 30 g, *Gan Cao* 10 g
Dai Ze Shi (gemahlen) 30 g, *Huai Niu Xi* 30 g, *Bai Shao* 15 g, *Sheng Mu Li* 15 g, *Sheng Long Gu* 15 g
Gui Ban 15 g, *Xuan Shen* 15 g, *Tian Men Dong* 15 g, *Qing Hao* 10 g

Pulverisiert zum Herunterspülen mit der Arznei:
Quan Xie 3 g, *Wu Gong* 2 Stk.

Nach drei Verabreichungen begann Schwitzen und das Gesichtsödem reduzierte sich um 70-80%, das Gesicht war nicht länger rot, die Taubheit in den Gliedern nahm ab, aber die Patientin hatte einige Minuten lang Herzrasen und Reizbarkeit, sowie für 3 Nächte Schlafstörungen.

Daher gab Dr. Li die ursprüngliche Rezeptur plus Chan Tui 15 g für zwei Verabreichungen. danach alle Biao-Symptome verschwunden, einschließlich den neuen Symptomatik.

Denn die Biao Symptomatik war zwar beseitigt, aber er mußte sich auf das Nähren des Yin und das besänftigen der Leber konzentrieren. Daher gab er nur noch die obigen *Zhen Gan Xi Feng Tang* plus *Zhi* Jing San sowie *Tao Ren* 10 g und *Hong Hua* 10 g für 6 Verabreichungen, wonach keine Symptome mehr vorhanden waren. Auch die Proteinurie war nicht mehr messbar.

63 Zu finden auf Seite 489 in meinem Buch »Vom Füllen der Leere. Yang-Leere mit der Feuerschule und Chinesischer Phytotherapie behandeln«, mit *Ma Huang, Lian Qiao, Xing Ren, Da Zao, Zi Bi Pi, Chi Xiao Dou, Sheng Jiang* und *Gan Cao.*

Teil vier: Übersetzungen zur Sexualmedizin aus klassischen Quellen

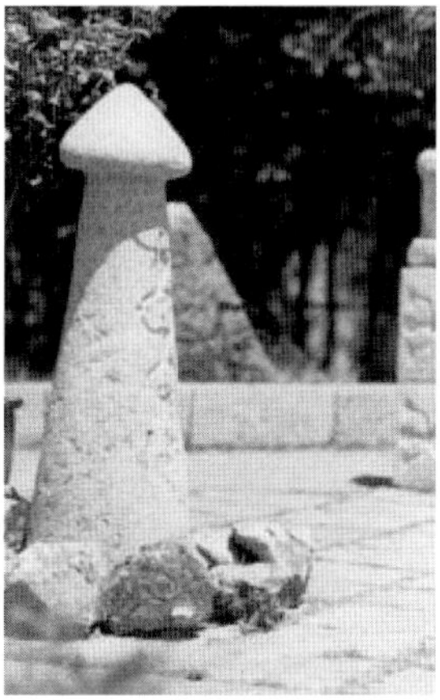

Der berühmte Daoist Ge Hong (284-363), der als erstes die Artemisia-Pflanze gegen Malaria beschrieben hatte, erforschte viele in seiner Zeit übliche daoistische Praktiken.
In seinem Buch Bao Pu Zi, empfiehlt er in den »Inneren Kapiteln« Abschnitt *Sanfte Hinweise*[64], die Methode des chinesischen Methusalems Peng Zu, der 700 Jahre gelebt haben soll, da er die Schlafzimmertechniken praktizierte.
Ge Hong schreibt:

> Andere Texte sind oft kompliziert, erschöpfend, schwer auszuführen und ihre Ergebnisse sind nicht unbedingt so, wie in den Büchern beschrieben. Nur wenige beherrschen das dort Beschriebene, während die mündlichen Überlieferungen nur ein paar tausend Wörter beinhalten.

In dem Kapitel *Hindernisse freimachen*[65] schreibt er ähnlich:

> Es gibt über zehn verschiedene Schulen der Schlafzimmertechniken. Manche wollen damit Schäden beheben, manche Krankheiten heilen, manche saugen das Yin auf, um das Yang zu stärken, manche wollen damit das Leben verlängern, aber es gibt nur ein wahres Ziel: Das Gehirn zu tonisieren!

Er warnt sogar vor einer falschen Anwendung dieser Methoden:

> Das sind alles schamanische Bücher und Lügen von Dämonen, welche aus einer guten Sache durch Übertreibung zur Lüge führen.
> Oder sie fälschen und erzählen Unwahrheiten, um die Welt zu täuschen und ihre Absicht zu verbergen, Schüler zu rekrutieren.
> Die Kunst von Yin und Yang kann bei hohem Niveau auch kleinere Krankheiten heilen, und bei niedrigem Niveau kann man hierdurch Verausgabung vermeiden (..).

64 https://ctext.org/baopuzi/wei-zhi/zhs
65 https://ctext.org/baopuzi/shi-zhi/zhs 2. Abschnitt

Wenn aber die einfachen Leute hörten, dass der Gelbe Kaiser mit eintausendzweihundert Frauen in den Himmel aufstieg, so meinten sie, dass der Gelbe Kaiser dieses Ereignis nur nutzte, um Langlebigkeit zu erreichen, aber sie wussten nicht, dass der Gelbe Kaiser am Jingshan-Berg hinabstieg und über den Dinghu-See flog, um das Elixier der Neun zu erreichen, und er hierdurch erst auf einem Drachen in den Himmel aufstieg. (..)
Die meisten Menschen kennen nur eine Methode: Je mehr Kurtisanen, desto besser.
Wenn sie aber diese Methode nicht richtig kennen und anwenden, so können daher ein oder zwei Menschen zu schnellerem Tod gebracht werden.[66]
Die Methode von Peng Zu ist daher die wichtigste. (..)
Diejenigen, die sie nicht kennen, können nicht ewig leben, selbst wenn sie Hunderte von Medikamenten einnehmen.

Ge Hong: Bao Pu-Zi, Nei Pian

Huang Di Nei Jing Su Wen[67] （上古天真輪）

Der gelbe Kaiser fragte (mal wieder): »Wenn ein Mensch alt wird, aber kinderlos – liegt es an der Erschöpfung seiner körperlichen Kraft, oder weil der Himmel die Jahre bestimmt hat?«
Qi Bo spach: »Wenn ein Mädchen sieben Jahre alt ist, so ist das Qi ihrer Nieren stark und ihre Zähne wechseln und die Haare werden länger.
Mit zweimal sieben kommt ihre Tiangui (天癸, Himmliches Maß[68]) und das Ren-Mai (Konzeptionsgefäß) wird durchgängig, während das Chong-Mai (Penetrationsgefäß) üppig gefüllt wird. Daher beginnt die Menarche und sie kann Kinder haben.
Mit dreimal sieben ist ihr Nieren-Qi ausgeglichen und sie bekommt Weisheitszähne und reift zu ihrer endgültigen Gestalt heran.
Mit viermal sieben werden ihre Sehnen und Knochen fester und ihr Haar erreicht sein längstes Wachstum.

66 Siehe hierzu zum Beispiel die Tachikawa-Ryu, eine japanische Schule aus dem 12. Jh., welche Methoden der urspünglich tantrischen Dakini Ten (»Fuchsfee«), für sexuellen Vampirismus benutzte, um durch das Jing (Sperma) von Männern besondere Fähigkeiten zu erhalten. Siehe dazu Jason Read: Fox Magic, Ss. 108ff.

67 https://ctext.org/huangdi-neijing/shang-gu-tian-zhen-lun/zh

68 In Shi-Ji (Aufzeichnungen der Historiker, 1.Jh. v.Z.) heißt es: 癸之言揆也,言万物可揆度,故曰癸. Guǐ bedeutet Kúi, ein Maß mit dem die zehntausend Dinge berechnet werden, daher auch Guǐ.

Mit fünfmal sieben lässt ihre Yangming-Leitbahn nach, danach wird ihr Gesicht trockener und die Haare dünner.
Mit sechsmal sieben lassen die drei Yang-Leitbahnen[69] von oben nach unten nach, danach ist das Gesicht faltig und die Haare werden weißer.
Mit sieben mal sieben ist das Ren-Mai (Konzenptionsgefäß) in Leere, und das Chong-Mai (Penetrationsgefäß) ist erschöpft.
Das himmlische Maß ist somit verbraucht und der Kanal von Himmel nach Erde (Uterus) undurchlässig, daher ist ihre (äußere) Form zerstört und sie kann keine Kinder mehr haben.

Wenn der (spätere) Ehemann acht Jahre alt ist, ist sein Nieren-Qi voll und die Zähne wechseln und Haare wachsen.
Mit zweimal acht ist sein Nieren-Qi überfließend, sein Tiangui (天癸, Himmliches Maß) beginnt und sein Jing tritt aus, so dass er – wenn sich Yin und Yang vereinen[70] – Kinder haben kann.
Mit dreimal acht ist sein Nieren-Qi ausgeglichen und harmonisch und daher werden Sehnen und Knochen fester, er bekommt Weisheitszähne und reift zu seiner endgültigen Gestalt heran.
Mit viermal acht werden seine Sehnen und Knochen, Muskeln und Fleisch stark und fest.
Mit fünfmal acht lässt sein Nieren-Qi nach; sein Haar wird dünner und seine Zähne wackelig.
Mit sechsmal acht wird sein Yang-Qi schwächer und sein Gesicht wird trocken (faltig) und die Haare werden weißer.
Mit sieben Mal acht wird sein Leber-Qi schwächer und somit seine Sehnen steifer.
Mit acht mal acht ist das himmlische Maß verbraucht, sein Jing spärlich, die Niere bricht zusammen, daher ist seine (äußere) Form zerstört.
Mit acht mal acht verliert er Zähne und Haare. Da die Niere das Wasser regiert, speichert sie das Jing der fünf Zang- und sechs Fu-Organe. Wenn deren Jing also üppig ist, so kann dies auch verbraucht werden. Nun sind aber die Speicher der fünf Zang-Organe entleert, Sehen und Knochen verhärtet, das Maß des Himmels verbraucht. Seine Haare sind weiß, sein Körper fühlt sich schwer an, sein Gang ist gebeugt und er kann keine Kinder mehr haben.

69 Dünndarm, Dickdarm und San Jiao, welche sich ebenfalls in Gesicht und Kopfhaar verzweigen.

70 Yin-Yang – Vereinigung ist das Gleiche wie poetisch gesagt, Wolken und Regen machen, Drache und Phönix vereinigen, Kan und Li verbinden, usw. Sie wissen schon…

Harmonisieren von Yin und Yang[71] (合陰陽)

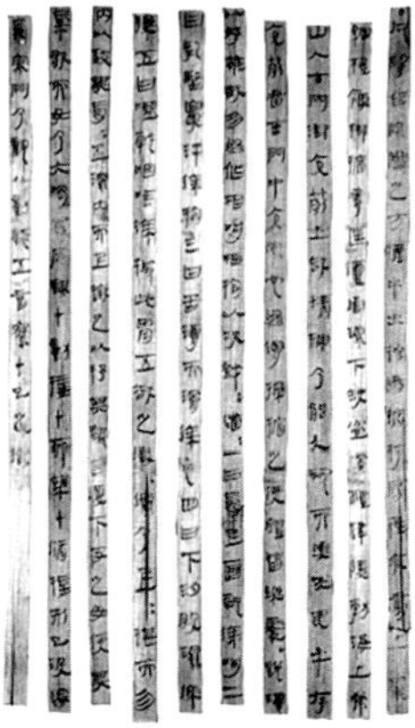

Dieser Text, der erst vor einigen Jahrzehnten ausgegraben wurde, zeigt, wie genau die Handbücher für die sexuelle Vereinigung über Anatomie und Physiologie des Körpers informiert waren, aber auch wie hoch entwickelt dieses Wissen in China vor 2200 Jahren bereits war. Man darf bei der Übersetzung auch nicht vergessen, dass es in dieser Sammlung viele medizinische Texte gab und die Leser der »Schlafzimmerliteratur« keine obskuren Ratespiele erwarteten, sondern konkrete Anweisungen, also nicht Anweisungen wie »Streiche den Bambuskorb und überquere das Meer des Weines,« sondern »Streichle den Kopf in Höhe von Aku-Punkt Cheng Guang, dann streiche herunter zum Nacken und Halsbereich, wo man länger verweilt…«

He Yin Yang (合陰陽) (Originaltext, Kommentare in den Fußnoten)

Im Allgemeinen, wo auch immer Yin und Yang vereinigt werden sollen, nimmt man die Hände und streicht von den Handgelenken an den Ellbogen entlang bis unter die Achseln, fährt hinauf bis an den Nacken, streichelt den Kopf[72] an der Seite und streiche herunter zum Nacken und Halsbereich wo man länger und dann vom Schlüsselbein nach unten streicht.

71 http://www.xinfajia.net/4347.html, https://www.yxyjxc.com/news/5551235.html
Original: https://www.thepaper.cn/newsDetail_forward_15298939. Bei manchen Zeichen mußte ich die antike Verwendung finden und inhaltlich interpolieren um ein Bedeutung zu erarbeiten.

72 Wörtlich: an *Cheng Guang*, Blase 6, beidseitig seitlich des Scheitels, wie es manche chinesische Autoren (s.o.) erklären. Die Interpretation bei Cleary (Sex, Health and long Life) ist teilweise inkorrekt, da er z. B. die Knochen des Schambeins (Qu Gu, Heng Gu, siehe übernächste Fußnote) als »Rippen« bezeichnet. Douglas Wiles sehr gute Interpretation (Art of Bedchamber, 78ff.) rät allerdings manchmal nicht die Bedeutung, sondern versteckt sie in obskuren Übersetzungen der Akupunkturpunkte, die man bei Sinologen nicht immer voraussetzen kann. Manches andere ist sehr fantasievoll übersetzt: Woher bei Wile die Kröte (toad »in the moon«) in der siebten Stellung den Mond hat, entzieht sich völlig meinem Verständnis. Andere Autoren wie Serejski (Chinese Kama Sutra) haben diese Fehler brav und falsch übernommen.

Von den Brustwarzen[73] fährt man herunter über den Schamberg[74] und in das dunkle Tor hinein, wo sich die seitlichen Schamlippen[75] kreuzen. Dort erhalte man die himmlische Essenz (Jing), welche nach einer Weile die Vereinigung von Himmel und Erde ermöglicht.[76]
Wo sich über dem dunklen Tor die Muskeln[77] kreuzen, ist dessen wichtigster Punkt. Dort sollte man reiben und darum herumstreichen, um im ganzen Körper Wellen von freudigem Kitzeln zu erzeugen. Wenn ein großes Glücksgefühl erreicht wird, so ist es gut.
Danach sollte nicht gleich dem Drang zur Vereinigung gefolgt werden, sondern ein Umarmen und miteinander spielen ist angebracht.

Der Weg der Freude ist wie folgt:

- Zuerst wird das Gesicht heiß, atme langsam.
- Das Zweite ist, wenn die Brustwarzen sich aufstellen und auf dem Nasenrücken Schweißperlen entstehen, umarme langsam.
- Das Dritte ist eine bewegliche und schlüpfrige Zunge, laß sich (den Speichel) langsam sammeln.
- Das Vierte ist eine zunehmende Feuchtigkeit im Schritt, reibe diese langsam.
- Das Fünfte ist ein Heiserwerden der Stimme aber vermehrte Speichelbildung, die Bewegungen sollten langsam erfolgen.

Dies sind die fünf Zeichen des Verlangens. Sind diese erreicht, so kann man fortschreiten. Dringe aber noch nicht ein, bis ihr Qi angekommen ist.[78]

73 Wörtlich: Punkt *Ru Zhong*, Magen 17, auf den Brustwarzen

74 Von Punkt Chong Mai 1 *Heng Gu* zu Punkt Ren Mai 2, *Qu Gu*

75 Wörtlich: Muskelkreuzung, d.h. wo die Schamlippen am oberen Ende zusammenlaufen. Hier ist der Bereich der Klitoris gemeint, heute mit modernem Namen »Stil des Yin« 阴蒂 bezeichnet.

76 Hier heißt es 上欲精神, also wörtlich »oben, trinke, Essenz, göttlich«. Es heißt also, dass das salzige Sekret aus der Vulva oben absorbiert werden soll. Ob dies eine Anspielung auf Cunnilingus ist, oder auf welche Weise dies geschehen soll, kann nur vermutet werden.

77 筋 »Jin«: Das Wort kann Adern, Sehnen, Muskeln oder Venen heißen und bezeichnet längliche schmale Teile des Körpers. In diesem Falle ist die Stelle gemeint, wo die inneren Schamlippen verlaufen, also die Klitorisvorhaut.

78 Vermutlich ist mit »Ankommen des Qi« hier der erste Klimax der Partnerin beim Petting gemeint. Unten im Text erfolgt dann noch ein weiterer bei der Vereinigung.

Wenn das Qi angekommen ist, dringe man tief nach oben ein, bis eine Hitze entsteht, und ziehe wieder nach unten und wiederhole es immer wieder, damit nicht ihr Qi ruht und sie dadurch sehr trocken wird.
Nach diesem Erhitzen folgen die zehn (Hüft-)bewegungen, verbunden mit den zehn Stellungen, gemischt mit den zehn schmückenden Stößen. Um zu wissen, ob diese Methode das Tor der Vorfahren[79] erreicht hat, muß man auf die acht Bewegungen achten, auf die fünf Laute hören und die zehn Bestätigungen feststellen.

Zehn Erregungen: erst zehnmal, dann zwanzig, dann dreißig, dann vierzig, dann fünfzig, sechzig, siebzig, achtzig, neunzig, hundert, hinein und heraus ohne zu ejakulieren.
Wenn man ohne einen Samenerguß die erste Bewegung schafft, so klärt dies die Augen und schärft die Ohren. Bei zweiten wird die Stimme klar, bei drei bekommt die Haut einen samtigen Glanz, das vierte Mal stärkt die Wirbelsäule, das fünfte Mal Schenkel und Gesäß, das sechste Mal reinigt die Harnwege, das siebte Mal kräftigt und stärkt, das achte Mal lässt die Hautporen strahlen, das neunte Mal verbindet dich mit dem göttlichen Licht, das zehnte Mal erhält den Körper für immer. Dies nennt man die zehn Bewegungen.[80]

Zehn Ambitionen[81]: Die erste ist die Wanderung des Tigers, die zweite die Anhaftung der Zikade, die dritte die lange Raupe, die vierte das drehende Hirschhorn, die fünfte die Heuschrecke, die sechste der hockende Affe, die siebte die Kröte, die achte ist der hoppelnde

79 Möglicherweise den Muttermund, wörtlich Tor der Ahnen, ungebräuchlich. Das »Tor der Ahnen erreichen« würde demnach bedeuten, dass eine Befruchtung stattgefunden hat.

80 Bei Cleary (s.o.) heißt es fälschlich ein bis zehn Mal pro »Runde« d. h. also 550 »Bewegungen« multipliziert mit eins bis zehn.

81 节 Jie hat viele Bedeutungen: Abschnitte (zeitlich der örtlich), Details aber auch Antriebe und Ambitionen, Kontrolle, Verbindung und vieles mehr. Allerdings »zehn Bewegungen« erscheint mir eher mangels Eindeutigkeit eine »Verzweiflungsübersetzung« zu sein. Da sie möglichst nicht zum Klimax führen sollen, erscheint mir *zehn Ambitionen*, nach den *zehn Erregungen* die wahrscheinlichste Anzeige eines Fortschritts zu sein.

Hase, der neunte sind Libellen (bei der Paarung[82]) und der zehnte ist der saugende Fisch[83].

Zehn schmückende (Stöße)[84]: Einer geht nach oben, der zweite nach unten, der dritte nach links, der vierte nach rechts, der fünfte schnell, der sechste langsam, der siebte sparsam, der achte rhythmisch, der neunte ist oberflächlich und der zehnte ist tief.

Acht Bewegungen: die Hände falten, die zweite auf den Ellbogen gestützt, die dritte auf den Fersen, die vierte ist von der Seite, die fünfte ist von oben streichen, die sechste die Schenkel überkreuzen, die siebte ist aufsteigen, und die achte ist die Zuckende.[85]
(Die nächsten Sätze sind keine Reihenfolgen, sondern unabhängig voneinander)
Wenn sie[86] die Hände verwendet, will sie den Rumpf[87] dichter an sich ziehen;
wer die Ellbogen ausstreckt, möchte nach oben reichen und dort lange streicheln[88];

82 Die Daoisten waren gute Naturbeobachter und haben die Paarungen von Libellen mit Kopf an Schwanz bzw. zwei Köpfe in gegensätzliche Richtungen beobachtet, so dass es sich hierbei wohl um eine Stellung handelt, bei der sich die Partner beide oral stimulieren. Nur weil es bereits so lange her ist, heißt das nicht, dass die sexuelle Kultur in China nicht so weit entwickelt war, wie die unsere heute.

83 Das benutzte Verb heißt hier 嘬, was im Chinesischen saugen oder verschlingen heißen kann. Das gleiche Zeichen im Japanischen und Koreanischen kann auch lecken heißen. Viele asiatische Fischarten (Barben, Welse, Saugschmerlen, chinesische Wimpelkarpfen) sind dafür bekannt, dass sie mit ihrem Saugorgan Algen fressen, indem sie die Oberfläche von Steinen absaugen. Auch Goldfische nehmen manchmal Steine ins Maul, um daran zu »lutschen«, wie Aquarianer berichten. Wie schon in der obigen Fußnote gesagt, müssen wir nicht annehmen, dass orale Sexualtechniken den Alten unbekannt waren.

84 Wörtlich heißt es hier nur »十修«, was als Nomen zehn Verschönerungen, Verbesserungen oder Verlängerungen heißen kann, daher meine Interpretation des Textes.

85 Wörtlich: Vibrierend, zitternd 振动

86 Wer hier die handelnde Person (者) ist, wird nicht genannt, aber aus dem Text ergibt sich, dass es sich um die Partnerin handeln muß. Hier stimme ich mit Douglas Wiles Interpretation überein.

87 Hier halte ich mich an die alte Verwendung des Wortes »Fu« 傅: haften, festhalten.
Aus dem Zuo Zhuan: »Wenn es keine Haut gibt, woran sollen dann die Haare haften?« 左傳·僖公十四年：皮之不存，毛將安傅?

88 欲上之摩且距: Wer hier wen streichelt ist unklar: Entweder die Partnerin sitzt oben und der Partner liegt, streckt die Arme zu den Brüsten aus, oder beide sitzen gegenüber und die Partnerin massiert langsam das Glied, da das Zeichen »qie« 且 im Altertum sowohl für den Penis, als auch die Ahnen stand.

wenn sie sich mit den Fersen (abstützt, um ihr Becken anzuheben), ist ihr das Eindringen nicht tief genug;
wenn sie sich einhakt[89], möchte sie (vom Partner) von der Seite berührt werden[90];
wenn sie von oben stößt, möchte sie unten (zugleich) massiert werden;
wenn sie die Pobacken zusammenkneift, ist die Penetration zu tief (und schmerzhaft);
wenn sie (die Hüfte) seichter bewegt, möchte sie eine flachere Reibung[91];
wenn sie bebt, möchte sie möglichst lange genau so weitermachen[92];
wenn sie die Luft anhält, empfindet sie im Inneren einen starken Drang. Wenn sie keucht, so ist eine wunderbares (Gefühl) am Ankommen;
wenn sie erschöpftes Stöhnen[93] von sich gibt, nachdem der Jadeschaft eingedrungen ist, so beginnt der erregende »Juckreiz« gerade erst;
wenn sie einen Laut wie »hmm« ausstößt, so ist das Gefühl von süß und salzig[94] übermächtig; wenn sie die Zähne zusammenbeißt, und zu zucken beginnt, möchte sie unbedingt, dass ihr Partner *genau so weitermacht* (und auf keinen Fall aufhört oder etwas ändert).

89 Einhaken, d. h. hier vermutlich in Löffelstellung an den Partner drängen. Das Zeichen 鈎 für Haken, kann auch einfach »stossen« bedeuten. Siehe nächsten Satz.

90 Die einzig logische Erklärung scheint mir hier eine gleichzeitige Manipulation von vorne zu sein, während zugleich der Verkehr in der Löffelstellung stattfindet.

91 平踊者 pingyongzhe = flachere Bewegung, auch »tanzen«: Eventuell meint der Text hier, dass sich die Partnerin weniger auf und ab und mehr vor und zurück bewegt, um eine stärkere Stimulation ihrer klitoralen Zone zu bewirken. Das macht logisch mehr Sinn, da bereits die Zeile vorher auf ein zu tiefes Eindringen hingewiesen hat.

92 Anders als Anweisungen in der Tang-Dynastie, war es in dieser Zeit offenbar wichtiger, genau den »richtigen Ton zu treffen« als Punkt für Punkt die Anweisungen abzuhaken. Daher steht wohl die Anweisung »欲人久持之«»mach weiter so, so lange wie möglich« hier am Ende des Abschnitts. Besser kann man es nicht ausdrücken.

93 Ganz schwierig: Der Originaltext spricht von 累哀者, jemand der erschöpft ist und verletzt oder traurig ist, dann kommt als Begründung, dass der Jadeschaft angefangen hat einzudringen und das Lustgefühl (Jucken) gerade erst beginnt. Komischerweise gibt es in chinesischen Erklärungen immer nur die Übersetzung, dass bei »Stöhngeräuschen die Freude beginnt, weil der Jadeschaft eingedrungen ist.«

94 Im folgenden Satz ist tatsächlich von Stöhnen die Rede, als Anzeichen, dass »salzig und süß sehr intensiv« sind. Bedeutet das Lustschmerz? Man könnte hier auch an die Verbindung von Niere und Milz denken. Im Kantonesischen bedeutet xian-shi (salzig-feucht) lüstern, während das moderne Zeichen für süß mit dem Radikal für Zunge geschrieben wird. Wile glaubt chinesischen Autoren, die es für ein falsch geschriebenes 甜 Zeichen halten, welches »romantisch« oder »extravagant« bedeutet. Ich habe daher, mangels besserer Informationen, hier einmal tatsächlich wörtlich übersetzt. In einem anderen Text (folgt unten) ist dagegen das Zeichen für salzig im ansonsten gleichen Text einfach mit 銜 vertauscht, welches genießen bedeuten kann, also »die süße der Lust genießen«.

Wenn die Nacht beginnt, ist das Jing des Mannes stark, am Morgen dann ist das Jing der Frau angesammelt. Mein Jing ernährt das Jing der Frau[95].
Ihre gesamte vordere »Bergkette«[96] beginnt zu zucken, die Haut ist mit Qi und Blut gefüllt. Hierdurch öffnet sich alles Verschlossene und lässt alles hindurch bis in den mittleren Palast (Uterus), so dass eine Befruchtung stattfinden kann.

Die zehn Arten der Ergebnisse:
Der erste Erguß[97] ist klar und kühl, der zweite Erguß riecht nach verbrannten Knochen, der dritte Erguß ist bereits sehr trocken, der vierte Erguß ist pastös, der fünfte Erguß riecht aromatisch, der sechste Erguß ist schlüpfrig, der siebte Erguß ist ☰[98] (heiß und trocken), der achte Erguß ist ölig, der neunte Erguss ist klebrig, der zehnte Erguß ist fettig.
Wenn es danach zum Erguß kommt, so ist dieser wieder schlüpfrig, wenn danach es wieder klar und kühl geworden ist, so nennt man es das große Ende.[99]

Diese Zeichen des großen Endes sind (bei der Frau) Schweiß auf dem Nasenrücken und blasse Lippen, Arme und Beine bewegen sich und der Po ist angehoben und liegt nicht mehr auf der Matte.

95 Hier muß ich Thomas Cleary widersprechen: Es heißt dort ausdrücklich: 吾精以養女精, also »Wu (ich, mein) Jing Yang (nährt) Nü (Frau, der Frau) Jing.«

96 脉 Mai, kann hier zwar auch für Adern oder Pulse stehen, ich bin aber aus dem Zusammenhang verstanden der Meinung, dass es sich bei der Bergkette um die Wülste am Scheidenvorhof (*Columna rugarum anterior*) handelt, da diese beim Orgasmus beginnt, rhythmisch zu zucken. Dieser Bereich wird auch in anderen Schlafzimmerbüchern als »die Saiten der Gu-Qin« umschrieben.

97 Wile ist der Meinung, dass es sich hier um die Säfte des weiblichen Körpers handelt, da er mit vielen Daoisten der Meinung ist, häufige Samenergüsse des Mannes seien ungesund. Das ist auch möglich.

98 An dieser Stelle fehlt an vielen digitalen Abbildungen das Zeichen, Wile schreibt hier »slow«, wie auch in der ersten Korrektur von Zhou Yi-Mou (1988) angenommen wurde. Im Originaltext der Ausgrabungen wurden oftmals die Hexagramme des Zhou Yi verwendet, und im Originaltext steht das Hexagramm für 1= »乾 der Himmel«, so dass die Bedeutung hier wie bei Lars Bo Christensen »das Männliche« oder bei vielen anderen »das Kreative«, »das Schöpferische«, usw. sein könnte. Da es sich aber um eine Beschreibung des Ejakulates handelt, muß hier ein beschreibendes Wort stehen. Tatsächlich bedeutet eine andere Aussprache des gleichen Zeichens »trocken« (gan), da das Zeichen, wie Greg Whincup erklärt, ursprünglich »sonnengetrocknet« bedeutet, und somit die Eigenschaften »hart, hell und heiß« bedeuten kann.

99 大卒, kann zwar wie bei anderen Quelle als Nomen auch Soldat, aber auch plötzlichen Tod oder Ende bedeuten.

Danach sollte man zurückziehen und aufstehen, so dass es nur eine dünne Wahrscheinlichkeit dafür gibt einen gefährlichen Schaden anzurichten[100], denn zu dieser Zeit hat sich das Qi (氣) hinter dem Schambein[101] ausgedehnt und das Shen (神) des Samens (精) ist im Organ angekommen, so dass daraus Leben entstehen kann.

Diese Instruktionen beginnen also mit dem Vorspiel und enden mit der Befruchtung. Ging es also auch vor 2200 Jahren nur ums Kinderkriegen? Im obigen Text wird aber viel Wert auf den weiblichen Höhepunkt gelegt, was in den späteren Büchern gar nicht oder nur am Rande vorkommt.
Ich möchte daher ein weiterer Text aus den Ma Wang Dui Ausgrabungen zitieren, dessen letzter Teil die noch völlig andere Einstellung der Autoren von Schlafzimmerkünsten wiedergibt, im Vergleich zu denen, die über 1000 Jahre später unter den konfuzianischen Einflüssen und noch später unter der prüden Qing-Dynastie vorherrschten.

Abhandlung über das Dao unter dem Himmel (天下至道談)

letzter Abschnitt

Ein guter Mann (Liebhaber) kommt nicht vor der Frau, denn alleine dann, wenn die Frau selbst noch Lust empfindet, kann er es gut vollbringen.
Sei nicht (zu) voreilig, sei nicht (zu) regelkonform, sei nicht (zu) aggressiv, sei nicht (zu) zögerlich. Sei sicher, dass es langsam geht und lange genug dauert, sei sanft und beherrsche dich, so dass du nicht kommst[102], wenn der Drang groß ist, nur dann wird die Frau sehr befriedigt sein können.

100 In https://zhuanlan.zhihu.com/p/372519588, sowie in Zhou Yi-Mou »Ma Wang Dui Yi Shu Kao Zhu« wird dieser Satz interpretiert als »Wenn der Mann dann noch immer weiter macht, obwohl sein Jadeschaft weich geworden ist, kann daraus großer Schaden entstehen.«

101 Laut Text Punkt Zhong Ji (中极), Ren Mai 3

102 Hier wörtlich: »...dass du nicht fertig bist, bevor du fertig bist«

Atme aus mit offenem Mund, dann verlierst du das Yin und vermehrst das Yang.[103]
Ein schnelleres Atmen bei der Frau zeigt an, dass sich ihre Öffnungen weiten. Ein Stöhnen und ihre Hüfte (rhythmisch) bewegen, zeigt ihre Erregung an und sie genießt das süße Gefühl. Ein Zusammenbeißen der Zähne, verbunden mit Zuckungen des ganzen Körpers, bedeutet, dass sie angekommen ist und nicht für lange weiter machen will[104].

Der Mann gehört zum Yang, die Frau zum Yin, der Mann zum Außen, die Frau zum Innen. Die Stimulation beim Mann erfolgt außen, die Stimulation der Frau erfolgt innen. Das ist die Bestimmung von Yin und Yang, das Prinzip von Mann und Frau. Wenn man dieses nicht beachtet, so ist das Prinzip nicht verstanden.
Um diese Erfüllung zu erreichen, muß (er) langsam machen und es lange ausdehnen. Je länger (er) es herauszögern kann, desto größer ist das Vergnügen der Frau, so dass sie sich ihm so nah fühlt wie ihren Geschwistern und ihn liebt wie Eltern.
Wer diesen Weg versteht, den nennt man einen Ritter des Himmels.

Su Nü Jing (素女經) (Originaltext, Kommentare in den Fußnoten)

Ratschläge aus der daoistischen Medizin nicht nur für Kaiser

(Übersetzt und veröffentlicht erstmals 1998 in TCMinter.net)

Das *Su Nü Jing* ist Teil einer klassischen Sammlung Yi Xin Fang, die von *Ye De-Hui* (1864-1927) aus den noch erhaltenen klassischen Schriften

103 Dieses »*Prinzip von Füllen und Leeren*« haben bis heute nur wenig Leute verstanden, es ist wohl ein Geheimnis: Beim Qi-Gong der sechs heiligen/heilenden Laute ist der Laut beim Ausatmen Energie ausleitend, beim Einatmen Energie aufnehmend. Das gleiche Prinzip gibt es bei der Akupunktur: Das Qi fließt langsam, so dass es bei langsamem Einstechen (und schnellen Herausziehen) eine tonisierende Nadelung ist, und beim langsamen Herausziehen (und schnellen Erreichen des Punktes) eine sedierende. Auch bei den fünf Geschmäckern der Arzneimittel wirkt beispielsweise die saure Arznei auf die Leber sedierend, aber daher auf die Lunge tonisierend, wie es bei allen 25 Arzneien im Fu Xing Jue beschrieben ist.

104 Das Satzteil 置已而久 bedeutet bei Cleary »dass sie den Klimax erreicht hat und länger weiter machen will.« Das kann auch eine Bedeutung sein, erscheint mir aber nicht logisch.

kompiliert wurde. Als Autor wird *Huang Di*, der gelbe Kaiser angegeben, da es in Dialogform mit diesem geschrieben wurde. Angeblich gab es drei Göttinnen in der Ära von Huang Di, nämlich Su Nü, Xuan Nü und Cai Nü; die drei Schwestern lehrten die Taoisten sexuelle Praktiken, die Theorie des Sex und praktizierten körperlich mit ihm, daher wurde der Text nach ihr benannt.
Laut der Überlieferung war *Su Nü* (d. h. das pure, oder einfache Mädchen, da dieses Attribut einem daoistischen Ideal entspricht) eine Göttin des daoistischen Pantheons, deren irdische Inkarnation dem alternden Gelben Kaiser diese lebensverlängernden Sexualtechniken des chinesischen Altertums beibrachte.

Dennoch ist der Kaiser genauso wenig Autor des *Su Nü Jing* wie des *Nei Jing*, da die wahre Autorenschaft in antiker Zeit zugunsten einer zugeschriebenen Autorität aufgegeben wurde. Es stammt – wie die obigen Texte – ursprünglich wohl aus der Zeit vor Han-Dynastie, war in China nach der Tang-Dynastie aber nicht mehr aufzufinden. Die heutige und die einzige Quelle stammt aus einer japanischen Übersetzung, dem *Yi Xin Fang (Yi xin po, 982 n. Z)*, dem Abschnitt Heilung durch Sexualität. Hier sind einige Teile aus diesem, von *Ye Ming-De* wiedergefundenen Buch übersetzt, welche aus dem *Sü Nü Jing*, dem *Su Nü Fang* und anderen Teilen des *Yi Xin Fang.*
Van Gulik, Needham u.a. zitieren zwar oft dieses Buch, aber es war lange Zeit nirgendwo übersetzt zur Gänze erhältlich. Einige Teile dieses Buches sind Abwandlung der Texte, die bereits oben übersetzt wurden. Vom Stil her, sind die Erklärungen für Männer und Frauen oft sehr direkt. Es geht vor allem um daoistische Sexualpraktiken und Gesundheitsvorsorge. Es lehrt Geschlechtsstellung, Fähigkeiten, Jahreszeiten und Geschlecht, Psychologie, Schwangerschaftsmethode, Sexualtheorie und viele andere Konnotationen. Unter ihnen wird sexuelle Harmonie erwähnt, und es wird befürwortet, dass sowohl Männer als auch Frauen sich darauf einigen sollten, sich zu lieben, da es sonst für den Körper schädlich ist.

Erster Teil

Huang Di fragte Su Nü: Meine Kraft lässt nach, und gerät aus dem harmonischen Gleichgewicht und ich fühle mich unglücklich. Oft habe ich starke Angstgefühle, woher kommt das?
Su Nü: Alle Schwäche und Kraftlosigkeit resultieren aus dem Schaden, der entsteht, wenn das Yin und Yang der Geschlechter nicht im Gleichgewicht sind. Die geschlechtliche Essenz der Frau ist stark, die des Mannes schwach, so wie das Wasser das Feuer besiegen kann. Der Akt ist wie ein Kochvorgang: Wenn man die Anteile von Feuer und Wasser reguliert, die fünf Geschmäcker richtig abstimmt, dann wird die Speise erst richtig gar und gut. Wer das Dao der Regulierung von Yin und Yang kennt, der kann die fünf Freuden erst richtig wahrnehmen. Wer dies aber nicht kennt, der altert früh und entbehrt aller Freuden. Dies muß in jedem Falle beachtet werden!

Su Nü sprach: Es gibt ein erlesenes Mädchen (Cai Nü), das sich ausgezeichnet auf die geschickten Künste versteht.

Der Kaiser sandte diese zum alten Peng Zu (der Methusalem des chinesischen Altertums), um von ihm die Künste der Lebensverlängerung zu lernen.
Peng Zu erklärte: Behüte die Kraft der Jing-Essenz, nähre den Shen-Geist, tonisiere mit verschiedenen Heilarzneien, dann kannst Du die Langlebigkeit erlangen. Wenn Du jedoch den sexuellen Austausch nicht verstehst, dann hat nutzt auch die beste Arznei nichts. Wenn Mann und Frau sich vereinen, ist es, wie als wenn Himmel und Erde sich gegenseitig hervorbringen.
Durch die Früchte der Vereinigung von Himmel und Erde entsteht Leben ohne Ende und jenseits aller Grenzen. Wenn nun der Mensch das Dao der Vereinigung nicht kennt, so schadet er dem Körper und findet ein frühes Ende. Wenn er aber die Kunst des Yin und Yang beherrscht, so findet er das todlose Dao.

Cai Nü bat Peng Zu weiter nach Unterrichtung. Peng Zu antwortete: Diese Worte sind leicht zu begreifen, doch die meisten Menschen werden sie nicht glauben, weil sie nicht gleich Ergebnisse zeigen. Der Kaiser darf nun gerade nach den geistig erschöpfenden unzähligen Regierungsarbeiten, dem körperlich ermüdenden Ordnen von tausend Dingen auf keinen Fall die diversen Arten der Selbstkultivierung ignorieren. Der Kaiser ist nun so glücklich sich im hinteren Palast (Frauengemächer) vergnügen zu können, sich mit vielen jungen Frauen zu vereinen. Wenn er vermag, hierbei weniger Jing-Essenz (hier: Sperma) zu verlieren, so verbessert sich dadurch seine Gesundheit und viele Krankheiten entstehen erst gar nicht.

Su Nü sprach: Zum Thema des Kaisers Gegenüber – Ihr solltet Eure Bettgefährtin mit hartem Stein vergleichen und Euch selbst mit (zerbrechlichem) Gold und Jade. Wenn ihr bemerkt, dass sie kurz vor dem Höhepunkt steht, zieht Euch schnell zurück (statt sich mitreißen zu lassen). Es ist sonst wie der Ritt auf einem durchgehenden Pferd, wenn man nur verrottetes, brüchiges Geschirr zum Zügeln hat, oder wie das Wandeln auf dem Rande eines gefährlichen Abgrundes: Ein falscher Tritt und man fällt hinein. Wenn man es also schafft, die Jing-Essenz zu behüten, so wird das Leben deutlich gestärkt.

Der Gelbe Kaiser fragte das einfache Mädchen: Ist es nicht besser (unter diesen Umständen) für lange Zeit keinen Verkehr mehr haben zu wollen? Su Nü: Nein, das darf man auch nicht. Himmel und Erde haben Anfang und Ende, Yin und Yang wirken und verändern sich. Der Mensch muß ebenfalls dem Wandel von Yin und Yang und den vier Jahreszeiten folgen. Wenn Ihr Euch der göttlichen Energien des Liebesspiels enthaltet, dann können sich Yin und Yang nicht frei entfalten und geraten ins Stocken. Wie können im Körper dann –wie der Austausch von alter Luft (Qi) gegen neue – noch die Energien zirkulieren? Wenn der Jadeschaft sich nicht bewegt, so wird er sterben. Deshalb empfiehlt es sich, ihn oft zu bewegen wie beim Dao Yin (eine Art frühes Qi-Gong). Wer sich bewegt, aber nicht ergießt, das ist die sogenannte Rückkehr der Jing-Essenz. Diese Rückkehr des Samens ist der Weg der Mehrung und Verlängerung des Lebens.

Im *Su Nü Jing* heißt es, dass der Gelbe Kaiser Su Nü fragte: Was ist das rechte Maß beim Verkehr zwischen Yin und Yang ? Su Nü sprach: Die Anwendung des Daos der Schlafzimmerkünste, lässt den Mann jung und kräftig werden und bewahrt die Frau vor den hundert (d. h. allen) Krankheiten. Beide genießen die Freuden sehr und mehren dabei ihre Kraft. Durch Unkenntnis (des Dao) aber kann es (das Liebesspiel) zu Schwächung und Schaden führen. Um dieses Dao zu erfahren, muß der Atem ruhig sein, die Herzen entspannt und die Sinne in Harmonie vereint sein.
Wenn diese drei Bedingungen erfüllt sind, wird der Geist (Shen) klar sein und sie völlig durchströmen (wörtl. Fülle und Rückkehr).

Es darf nicht zu heiß und nicht zu kalt sein, sie dürfen weder hungrig noch zu satt gegessen sein, dann wird die Körper die Freuden genießen. Die Vereinigung selbst muß für beide angenehm sein, und sollte langsame und nicht zu tiefe Bewegungen haben. Es ist am besten, wenn die Frau am Ende befriedigt und der Mann erfüllt, aber nicht erschöpft ist. Das ist das rechte Maß.

Im Klassiker des tiefgründigen Mädchens (Xuan Nü) heißt es, der Gelbe Kaiser fragte Xuan Nü: Ich habe von Su Nü die Kunst des Yin und Yang gelernt und hoffe von Dir weitere Erkenntnisse zur Erlangung dieses Dao zu erlangen.
Xuan Nü: sprach: Alles was sich zwischen Himmel und Erde bewegt, kommt aus Yin und Yang. Das Yang kann sich wandeln, wenn es *Yin Er*langt. Das Yin kann erfüllt werden, wenn es das Yang erlangt. Yin und Yang benötigen einander, um sich zu beleben.

Daher fühlt sich der Mann fest und stark (Yang) und die Frau empfängt und öffnet sich ihm (Yin), so dass sich beider Essenzen und Säfte vermischen können.

Der Mann hat acht Verbote und die Frau neun Regeln. Werden diese nicht beachtet, resultiert dies beim Mann in Lähmungen und Geschwüren und bei der Frau in Menstruationsstörungen und aller Art

Krankheiten, so dass am Ende das Leben verkürzt wird und der Tod zu früh eintritt. Doch wer dieses Dao kennt, wird mit Freude erfüllt, stark und gesund und verlängert sein Leben und dessen Freuden.

Zweiter Teil

Der Gelbe Kaiser fragte: Welchen Prinzipien folgt das Dao der Vereinigung von Yin und Yang?
Su Nü antwortete: Das Dao der Vereinigung sollte einer festen Regel folgen: Dann wird der Mann sein Qi stärken und die Frau frei von den hundert (d. h. allen) Krankheiten sein. Beide werden geistig tiefe Befriedigung und Glückseligkeit verspüren und körperlich stark und gesund sein. Wer jedoch dieses Dao nicht kennt, der wird nur Schaden nehmen.

Welches Prinzipien müssen also bei diesem Dao beachtet werden? Die Gefühle müssen gefestigt sein, der Wille beider (Partner) muß harmonieren, Essenz und Geist sollten zirkulieren (wörtlich: zurückkehren). Es sollte keine Kälte und keine Hitze herrschen, kein zu großer Hunger und keine Völle. Der Körper und Geist sollten vereint sein. Die Vereinigung selbst sollte angenehm und wohltuend sein und langsam tiefer eindringen, die Hinein- und Herausbewegungen sollte vorsichtig und nicht ungeregelt erfolgen, so dass die Frau es sehr angenehm empfindet und es den Mann nicht (vorzeitig) verbraucht.

Der Gelbe Kaiser sprach: Wenn ich nun eine starke Lust empfinde, doch der Jadeschaft sich nicht aufrichten will, mein Gesicht voller Scham ist und mir darob der Schweiß ausbricht, mein Herz ist zwar voller Lust, doch ich muß mit der Hand nachhelfen, wie erlangt man dann die nötige Stärke? Ich wünsche darüber zu hören.
Su Nü antwortete: Was Eure Majestät hier beschreibt, kommt bei allen (Männern) vor. Um sich mit der Frau zu vereinigen, sollte er gut vorbereitet sein und sein Qi sollte in Harmonie (d. h. nicht nervös) sein. Dann wird sich sein Jadeschaft aufrichten. Im Einzelnen muß folgendes beachtet werden: Seine fünf Elemente (Wandlungszustände) müssen vereint fließen: Er muß die neun Stellen empfinden können.

Die Lust der Frau hat fünf Anzeichen (s.u.), die beachtet werden müssen, so dass ihre Essenz (hier auch: Säfte) im Überfluß entsteht. Ihre (dickflüssigen) Säfte sollten mit dem Mund empfangen werden[105]. Essenz und Qi werden sich dann umwandeln und in Zang-Organen und Knochenmark gespeichert werden. Die sieben Schädigungen müssen dabei vermieden und die das Dao der acht Nutznießungen verwendet werden. Auch sollte nicht entgegen dem Fluß der fünf Elemente gehandelt werden. Wenn dies beachtet wird, kann sein Körper sein (gesundes) Zheng-Qi behüten und speichern. Welche Krankheit wäre dann noch zu fürchten?

Wenn die Zang (Yin) und die Fu (Yang) Organe in Ausgeglichenheit sind, so ist alles glänzend, glatt und feucht im Inneren, und bei jedem Male (der Vereinigung) ist das Qi stark genug, so das Gast und Gegner sich befrieden, wie könnte da noch eine beschämende Situation (wie oben beschrieben) entstehen?

Im Klassiker des mysteriösen Mädchens (*Xuan Nü Jing*) heißt es, dass der gelbe Kaiser fragte: Wenn die Frau zur Zeit der Vereinigung nicht freudvoll ist, ihre Bewegungen nicht erfolgen, ihre feuchten Säfte nicht fließen, der Jadeschaft des Mannes sich nicht aufrichtet, sondern klein und schwach bleibt, was kann dafür der Grund sein?
Xuan Nü antwortete: Yin und Yang müssen sich gegenseitig spüren und erregen. Yang ohne Yin ist freudlos, Yin ohne Yang bleibt unerregt.

Wenn das Yang (Mann) nicht empfangen wird, so bleibt das Yin (Frau) unerfüllt, wenn das Yin (Frau) nicht erhalten wird, so bleibt das Yang (Mann) unaufgerichtet. Der Mann will sich vereinigen, doch die Frau verspürt keine Freude; die Frau will sich vereinigen, doch der Mann verspürt keine Lust. Die Herzen sind nicht im Einklang und die Essenz und das Qi stimulieren sich nicht gegenseitig. Wenn man nun weitermacht, so wird von oben Gewalt angewendet, während unten noch keinerlei Freude oder Lust verspürt wird.

105 Diese Stelle ist wie viele sehr zweideutig, und könnte sowohl das Trinken des Speichels aber auch der Vaginalsekrete andeuten. Cunnilingus (舐陰) shi yin, heute oft (舔陰) tian yin, das »Lecken des Yin« genannt, war, ebenso wie Fellatio, bereits in der westlichen Han-Dynastie bekannt, z. B. im Roman »*Fei Yan Wai Zhuan*« und natürlich im obigen Su Nü Jing.

Stattdessen sollte der Mann die Frau verführen und die Frau sollte den Mann verführen, Gefühle und Willen der beiden sollten im Einklang sein, so dass sie sich gegenseitig freudvolle Lust verspüren lassen. Dann wird die Frau sich dem Jadeschaft entgegenrecken, der dann wiederum kraftvoll und feucht ist. Der Mann sollte dann die Juwelenterrasse (Klitoris) stimulieren, so dass beider Säfte üppig fließen und die Vereinigung beginnen kann, die mal langsam und mal schnell vor sich gehen kann. Die Jadepforte wird sich weiten und den erstarkten Gegner einlassen und auch von ihm die Perlenkammer befeuchten lassen.

Der Mann sollte dann die acht bewährten Methoden zur Tonisierung anwenden, diese sind Streckung und Schrumpfung, Niederlegen und Aufsteigen, von vorne und reitend, Drehung und Unterbrechung. Der Kaiser sollte geflissentlich diese durch niemand verletzbaren Methoden benutzen.

Im *Su Nü Jing* heißt es, dass der Gelbe Kaiser fragte: Welche Regeln bestehen während der Vereinigung von Yin und Yang?
Su Nü sprach: Vor der Vereinigung mit der Frau sollte diese entspannt sein, und ihre Beine leicht geöffnet spreizen. Der Mann sollte sie dort mit Mund umschließen und die Zunge einführen. Anschließend sollte er seinen Jadeschaft außen an ihrem Jadetor nach links und rechts reiben. Nach einer Weile kann er langsam den Jadeschaft einführen. Wenn dieser dick und groß ist, sollte erst nur eineinhalb Cun (ca. zwei Fingerbreiten) eingedrungen werden, ist er kleiner, so sollte nur ein Cun (ca. eine Daumenbreite) eingedrungen werden. Dabei sollte der Jadeschaft noch nicht bewegt werden, sondern langsam herausgezogen und wieder eingeführt werden, was sehr gesund ist. Auf keinen Fall sollte der Jadeschaft vor dem Tore schießen, sondern ganz natürlich erst später, wenn er durch das Jadetor gedrungen ist.

Die Frau wird im Inneren Wärme und Spannung empfinden und ihren Körper zu dieser Zeit von selbst bewegen und sich dem Manne tiefer entgegenrecken. Eine solche Methode ist fördert die Gesundheit von Mann und Frau. Danach werden die Lautensaiten (Eingangswände der Vulva, am G-Punkt) stimuliert, und anschließend dreieinhalb Cun (etwa eine Handbreite) eingedrungen. An der engen Stelle im Inneren sollte der Mann (die Luft) anhalten und neunmal vorstoßen, danach bis zur tiefen Stelle des Kun-Steines (ca. vier Cun) vordringen, und weiter vor- und zurückbewegen. Der Mann küßt die Frau zugleich und atmet durch ihren Mund (und Nase) ein- und aus. Dieses ist die Methode der **»doppelten Neun«**.

Der gelbe Kaiser fragte: Was sind die fünf Tugenden?
Su Nü antwortete: Der Jadeschaft hat fünf Eigenschaften, die beachtet werden müssen: Normalerweise sollte er im (unbemerkt) Verborgenen weilen und sich beherrschen mit Tugendhaftigkeit (»De«, ein konfuzianisches Ideal). Sich zu benehmen wie ein Gelehrter (d.h. zivilisiert), und bei Aufforderung zum Geben bereit zu sein, das ist »Ren« (Altruismus, eine der fünf konfuzianischen Tugenden). In der Mitte leer zu sein (die Harnröhre), das ist gerecht (»Yi«, Gerechtigkeit, eine andere der fünf konfuzianischen Tugenden). Am Ende in Abschnitte geteilt zu sein (d.i. die Eichel), das ist »Li« (Sitte, Höflichkeit eine weitere der fünf konfuzianischen Tugenden). Der Wille sich bei Anwesenheit von Lust zu erheben, bei deren Abwesenheit wieder zu setzen (wörtl.: aufzuhören), das ist »Xin« (Aufrichtigkeit, eine weitere der fünf konfuzianischen Tugenden). Wenn zur Angelegenheit notwendig, von unten nach oben zu streben, das ist »*Zhi*« (Weisheit, die fünfte der konfuzianischen Tugenden)[106].

Aus diesem Grunde benutzt der wahre Mensch (Zhen Ren, Bezeichnung für einen daoistischen Gelehrten) diese fünf Tugenden, um seine (sexuellen) Angelegenheiten zu ordnen. Obwohl der unbegrenzte Altruismus (Ren) sich auch auf die Lust ausweitet, ist die (Samen-)essenz nicht unbegrenzt, so dass der Gerechtigkeit (Yi) halber hier Kontrolle geübt werden muß. Im Dao der Kontrolle ist es klar, dass unter Nichtbeachtung der Restriktion ein Übermaß zu Schaden führt.

106 Anmerkung: Die Zusprechung der »fünf konfuzianischen Tugenden des Penis« ist hier derartig an den Haaren herbeigezogen und abstrus, das man u.U. annehmen könnte, hier würden mit Absicht die Ideale der strengen, sittlichen Konfuzianer verulkt, (wie schon bei Zhuang-Zi so geschehen) und der typische daoistische Humor zum Vorschein kommen. Andererseits könnte es natürlich auch ernst gemeint sein…

Wenn die Situation jedoch richtig ist, dann sollte die Höflichkeit (Li) den Ton angeben, und mit ehrlichem Herzen durchgeführt werden, so dass (zwischen den Partnern) Aufrichtigkeit (Xin) besteht. Wenn dann das Dao der Vereinigung bekannt ist und mit den fünf Tugenden angewendet wird, so erreicht der Körper ein langes Leben.

Dritter Teil

Der Gelbe Kaiser fragte: Woher weiß ich um Lust und Höhepunkt der Frau?
Su Nü antwortete: **Es gibt die fünf Anzeichen[107], die fünf Verlangen und die zehn Bewegungen.** Der Mann sollte diese beachten und ihre Ursache kennen. Nach Auftreten der ersten Anzeichen, der Gesichtsröte, kann er sich ihr langsam nähern; nach dem zweiten Anzeichen, wenn ihre Brustwarzen sich aufrichten und sich leichter Schweiß auf dem Nasenrücken bildet, kann er vorsichtig und leicht eindringen; nach Auftreten des dritten Anzeichen, wenn ihre Kehle trocken und ihre Stimme tiefer klingt, kann er sich vorsichtig und langsam in ihr bewegen; nach Auftreten des vierten Anzeichens, wenn ihr Yin schon sehr schlüpfrig geworden ist, kann er vorsichtig und langsam tiefer eindringen; nach Auftreten des fünften Anzeichens, wenn ihre Säfte schon so überschwanglich fließen, dass sie bis zum Po herunterlaufen, kann er ganz eindringen.

Su Nü sprach weiter: Die **fünf Verlangen** und ihre Herkunft sollten (dem Mann) ebenfalls bekannt sein: Beim Auftreten des ersten Verlangens, der Lust, geht ihr Atem schneller und tiefer; beim Auftreten des zweiten Verlangens, der Begierde ihres Yin, öffnet sich den Mund und die Nasenflügel beben; beim Auftreten des dritten Verlangens, beim Fließen ihrer Essenzen, ist sie gereizt, so dass sich hin und her, vor und zurückbewegt, und den Mann fest umarmt, beim Auftreten des vierten Verlangens, des Wunsches nach Befriedigung, fließt ihr Schweiß in Strömen und benetzt die Kleider; beim Auftreten des fünften, ihres

107 Abwandlung vom Text in »Harmonisieren von Yin und Yang« (s.o.)

Höhepunktes, wird ihr Körper steif und angespannt und sie schließt die Augen.

Su Nü sprach: Die **zehn aktiven Bewegungen** und ihre Bedeutung sind: Die erste ist die Umarmung mit beiden Armen, die den Wunsch nach Nähe ausdrückt. Die zweite ist das Strecken ihrer Beine, die das Bedürfnis nach stärkerer Reibung mit ihrem Partner ausdrückt.
Das dritte ist das Strecken und Öffnen ihres Unterleibes, die den Wunsch nach dem Höhepunkt ausdrückt. Das vierte ist das Rucken ihres Pos, das eine erhöhte Lust ausdrückt. Das fünfte ist das Umschließen (des Mannes) mit ihren Beinen, das den Wunsch nach tieferem Eindringen ausdrückt. Das sechste ist das Überkreuzen ihrer Beine, das ein unaufhaltsames Steigern der Lust indiziert. Das siebte ist das hin- und her winden (ihrer Hüften), welches ein weiteres Bedürfnis nach Tiefe ausdrückt, das achte ist ein Aufbäumen ihres Körpers und dichtes Aneinanderpressen (an den Partner), das eine tiefes Lustempfinden ausdrückt. Das neunte ist das ruckartige Aufbäumen des Körpers und ein Anspannen der Arme und Beine, das das Erreichen des Höhepunktes ausdrückt. Das zehnte ist das Überströmen der Yin-Pforte mit ihren Säften, was anzeigt, dass die Essenzen verströmt wurden. Wenn dieses offensichtlich ist, so zeigt es, dass die Frau den Höhepunkt erreicht hat.

Im *Xuan Nü Jing* (Klassiker des mysteriösen Mädchens) heißt es, dass der Gelbe Kaiser fragte: Wenn ich daran denke, ununterbrochen mit der Vereinigung weiterzumachen, der Stab sich aber nicht festigt, sollte ich mich dann zwingen fortzufahren oder nicht?
Xuan Nü antwortete: Auf keinen Fall! In der Kunst der Vereinigung muß der Mann die **vier Ankünfte** abwarten und die neun Energien der Frau kennen.

Der Gelbe Kaiser fragte: Was sind die vier Ankünfte?
Xuan Nü antwortete: Wenn der Jadeschaft noch nicht »zornesgeschwellt« ist, so ist das harmonische Qi noch nicht angekommen. Wenn er sich erhoben hat, aber noch nicht zur gänzlichen Größe gewachsen ist, so ist das Muskel Qi noch nicht angekommen. Wenn er

groß ist, aber noch nicht gänzlich hart, so ist das Knochen-Qi noch nicht angekommen. Wenn er hart ist, sich aber noch nicht heiß anfühlt, so ist das Shen-Qi (Qi des Geistes) noch nicht angekommen. Darum ist die Schwellung die Klarheit (Absicht) der Jing-Essenz; die Größe ist die Schranke der Jing-Essenz, die Härte ist das Paßtor der Jing-Essenz und die Wärme ist das Eingangstor der Jing-Essenz. Wer das Dao dieser vier Etappen des Qi beachtet, der kann beginnen, ohne sich zu verausgaben und kann die Jing-Essenz (des Samens) zur Wallung bringen, ohne sie zu verschleudern.

Im *Xuan Nü Jing* (Klassiker des mysteriösen Mädchens) heißt es, dass der Gelbe Kaiser sagte: Sehr gut, sehr gut. Doch was sind die neun Energien der Frau?
Xuan Nü antwortete: Warte auf die neun Energien, und du wirst sie erkennen: Wenn die Frau tiefer atmet und schluckt, so ist das Qi der Lunge erregt; wenn sie stöhnt und den Mann (wörtl.: den Mensch verschluckt) mit dem Mund umschließt, so ist das Qi des Herzens erregt; wenn sie den Mann umarmt und festhält, so ist das Qi der Milz erregt; wenn ihr Yin-Tor feucht und schlüpfrig geworden ist, so ist das Nieren-Qi erregt, wenn sie den Mann beißt, so ist das Knochen-Qi erregt; wenn sie den Mann mit den Beinen umschließt, so ist das Sehnen-Qi erregt; wenn sie den Jade-Stengel reibt, so ist das Blut-Qi erregt; wenn sie mit den Brustwarzen des Mannes spielt, so ist das Qi des Fleisches erregt.
(Der nächste Satz wurde einer rekonstruierten Version des *Su Nü Jing* entnommen, da er in den anderen Versionen verloren ging:) Wenn eine langandauernde Vereinigung erwünscht ist, so sollte ihre »Schwellung« (vermutlich der inneren Schamlippen, auch von manchen Autoren z.T. als Klitoris gedeutet) massiert werden, bis ihre Empfindung sich entfaltet hat, dann erst sind alle neun Energien erreicht. Wenn diese nicht erreicht werden, so entsteht leicht ein Schaden.
Wenn also noch nicht bis dahin gekommen ist, sollte dies beim Ausführen durch Nachzählen beheben.

Vierter Teil

Im *Xuan Nü Jing* (Klassiker des mysteriösen Mädchens) heißt es, dass der Gelbe Kaiser fragte: Was die zuvor erwähnten neun Positionen angeht, von welchen ich noch nichts vernommen habe, so möchte ich gerne erfahren was es damit auf sich hat, und ihre Abfolge beschrieben haben. Was die **neun Positionen** angeht, so heißt die erste »die sich umschlingenden Drachen«. Hierbei liegt die Frau auf dem Rücken und der Mann beugt sich zu ihr herunter. Sie spreizt die Schenkel und hebt ihr vorderes Yin zu ihm an, um ihn seinen Jadeschaft Empfang zu nehmen. Beim Eindringen sollte er noch weich und nach dem Herauskommen stark und lebendig sein. Er dringt mit leichtem hin- und herbewegen vor bis zum Kornsamenbereich (nach innen ca. 5 cun) und wendet die »achtmal seicht und zweimal tief«-Methode an. Dies wird die Frau sowohl aufreizen wie erfreuen, so dass sie beschwingt wird, wie eine Singmädchen. Er aber sollte sich zurückhalten, was so gesund ist, dass es die »hundert Krankheiten« vertreibt.

Die zweite Position heißt »die sich besteigenden Tiger«. Hierbei kniet die Frau und schaut mit dem Kopf nach unten zwischen ihren Beinen durch. Der Mann kniet hinter ihr und umarmt ihren Bauch. Hierbei kann der Stadestab (gefahrlos) bis zum tiefsten Punkt eindringen und der Kontakt sollte sehr dicht bleiben, wenn sich beide zugleich vor- und zurückbewegen. Hierbei können etwa fünfmal acht Stöße ausgeübt werden, was ausreichend sein sollte, so dass sich das weibliche Jadetor so weit öffnet, dass die Säfte üppig fließen. Danach (d.h. alle 40 Bewegungen) sollte eine Pause eingelegt werden. Durch diese Methode wird den »hundert Krankheiten« vorgebeugt, und der Mann wird viriler.

Die dritte Position heißt »die miteinander ringenden Affen«. Hierbei liegt die Frau auf dem Rücken und hebt die Beine an, mit den Knien zur Brust hinzeigend, so dass ihr Po angehoben ist. Der Mann reibt den Jadeschaft an ihrem »Fell«, bis dass sie erregt hin- und herwackelt und ihre Säfte fließen wie der Regen. Danach kann er tief eindringen, sollte aber anschließend unbeweglich bleiben und fühlen, wie er kräftiger wird. Danach sollte er fortfahren bis ihr Höhepunkt erreicht ist, aber danach selbst nicht fortfahren. Dies lässt »die hundert Krankheiten« von selbst aufhören.

Die vierte Position heißt »die sich umklammernden Zikaden«. Hierbei liegt die Frau ausgestreckt auf dem Bauch und spreizt die Beine auseinander. Der Mann liegt auf ihr und der Jadeschaft dringt so weit wie möglich ein, dabei hebt er ihren Po leicht an, so dass er (mit der Hand) ihre rote Perle stimulieren kann. Sie bewegen sich je sechsmal in neun aufeinanderfolgenden Bewegungen. Sie wird hierbei so sehr gereizt, dass ihre Säfte strömen und ihr Yin sich zuckend bewegt und sie sich wohlig weit öffnet. Wenn ihre höchste Freude erreicht ist, sollte gestoppt werden. Die sieben Schädigungen (durch ungesunde Vereinigung) heilen sich hierdurch von selbst.

Die fünfte Position heißt »die aufeinanderliegenden Schildkröten«. Hierbei liegt die Frau auf dem Rücken und hebt ihre angewinkelten Knie bis zur Brust an, die der Mann mit seinen Händen stützt. Der Jadeschaft dringt hier mal ein, mal reibt er an der Innenseite des »Babywulstes« (labia minor) entlang, abwechselnd tief und seicht, so dass sie freudvoll erregt wird und ihre Hüften hin- und her bewegt. Wenn ihre Säfte überfließen, dringt er bis zum tiefsten Punkt vor und hört auf, nachdem sie die höchste Freude erreicht hat. Wenn dabei kein Samen verloren wird, so kräftigt der Mann sich hierdurch hundertfach.

Die sechste Position heißt »der flügelausbreitende Phönix«. Hierbei liegt die Frau auf dem Rücken und streckt ihre Beine hoch in die Luft, während der Mann zwischen ihren Schenkeln kniet und die Hände auf den Boden stützt. Er kann so den Jadeschaft leicht eindringen lassen, sollte aber nur bis zum Kun-Stein (vier Cun tief) vordingen. Dieser sollte hierbei schon hart und voller Hitze sein. Anschließend lässt er die Frau sich bewegen, (bleibt selbst unbewegt). Es sollten »drei mal acht« Rhythmen verwendet werden. Wenn sich die Hüften heftig gegeneinander bewegen, öffnet sich das Yin der Frau und ihre Säfte spritzen heraus. Wenn ihr höchste Freude erreicht ist, sollte der Mann aufhören. Dies lässt die hundert Krankheiten verschwinden.

Die siebte Position heißt »das Kaninchen leckt sein Fellchen«. Hierbei liegt der Mann auf dem Rücken und streckt seine Beine aus. Die Frau kniet über ihm mit den Beinen zu seinen Seiten und dem Gesicht zu seinen Füßen hin. Mit einer Hand stützt sie sich auf den Boden und schaut nach unten (zu ihrem Yin). Das Jadestab wird dann (von ihrer anderen Hand) seicht eingeführt und stimuliert ihre Lautensaiten (inneren Schamlippen), bis zu ihrem höchsten Gefühl, wenn ihre Säfte überfließen wie eine Quelle. Sie ist befriedigt und voller Freude. Dann sollte der Mann aufhören, was das Entstehen der Hundert Krankheiten verhindert.
Die achte Position heißt »die Fische reiben ihre Schuppen aneinander«. Hierbei liegt der Mann auf dem Rücken. Die Frau kniet über ihm mit den Beinen zu seinen Seiten und dem Gesicht zu seinem Kopf hin. Sie stülpt sich vorsichtig und langsam über den Jadeschaft und stoppt, wenn er seicht eingeführt ist, mit geringen Bewegungen, wie ein Baby, das an einer Brustwarze saugt. Alle Bewegungen werden von der Frau ausgeführt und sollten für lange Zeit vonstatten gehen. Wenn die Frau ihre höchst Freude erreicht, sollte der Mann sich zurückziehen. Diese Position heilt alle Kongelationen und abdominale Massen.
Die neunte Position heißt »die Kraniche winden ihre Hälse umeinander«. Hierbei sitzt der Mann kniend auf seinen Beinen und die Frau sitzt reitend auf seinem Schoß, die Beine um seine Hüften gelegt. Die Frau hat die Arme um sein Genick gelegt und führt seinen Jadeschaft seicht ein, so dass sie ein Zoll tief und an der Perle (Klitoris) stimuliert wird. Der Mann umarmt ihre Hüften, und hilft ihr bei den auf- und ab Bewegungen. Sie ist von großer Freude erfüllt und ihre Säfte fließen. Der Mann hört auf, wenn ihre höchste Freude erreicht ist. Hierdurch werden die sieben Verletzungen geheilt.

Fünfter Teil

Über die berühmten »Qi Sun Ba Yi«, die sieben Schädigungen und acht Stärkungen

Su Nü sprach: Beim Yin-Yang gibt es **sieben Schädigungen** (wörtl. Verletzungen) und **acht Stärkungen** (wörtl. Mehrungen):

Die erste Stärkung heißt »Mehrung der Jing-Essenz«. Hierbei liegt die Frau auf der Seite und öffnet ihre Schenkel leicht. Der Mann liegt seitlich ihr direkt gegenüber zwischen ihren Schenkeln und bewegt sich 29-mal (also nach dem Einführen 28-mal). Nach dem letzten Mal stoppt er die Bewegung und behält den Samen (Jing) ein, was diesen sich stark vermehren läßt. Wenn diese Übung fünfzehn Tage lang gemacht wird, so kuriert sie auch unzeitige Zwischenblutungen bei der Frau.
Die zweite Stärkung heißt »Beruhigen des Qi«: Hierbei liegt die Frau auf dem Rücken, den Kopf durch ein Kissen erhöht. Sie öffnet die beiden Schenkel und der Mann kniet dazwischen und dringt ein. Er bewegt sich 39-mal und hört danach auf. Dies harmonisiert das Qi des Menschen (und zwischen den beiden). Wenn dies 20 Tage lang dreimal durchgeführt wird, so heilt es Kälte des weiblichen Yin-Tores. *(Hier ist wohl die körperliche Kälte-Affektion des Unterleibs mit Ausfluß und Schmerz gemeint.)*
Die dritte Stärkung heißt »den Zang-Organen wohltuen«: Die Frau liegt seitlich mit angewinkelten Beinen, der Mann liegt quer zu ihr und bewegt sich 49-mal. Danach stoppt er. Dies harmonisiert das Qi des Menschen. Wenn dies 20 Tage lang viermal durchgeführt wird, so heilt es Kälte des weiblichen Yin-Tores. *(Hier ist könnte die Gefühlskälte in den Sexualorganen gemeint sein.)*
Die vierte Stärkung heißt »die Knochen stärken«: Die Frau liegt seitlich mit dem linken Knie angewinkelt und dem rechten Bein ausgestreckt, der Mann liegt in entgegensetzter Position gestützt auf ihr *(d. h. wohl sein angewinkelter Oberschenkel liegt auf ihrem ausgestreckten Oberschenkel)* und bewegt sich 59-mal. Danach hört er auf. Diese Übung reguliert die Gelenke des Menschen und heilt das Ausbleiben der Monatsblutung, wenn sie 10 Tage lang 5-mal ausgeführt wird.
Die fünfte Stärkung heißt »die Gefäße regulieren«: Die Frau liegt seitlich mit dem rechten Knie angewinkelt und dem linken Bein ausgestreckt, der Mann liegt auf alle viere gestützt über ihr. Er bewegt sich 69-mal und hört dann auf. Diese Übung macht die Gefäße durchgängig, reguliert die Gelenke des Menschen und heilt Vaginalspasmen, wenn sie 20 Tage lang 6-mal ausgeführt wird.

Die sechste Stärkung heißt »das Blut ansammeln«: Der Mann liegt mit dem Becken erhöht (z. B. Kissen) auf dem Rücken, die Frau kniet über ihm und nimmt ihn tief in sich auf. Dann bewegt sie sich 79-mal und hört dann auf. Diese Übung mehrt die Kraft des Menschen und heilt Menstruationsstörungen, wenn sie 10 Tage lang 7-mal ausgeführt wird.
Die siebte Stärkung heißt »die Sekrete (Ye) mehren«: Die Frau hockt aufrecht erhöht über dem Mann (d. h. ihr tiefster Punkt ist das Yin-Tor). Dann bewegt der Mann 89-mal das Becken nach oben und hört dann auf. Diese Übung mehrt die Knochen. *(Wahrscheinlich Schreibfehler: Es muß »mehrt die Körperflüssigkeiten« heißen. Offenbar fehlt hier auch ein Stück.)*
Die achte Stärkung heißt »der Dao-Körper«: Hierbei liegt die Frau mit zum Rücken hin angewinkelten Unterschenkeln *(mit dem Po auf ihren Füßen, die Beine zusammengelegt)*, der Mann kniet sich zum Eindringen mit den Beinen seitlich auf den Boden *(d. h. das Gewicht ruht nicht auf den Beinen der Frau, deren Gelenke ansonsten schmerzen)*. Dann bewegt er sich 99-mal, und hört dann auf. Diese Übung kräftigt die Knochen und heilt übelriechenden Ausfluß der Frau, wenn sie 9 Tage lang 9-mal ausgeführt wird.
(Man beachte, dass bei den acht Stärkungen die Abstinenz des Mannes nicht ausdrücklich betont wird, wie bei den folgenden ***sieben Schädigungen,*** *d. h. nach der neunten Runde darf ein männlicher Samenverlust geduldet werden.)*
Su Nü erklärt weiter: Die erste Schädigung ist »die Verausgabung des Qi«: Sie entsteht durch widerwillige Vereinigung, die vollzogen wird, obwohl das Verlangen im Herzen nicht vorhanden ist. *(Obwohl man hier an erzwungenen oder kommerziellen Sex denkt, bezieht sich dies auf beide Geschlechter: d. h. auch wenn ein Mann sich überwindet, obwohl er z. B. erschöpft ist, entsteht die Schädigung des Qi.)* Daraus resultieren Schweißausbrüche und Kurzatmigkeit *(wörtl. Verminderung des Qi)*, Herz-Hitze und ein getrübter Blick.
Die Behandlung dieser Schädigung ist folgende: Die Frau liegt auf dem Rücken, der Mann kniet zwischen ihren Schenkeln und dringt tief ein.

Die Frau bewegt ihr Becken wie es ihr gefällt, bis sie ihre Jing-Säfte zur Genüge geflossen sind, und hört dann auf. Der Mann aber, darf hierbei nicht zum Höhepunkt kommen. Wenn diese Behandlung 9 mal hintereinander an 10 Tagen gemacht wird, dann tritt die Heilung ein.
Die zweite Schädigung ist »Überfluß der Jing-Essenz«: Sie entsteht durch übermäßige Gier nach Yin-Yang (Geschlechtsverkehr) und daher das Aufbrauchen der Essenzen vor der Vereinigung. Wenn noch Trunkenheit und Essensfülle vor der Vereinigung hinzukommt, dann entstehen Atemnot und ungeordnetes Qi, so dass die Lunge Schaden nimmt, asthmatischer Husten, Xiao-Ke *(Syndrom mit Abmagerung und Durst)* Wut oder Depression, trockener Mund und Hitzegefühl des Körpers sowie Schwäche der Beine bei längerem Stehen können entstehen.
Die Behandlung dieser Schädigung ist folgende: Die Frau liegt auf dem Rücken, und schließt den Mann zwischen ihre Beine, den Mann dazwischen einschließend. Dieser dringt nur seicht ein, so dass der Jadeschaft etwa 1 ½ Cun *(ca. zwei Fingerbreiten)* hineinreicht. Dann bewegt die Frau ihr Becken wie es ihr gefällt, bis ihre Jing-Säfte zur Genüge geflossen sind, und hört dann auf. Der Mann darf hierbei nicht zum Höhepunkt kommen. Wenn diese Behandlung 9-mal hintereinander an 10 Tagen gemacht wird, dann tritt die Heilung ein.
Die dritte Schädigung ist »das Blockieren der Gefäße«: Sie entsteht durch ungenügende Einbehaltung von Yin-Substanzen *(andere Quellen interpretieren dies als ungenügende Härte des Jadeschafts)* und dabei widerwilliger Vereinigung mit Jing-Verlust *(d. h. weitere Verluste von Yin-Säften)* mit Verausgabung des Qi oder durch Vereinigung nach zu vollem Sattessen, was der Milz schadet. Dies führt zu Verdauungsstörungen, Impotenz und Mangel an Jing-Essenz.
Die Behandlung dieser Schädigung ist folgende: Die Frau liegt auf dem Rücken und überkreuzt die Beine hinter dem Mann, die Füße auf seinem Po ineinander hakend. Der Mann stützt sich auf den Boden. Dann bewegt sie ihr Becken wie es ihr gefällt, bis ihre Jing-Säfte zur Genüge geflossen sind, und hört dann auf. Der Mann darf hierbei nicht zum

Höhepunkt kommen. Wenn diese Behandlung 9-mal hintereinander an 10 Tagen gemacht wird, dann tritt die Heilung ein.
Die vierte Schädigung ist »Abfließen des Qi«: Es entsteht, wenn nach harter körperlicher Arbeit der Schweiß austritt, und dann eine Vereinigung stattfindet, ohne dass der Schweiß getrocknet war. Dieses führt zu einem Brennen im Bauchraum und trockenen Lippen.
Die Behandlung dieser Schädigung ist folgende: Die Frau sitzt über dem Mann in Richtung seiner Füße *(d. h. mit dem Rücken zu ihm)* und führt den Jadeschaft nur oberflächlich ein. Dann bewegt sie ihr Becken wie es ihr gefällt, bis ihre Jing-Säfte zur Genüge geflossen sind, und hört dann auf. Der Mann darf hierbei nicht zum Höhepunkt kommen. Wenn diese Behandlung 9-mal hintereinander an 10 Tagen gemacht wird, dann tritt die Heilung ein.
Die fünfte Schädigung ist »die Verletzung und Zusammenbruch durch Blockieren des Systems«: Die Verletzung und Zusammenbruch durch Blockieren des Systems *(chronische Organerkrankungen)* entsteht, wenn direkt nach dem Stuhlgang oder Urinieren eine anstrengende Vereinigung stattfindet *(d. h. bevor sich die zuvor zusammengepressten Muskeln wieder entspannen konnten)*, was der Leber schadet, oder wenn eine gewaltvolle, angestrengte Vereinigung stattfindet, was zu verzögerten, langen Krankheiten führt. Dann treten Verausgabung (lao) und Erschöpfung der Knochen und Muskeln auf und weiterhin glanzlose Augen, Abszesse, blockierte Gefäße und – bei langer Andauer – auch Hemiphlegien und Impotenz.
Die Behandlung dieser Schädigung ist folgende: Die Frau hockt über dem Mann *(seinem Gesicht zugewendet)* und reibt den Jadeschaft nur ganz langsam an sich, wie es ihr gefällt, bis sie ihre Jing-Säfte zur Genüge geflossen sind, und hört dann auf. Der Mann darf hierbei nicht zum Höhepunkt kommen. Wenn diese Behandlung neunmal hintereinander an 10 Tagen gemacht wird, dann tritt die Heilung ein.
Die sechste Schädigung sind »Hundert Obstruktionen (Bi)«: Die Hundert Obstruktionen *(Blockaden aller Gefäße)* entstehen, wenn die Wollust und Sucht nach dem Weiblichen unkontrolliert sind, so dass ständig

viele Vereinigungen vollzogen werden und der Mann gewaltsam seine Jing-Essenz verzehrt und sein Qi aufbraucht. Daraus resultieren nicht nur alle Arten von Krankheiten *(evtl. muß es hier hundert Obstruktionen, also »bai bi« statt »bai bing« heißen)*, sondern auch Xiao-Ke (diabetisches Syndrom) und Trübung der Augen.

Die Behandlung dieser Schädigung ist folgende: Der Mann liegt auf dem Rücken, die Frau hockt über ihm *(seinem Gesicht zugewendet)* und nimmt den Jadeschaft in sich auf. Dann bewegen sich beide, bis ihre Jing-Säfte zur Genüge geflossen sind, und hört dann auf. Der Mann darf hierbei nicht zum Höhepunkt kommen. Wenn diese Behandlung 9-mal hintereinander an 10 Tagen gemacht wird, dann tritt die Heilung ein.

Die siebte Schädigung ist die »Verausgabung des Blutes«: Die Verausgabung des Blutes *(völlige Verausgabung bis aufs Blut)* entsteht, wenn eine körperliche Arbeit wie schnelles Rennen bis zur Erschöpfung verrichtet wird und viel Schweiß fließt *(»Schweiß und Blut stammen aus derselben Quelle« heißt es in der TCM)*. Wenn dann noch wiederholte energische Vereinigung mit tiefer Penetration stattfindet, dann entstehen plötzliche akute Krankheiten. Da dieses *(Aufbrauchen der Yin-Säfte)* mehrmals hintereinander ohne Pause stattfand, trocknet das Blut aus, und das Qi bricht zusammen *(da das Blut es nicht mehr nähren kann)*. Dies führt zu ausgezehrter, gereizter Haut, schmerzenden Genitalien, ständig feuchtem Skrotum. Die Jing-Essenz wandelt sich um *(in Blut, um dieses zu mehren)* und das Blut ist nicht mehr genügend vorhanden.

Die Behandlung dieser Schädigung ist folgende: Die Frau liegt mit erhöhtem Becken auf dem Rücken, und die Beine ausgestreckt. Der Mann kniet zwischen ihren Beinen und dringt tief ein. Dann bewegt sie ihr Becken wie es ihr gefällt, bis ihre Jing-Säfte zur Genüge geflossen sind, und hört dann auf. Der Mann darf hierbei nicht zum Höhepunkt kommen. Wenn diese Behandlung neunmal hintereinander an 10 Tagen gemacht wird, dann tritt die Heilung ein.

Sechster Teil

Über die Vorteile des Beischlafes ohne den Samenerguß

Der gelbe Kaiser fragte: Ich habe nun über das Vereinigen ohne das Verlieren (des Samens) gehört, und wüßte gerne, was es bewirkt.
Su Nü sprach: Wenn man beim ersten Mal den Drang des Ergusses zu beherrschen vermag, so verbleiben die Kraft und das Qi gefüllt. Wenn man beim zweiten Drang den Erguss zu beherrschen vermag, so werden Augen und Ohren geschärft. Wenn man beim dritten Drang den Erguss zu beherrschen vermag, so vertreibt es die Hundert Gebrechen aus dem Körper. Wenn man beim vierten Drang den Erguss zu beherrschen vermag, so harmonisiert es die fünf Zang-Organe (das sind nach der TCM Herz, Niere, Milz, Leber und Lunge). Wenn man beim fünften Drang den Erguss zu beherrschen vermag, so füllt und belebt es den Blutfluß in den Gefäßen (d. h. bei Blut-Leere und Blutstase).
Wenn man beim sechsten Drang den Erguss zu beherrschen vermag, so stärkt es den Rücken und das Kreuz (mit den Nieren). Wenn man beim siebten Drang den Erguss zu beherrschen vermag, so werden die Muskeln der Hüften und Beine gekräftigt. Wenn man beim achten Drang den Erguss zu beherrschen vermag, so wird der Teint und das Aussehen strahlend. Wenn man beim neunten Drang den Erguss zu beherrschen vermag, so wird das Leben verlängert. Wenn man beim zehnten Drang den Erguss zu beherrschen vermag, so öffnet man das Tor zum Verständnis des Lebens.

Über den Einfluß der Häufigkeit des Samenergusses

Der gelbe Kaiser fragte Su Nü: Wenn der Einfluß des Samenergusses so wichtig ist, so ist das Erhalten der Samenessenz von großer Wichtigkeit. Wenn aber Nachwuchs erwünscht ist, wie oft ist wohl dann der Beischlaf mit Verlust der Essenz angemessen?
Su Nü sprach: Der menschliche Körper kann stark oder schwach sein, und ebenso gibt es den Unterschied zwischen Jungen und Alten. Doch beim Sex sucht jeder das größtmögliche Glück, was aber unabhängig vom Zustand des Körpers zu Schaden führen kann.

Wenn nun also der Körper eines Fünfzehnjährigen kräftig ist, so mag er (ohne Schaden) am Tage zweimal die Essenz verlieren. Wenn sein Zustand aber von schwächerer Art ist, so ist einmal am Tage angemessen.
Wenn der Körper eines Zwanzigjährigen kräftig ist, so mag er ebenfalls am Tage zweimal die Essenz verlieren. Wenn sein Zustand aber von schwächerer Art ist, so ist ebenfalls einmal am Tage angemessen.
Wenn also der Körper eines Dreißigjährigen kräftig ist, so mag er am Tage einmal die Essenz verlieren. Wenn sein Zustand aber von schwächerer Art ist, so ist einmal alle 2 Tage angemessen.
Wenn also der Körper eines Vierzigjährigen kräftig ist, so mag er alle 3 Tage einmal die Essenz verlieren. Wenn sein Zustand aber von schwächerer Art ist, so ist alle 4 Tage einmal angemessen.
Wenn also der Körper eines Fünfzigjährigen kräftig ist, so mag er alle 5 Tage einmal die Essenz verlieren. Wenn sein Zustand aber von schwächerer Art ist, so ist alle 10 Tage einmal angemessen.
Wenn also der Körper eines Sechzigjährigen kräftig ist, so mag er alle 10 Tage einmal die Essenz verlieren. Wenn sein Zustand aber von schwächerer Art ist, so ist alle 20 Tage einmal angemessen.
Wenn also der Körper eines Siebzigjährigen kräftig ist, so mag er alle 30 Tage einmal die Essenz verlieren. Wenn sein Zustand aber von schwächerer Art ist, so ist ein Samenerguß nicht angemessen.

Siebter Teil

Über die Stärke der Essenz des Mannes

Cai Nü sprach: Was die Fülle und Leere der Essenz des Mannes angeht, was gibt es da für Zeichen, an welchen man sie erkennen mag?
Peng Zhu (der 800 Jahre alt gewordene mythische Methusalem Chinas) sprach: Wenn das Yang (der Mann) voller Qi ist (d. h. sein Jing-Essenz und Geist-Shen gefüllt sind oder sein Jing und Qi aufgefüllt wurden), so strömt Wärme in den Jade-Stab und seine Samen-Essenz ist dickflüssig und gerinnt leicht. Wenn aber eine Schwäche vorhanden ist, so gibt es dafür fünf Grade:

1. Wenn nach dem Verlust der Samen-Essenz das Qi (hier: der Atem, Funktionskreis Lunge) geschädigt wurden… *(Ergänzung des Übersetzers: so entsteht eine Atemlosigkeit nach dem Orgasmus)*
2. Wenn die Samen-Essenz sehr dünnflüssig wird, so ist das Fleisch (der Körper, Funktionskreis Milz) geschädigt worden.
3. Wenn die Samen-Essenz sehr stark riecht, so sind die Sehnen (Funktionskreis Leber) geschädigt worden.
4. Wenn die Samen-Essenz nicht kraftvoll herausschießt *(Ergänzung des Übersetzers: sondern nur herausrinnt oder gar nicht herausläuft)*, so haben die Knochen (Funktionskreis Niere) bereits Schaden genommen.
5. Wenn der Jade-Stab sich nicht mehr kraftvoll aufrichtet, so ist dies ein Zeichen für eine Schwäche, die bereits auf Schaden im ganzen Körper hinweist.

Im Allgemeinen lässt sich sagen, dass all diese Schädigungen durch einen Kontakt der Geschlechter, der nicht langsam genug vollzogen wurde, und daher mit einem zu plötzlichen, in Unruhe entstandenen Essenzverlust entstanden sind. Eine Heilung wird erreicht, indem man den Geschlechtskontakt zwar durchführt, es dabei aber nicht zu Essenzverlusten kommen läßt. Wenn dies hundert Tage lang durchgeführt wird, so mehrt sich die Kraft des Qi um das Hundertfache.

Su Nü lehrt die Methode des Empfangens von Kindern (wörtl. »Das Wünschen von Söhnen«)

Su Nü sprach über das Wünschen von Söhnen:
Der Körper der Frau muß sich frei und ungezwungen fühlen, das Herz klar und frei sein, die Gedanken sollen frei schweifen, ein Gefühl von Sicherheit (der Familie) bestehen und Kleidung sauber und locker sein. Drei Tage nach dem Ende der Menstruation dann, nach der Mitte der Nacht und vor dem Schrei des Hahnes sollten ihre Gefühle geweckt werden. Diese sollten ihr die Lust sich zu bewegen verschaffen, wonach man sich so bewegen sollte, wie es ihr am besten gefällt, und ihr gleichzeitig Lust und Freude verschafft.

Beim Samenerguß sollte man nicht zu weit vom Punkte des ‚Getreidezahnes' entfernt sein, das heißt man sollte das große Tor des Kinderpalastes (kleine Schamlippen) hinter sich lassen, jedoch nicht bis in die kleine Tür des Kinderpalastes (Gebärmuttereingang) eindringen. Eine Frau die durch das Dao (den Weg) dieser Kunst zur Mutter wird, erfährt sowohl ein freudiges wie auch ein langes Leben.

Su Nü sprach: Wenn der Mann und die Frau dem Dao des Yin und Yang folgen wollen, so sollten sie unbedingt bestimmte schädliche Dinge vermeiden. Kinder sollten empfangen werden, wenn das Qi kraftvoll ist, so dass sie ein gesundes, hohes Alter erreichen. Wenn aber Mann und Frau beide schon sehr alt sind, mögen (durch Erzeugen von kraftvollem Qi) Kinder zwar auch empfangen werden, doch ohne dass sie ein solches hohes Alter erreichen.

Der Gelbe Kaiser sprach: Ich würde gerne wissen, was die Eigenschaften der Frauen sind, von denen es heißt, dass sie ideale Frauen seien.
Su Nü antwortete: Die Frauen, von denen es heißt, sie seien ideal, sind in ihrer Natur sanft und harmonisch, Ihre Stimme ist nicht rauh und grob, ihre Bewegungen sind grazil, ihre Haare sind fein und tiefschwarz, ihre Haut und Muskeln sind weich, und ihr Knochenbau ist feingliedrig. Sie sind weder zu groß noch zu klein, weder zu dick noch zu mager. Ihre Brüste sind hoch und oberhalb des Schambeins haben sie keine starke Behaarung. Ihre Körpersäfte (hier: Essenz-Säfte) fließen reichlich. Ihr Alter sollte oberhalb von fünf mal fünf und unterhalb von dreißig Jahren liegen, und sie sollten noch ohne eine Schwangerschaft gewesen sein.
Während des Geschlechterkontaktes sollten ihre Essenz-Säfte reichlich fließen, und ihre Hüfte sollte sich wie von selbst bewegen, so dass sie dies kaum anhalten kann. Ihr Schweiß sollte den ganzen Körper bedecken, und ihre Bewegungen die des Mannes ergänzen.
Solange der Mann einen solchen Menschen (zum Partner) hat, wird er, selbst wenn er sich nicht an die Methoden (der Schlafzimmertechniken) hält, keinen Schaden erleiden.

Die Sechs Verbote

Anmerkung: Von hier an verändert sich der Stil des *Su Nü Jing* und wird moderner in der Ausdruckweise. Manche Quellen verzichten daher auf diesen Teil, der offenbar aus der Feder eines anderen Autors stammt. Da hier jedoch einige interessante Rezepturen und weitere Zitate aus den klassischen »Fang Zhong Shu« Büchern enthalten sind, folgt hier nun eine Übersetzung des letzten Teils mit Rezepturen aus der Chinesischen Medizin.

Cai Nü fragte Peng Zhu: Was das Dao der Schlafzimmertechniken angeht, so habe ich schon davon gehört, dass es Arzneien gibt, die man einnehmen kann. Um welche Arzneien handelt es sich denn hierbei?
Peng Zhu sprach und antwortete: Wenn sie den Mann stark und kraftvoll machen und nicht alt fühlen lassen soll, die »Schlafzimmerarznei« ihn weniger ermüden lassen soll, seine Kraft und Gesichtsfarbe auch im hohen Alter noch nicht nachlassen sollen, dann ist *Lu Jiao* das Richtige. Das Rezept: zehn Liang *Lu Jiao* Scheiben mit gleicher Menge *Ren Shen* und einer Scheibe Sheng *Fu Zi* pulverisieren. Hiervon zweimal täglich etwa ein Löffelchen einnehmen.
Kommentar: Dieses Rezept sollte nur bei Yang-Leere und im hohen Alter verwendet werden, denn es kann in den falschen Händen einigen Schaden anrichten.

Huang Di fragte Su Nü und sprach: Wenn eine junge Frau von etwa acht- oder neunundzwanzig Jahren aussieht, als sei sie nur drei- oder vierundzwanzig, weil ihre Yin-Energie übermächtig gereizt ist, und sie so stark nach einem Mann begehrt, dass sie es nicht mehr beherrschen kann, gleichzeitig aber unter Appetitlosigkeit leidet, alle hundert Gefäße zittern, der hintere Puls der Jing-Essenz in Fülle ist (d. h. der rechte Nieren-Puls voll, was Fülle indiziert), eine zähe Flüssigkeit in großer Menge ihre Kleider beschmutzt (Ausfluß), dann liegt oftmals ein Befall ihres Yin (intime Teile) vor, durch »Chong« (allg. Wort für Würmer, Insekten, Parasiten u.ä.). Diese sind dünn wie die Haare eines Pferdeschwanzes und etwa drei Fen (ca. 3-4 mm) lang. Es gibt solche, die versteckt und un-

beweglich sind und ein rotes Köpfchen haben, und solche, die schleimig und beweglich sind und ein schwarzes Köpfchen haben.
Um diese Chong-Parasiten zu behandeln, verwendet die Rezeptur einen Mehlteig, der in Größe und Länge etwa einem Jade-Stab gleicht und nach belieben mit Sojasoße eingeölt wird und mit dünnem Stoff umhüllt wird. Dieser wird dann eingeführt und eine Weile dort belassen. Nach dem Herausziehen der Chong-Parasiten erneut einführen. Auf diese Weise bekommt man bis zu dreißig der Chong-Parasiten heraus, wenn es viele sind, und etwa zwanzig, wenn es wenige sind.

Bestandteile: *Rou Cong Rong* 3 Teile, *Wu Wei Zi* 3 Teile, *Tu Si Zi* 3 Teile, *Yuan zhi* 3 Teile und *She Chuang Zi* 4 Teile. Die Kräuter pulverisieren und täglich nüchtern je einen Teelöffel voll mit Alkohol[108] herunterspülen. Wenn der Einnehmende jedoch keine weibliche Begleitung an seiner Seite hat, so sollte er von der Einnahme absehen, um sein Jing zu schonen.

Ratschläge aus der daoistischen Medizin für Frauen

Für Tigerinnen, Füchsinnen und goldene Adeptinnen

Den roten Drachen unterbrechen Duan Chi Long (斷赤龍)

Wenn die Stille das Höchste erreicht,
so erzeugt sie Bewegung.
Yin und Yang ergänzen sich gegenseitig.
Halte den Jade Tiger im Wind
Fange den goldenen Phönix im Mond.
Richte die Augen nach innen zur Inkubation
Steuere deinen Geist zum Dao des Folgens und Umkehrens
Wenn die obere Brücke der Elster[109] überquert ist,
dann fließt das Qi wieder in den Ofen des Elixiers.

Wie aus dem *Su Nü Jing* hervorgeht, waren die Schlafzimmermanuale für vieles zugleich gut:

108 Hier wurde meist Reiswein mit 10-15% Alkohol verwendet.

109 Obere und untere Brücken sind Teil des kleinen himmlischen Kreislaufs (Xiao Zhou Tian) bei der inneren Alchemie, näheres siehe die Bücher von Chia, Cleary oder Wong. Die obere Elster ist die Zunge.

Physisch sollten sie einerseits junge Paare an die Sexualität heranführen, oben im Yin-Yang-He, andererseits, wie im *Su Nü Jing* gezeigt, schwächelnde oder alternde Männer stark und gesund machen, und ebenso als sexuelle »Therapie« auch Krankheiten bekämpfen. In diesem Sinne war es also auch in der Gesellschaft wichtig, Kinder, und besonders für Regenten, Nachkommen zu zeugen. Das Jing, die Essenz, war also, worauf es ankam in der Han-Dynastie und dem frühen Daoismus, welcher die Geschlechterrollen noch eher ausgeglichen sah. So hieß es noch in Yin-Yang-He »man benutzt sein eigenes Jing, um das Jing der Frau zu nähren.«

Später in der Tang-, vor allem aber in der Song-Dynastie, machte sich eine konfuzianisch und männlich dominierte Einstellung breit, wo es darum ging, dass der Mann sein Jing mit möglichst vielen Kontakten mit möglichst vielen jungen Frauen nährt, eine Entwicklung, welche schon im zweiten und dritten Jahrhundert begonnen hatte, wie Ge Hong schreibt: *»…manche saugen das Yin auf um das Yang zu stärken, manche wollen damit das Leben verlängern…«*

Diese egoistische Einstellung, das eigene Leben durch eine Art sexuellen Vampirismus zu verlängern, fand sein Gegenstück im Fuchskult[110], der sich auch, und vielleicht gerade nach Japan ausbreitete, wo im Mittelalter eine durch männliche Macho-Kultur geprägte Einstellung den Frauen gegenüber herrschte.

Irgendwo dazwischen liegt in Südchina ein geheimer Kult[111], bei welchem die Frauen, genannt »weiße Tigerin« im Tausch gegen Lust das Jing abnahmen, aber zugleich mit ausgewählten männlichen Partnern, den »Jade Drachen«, die spirituelle Kultivierung des Shen beider Partner als weiteres Ziel ansahen. In Taiwan soll es diese Gruppe noch geben, behauptet zumindest ein amerikanischer Autor, der dort eingeweiht worden sein soll und in drei Büchern die sexuellen Methoden lehrt.

110 Jason Read: Fox Magic - Handbook of Chinese Witchcraft and Alchemy in the Fox Tradition

111 Hsi Lai: The Sexual Teachings of the White Tigress: Secrets of the Female Taoist Masters, und The Sexual Teachings of the Jade Dragon: Taoist Methods for Male Sexual Revitalization und White Tigress Green Dragon: Taoist Sexual Secrets for Youthful Restoration and Spiritual Illumination

Wie dem auch sei ab der Tang-Dynastie entwickelte sich aus Daoismus und Buddhismus die Einstellung, durch zölibatäres Einbehalten der Samen-Essenz bei gleichzeitigem sexuellem Austausch könnte man sich zum »Langlebigen« entwickeln und spirituell weiterentwickeln.

Solche Praktiken zählten zu den umfangreichen Methoden namens »innere Alchemie« (Nei Dan 内丹) und bei Frauen (Nü Dan 女丹).

Während die männlichen Daoisten ihr Sperma nicht vergeuden wollten, praktizierten weibliche Daoisten das »Unterbrechen des roten Drachen«[112] (Duan Chi Long), also Aufhalten der Menstruation, um ihren Körper nicht durch Blutverlust zu schwächen. Auch mit diesem mystischen Ziel wurden viele Schriften veröffentlicht, die weniger das Jing und mehr das Shen in den Vordergrund stellen.

Als mächtige Vorfahrin der Weißen Tigerinnen wie auch der daoistischen Schulen der inneren Alchemie gilt Xi Wang Mu, die »Königliche Mutter des Westens«[113]. Sie soll die Unsterblichkeit ebenfalls durch zahlreichen Verkehr mit vielen jungen Männern (*cai zhan* 採戰, Pflücken durch Sexualkampf) erlangt haben. Doch es gab auch die innere Alchemie im weiblichen Zölibat, vorwiegend durch buddhistische Einflüsse.

Nur die erste Stufe des Neidan unterscheidet Praktiken zwischen Männern und Frauen. In deren Terminologie wird manchmal der Samen Baihu (白虎, Weißer Tiger) und Menstruationsblut ChiLong (赤龍, Roter Drache) genannt. Anstatt die Samenessenz zu veredeln und in Energie umzuwandeln, verfeinern Frauen ihr Menstruationsblut, indem sie ihren Fluss schrittweise verringern und ihn schließlich ganz stoppen.

Dies ist bekannt als Duan ChiLong (斷赤龍, »Den Roten Drachen abschneiden«) oder Zhan Chi Long (斬赤龍, »Den Roten Drachen enthaupten«) und identifiziert den Adepten als schwanger mit einem Embryo aus reiner Energie. Menstruationsblut wird in ein »neues Blut« namens Bai Feng Sui (白鳳髓, »weißes Mark des Phönix«) sublimiert, das zu einer höheren spirituellen Ebene verfeinert wird.

112 https://para.wiki/w/Cutting_the_Red_Dragon

113 https://en.wikipedia.org/wiki/Women_in_Taoism und https://zhuanlan.zhihu.com/p/372519588

Menstruationsblut und Samenflüssigkeit repräsentieren in der Traditionellen Chinesischen Medizin Grundenergien von Frau und Mann. Das Ausbleiben der Menstruation bei Frauen entspricht vergleichsweise der Samenretention beim Mann. In beiden Fällen wird der Verlust einer essentiellen Substanz (Xue oder Jing) gestoppt und damit auch der Verlust an ursprünglicher Energie (Yuan-Qi). Dieses Aufhören erzeugt eine Umkehrung der natürlichen Prozesse und ermöglicht die symbolische Schaffung eines neuen inneren Energiekeims, der sich dann in einen »Energieembryo« verwandeln soll.
Die Veredelung des Menstruationsblutes zu Energie ist also eine Umkehrung des natürlichen Prozesses und besteht in seiner Rückführung in milchige Absonderungen, wie bei der Muttermilch, von der es heißt, sie würde aus Blut (Xue) entstehen.
In Li Shi-Zhens berühmten *Ben Cao Gang Mu* heißt es:

> Milch ist eine Transformation vom Blut des Yin, welche von Milz und Magen erzeugt wird und in Ren Mai und Du Mai erhalten wird. Nach der Befruchtung bleibt sie aber im Bauch und nährt den Embryo bis zur Geburt. Danach wandelt sich Rot wieder in Weiß um und produziert den Milcheinschuß. Dies sind die Mysterien von Transformation und Verwandlung.

Daher beginnt der spirituelle Prozess mit Brustmassagen, um das innere Feuer des sexuellen Verlangens zu stimulieren, das dann wieder kontrolliert wird, um das innere Wesen zu nähren. Darüber hinaus verwendet die weibliche Adeptin Atemmeditation, um Menstruationsblut wieder in Brustsekret umzuwandeln. Sie soll eine warme Energie spüren, die sich um ihren Nabel dreht, den Bereich erwärmt und so das »Rot in Weiß verwandelt«. Gemäß der goldenen Alchemie für Frauen *Nü Jin Dan*:

> Wenn Yang kurz davorsteht, sich in Yin zu verwandeln und durch den Jadekanal (Scheide) zu fließen, besteige das Rad des Feuers. ☴ Wenn der Wind des Xun[114] ☴ im oberen Teil weht, im ursprünglichen Scharlachroten Palast [Solarplexus], enthaupte den monatlichen Blutfluss, sodass er nie wieder fließen kann!

114 Die chinesische Alchemie, innere wie äußere (Nei Dan und Wai Dan), benutzt sehr viele Trigramme und Hexagramme aus dem Zhou Yi (Yi-Jing). Da dies hier den Rahmen sprengen würde, kann ich nur auf mein nächstes Buch zu diesem Thema verweisen. Auch bei Ge Hongs Bao Pu-Zi finden sich viele Hinweise.

Texte über Neidan-Praktiken bekräftigen dass, da die innere Bewegung von Energien den bereits vorhandenen Schwangerschaftsfähigkeiten von Frauen entspricht, ihre spirituelle Entwicklung mit innerer Alchemie eindeutig schneller ist als die von Männern. Während ein männlicher Adept eine »Gebärmutter« in sich entwickeln muß und lernen muss, wie man einen Embryo darin nährt, hat eine Frau diese natürliche Fähigkeit bereits und hat es daher leichter, diese Praxis zu erlernen.
Im Vorwort von *He Long xiang*[115] heißt es: »Im Falle von Frauen diskutieren wir Atemtechniken, aber keine embryonalen Praktiken.«

Die erfolgreiche Autorin und praktizierende Daoistin Eva Wong hat zum Thema Nei Dan und Nü Dan (innere Alchemie und innere Alchemie für Frauen) Bücher geschrieben wie »Harmonizing Yin and Yang – A Dragon-Tiger Classic« und mit Catherine Despeux das vielleicht beste Buch über daoistische Selbstkultivierung von Frauen: »Women in Daoism«. Auch in Douglas Wiles »Art of the Bedchamber« finden sich drei Übersetzungen aus dieser Richtung. Und schließlich hat der großartige Thomas Cleary in »Immortal Sisters - Secret Teachings of Taoist Women« ebenso viele Texte und Kommentare bereitgestellt. Wer die geheimnisvollen Namen unbedingt entschlüsseln möchte und sich tiefer in die Materie einarbeiten möchte, dem sei Fabrizio Pregadios: »The Routledge Encyclopedia of Taoism, Bd. I und II« ans Herz gelegt. Viele der hier genannten Begriffe finden sich dort ins Englische übersetzt.
Bei dieser Menge an erhältlichem Material möchte ich hier nur ein paar kurze Texte, stellvertretend für diese hier übersetzen[116]:

> Was bedeutet es, das Gehirn nach innen zu senden? Es bedeutet, das Licht nach innen zu wenden, um Klarheit zu erhalten: Blicke mit den Augen zur

115 Despeux (2000), S. 402 und zh.wikipedia.org/wiki/道藏辑要

116 zh.wikisource.org/wiki/女丹合編選注#女功炼己还丹图说 (Falls die verehrten Leser diesen Text nicht ganz verstehen, lassen Sie sich versichern, dass dieser Text noch von relativ einfacher, mit wenig mysteriösen Ausdrücken geschmückter Text ist. Die meisten sind noch viel unverständlicher) Originaltext: 指脑下垂者，何也？即回光返照：以眼观鼻，搭定雀桥，下玄膺，至重楼，归中极，入血海，以水会火，片刻即醒。此即调药炼心之法。如妄念一动，仍守中极。　少年女子炼至百日，不为外物所扰，血海自潮，真阴自动（动者，非身心动，是血气发潮，似有不可忍之景象，其乐也融融，难以言语形容，是由无念而自动。此时切不可动念，念动则散，惟宜把定元神，用法采取），此即“小药”发生，须行采取之法两三度，以机息为止，仍守中极。

Nase hin, folge (der Aufmerksamkeit) von der Zunge (am Gaumen) bis über den Akupunkt Xuanying (玄膺) unter der Zungenmitte[117], dann den Kehlkopf hinab durch die Mitte des Bauches am Punkt der mittleren Säule (Zhongji[118]) in das Meer des Blutes (Dan Tian) zu tauchen[119], wo sich Feuer und Wasser treffen. Dies führt zu einem Moment des Wachseins. Dies ist die Methode des Regulierens der »Arznei« und dem Verfeinern des Geistes. Wenn an dieser Stelle ablenkende Gedanken auftauchen, lenke zurück zur mittleren Säule.

Wenn junge Mädchen diese Übung für 100 Tage durchführen, so werden sie nicht mehr durch äußere Dinge abgelenkt und ihr Meer des Blutes flutet sich von alleine, weil ihr wahres Yin sich bewegt (Die Bewegung ist jedoch keine des Körpers oder Geistes, es ist das Blut und Qi, welche aufsteigen. Dies scheint ein schwer zu ertragendes Gefühl zu sein, mit einer harmonischen Freude, welche schwer zu beschreiben ist. Es entsteht von ganz alleine, ohne Gedanken. Zu diesem Zeitpunkt darf man nicht denken, da es sich sonst wieder zerstreut, aber man kann sich auf den ursprünglichen Geist konzentrieren, um diese Methode beizubehalten.)

Dieses nennt man die »kleine Arznei.« Man sollte diese Methode zwei bis dreimal täglich bis zum Ende machen, ohne zu unterbrechen. Dabei immer den Bauch (Zhong Ji) beobachten.

Eines der Ziele auf dem Weg zum unsterblichen Embryo ist das Entstehen einer Energie-Perle, auch Drachen-Perle oder Feuer-Perle genannt. Hierum geht es im letzten Text:

Wie eine Mutter in der Schwangerschaft, so haben auch Schlaf und Wachsein verschiedene Stadien. So wie der Drache, der die Perle wachsen läßt, schlafend und bewegungslos ist, oder eine Henne, welche unermüdlich das Ei mit Wärme ausbrütet. Um Mitternacht nähert man sich dem Feuer, zu Mittag zieht man sich wieder zurück und versiegelt es. In der übrigen Zeit reguliert man den Atem so sanft, dass man ihn kaum spürt. Außerdem befreie man sich von aufregenden Gedanken, und verhalte sich, als sei man einfältig oder stumm.

117 Der Punkt liegt zwischen den extrameridianen Punkten Jade-Saft und Gold-Flüssigkeit (Yu Ye und Jin Jing 玉液、金津)

118 Ren Mai 3

119 Obwohl der Milzpunkt 10 Meer des Blutes (Xue Hai) genauso heißt, ist in diesem Falle kein Akupunkturpunkt gemeint. Im Text weiter unten ist Xue Hai im Dan Tian (丹田) gemeint.

> Im Altertum hieß es: ›Es braucht nur kurze Zeit, um Arznei zu sammeln, aber es dauert zehn Monate, um das Zinnober zu bilden.‹
> Es heißt auch: ›Zehn Monate ist die Zeit, die der Fötus braucht, um in der geheiligten Basis zu sein.‹
> Wenn er immer genährt und gewärmt wurde, dann sei sicher, dass der Fötus vollständig ist.[120]

Diese Ideen sollen nur andeuten, welche Arten von daoistischen Praktiken durchgeführt wurden. Im Prinzip gab es drei Schulen:

1. Innere Alchemie ohne Partner aber mit Sexualität
2. Innere Alchemie mit Partner, die sogenannte Yin-Yang Vervollkommnung
3. Innere Alchemie ganz alleine, nur durch spirituelle und meditative Übungen

Die letzten Beispiele gehören zwar zum *Nü Gong* (女丹), aber alle drei Methoden hatten die gleichen zwei Ziele, wie die Innere Alchemie bei Männern, deren Variationen Ge Hong im Bao Pu-Zi beschreibt:

1. Sie sollen eine spirituelle Vervollkommnung erreichen, oder
2. Sie sollen zu großer Gesundheit und Langlebigkeit führen.

Douglas Wile faßt dies in seinem Buch über Schlafzimmerkünste so zusammen:

> Das Gefühl von Befriedigung entsteht durch die Spannung und die Rückkehr zum Equilibrium. Dies ist für die Chinesen die Droge des Sex. Für sie sind Kontakt und Erregung die fundamentalen biologischen Bedürfnisse, nicht aber der Orgasmus. Die Energie, welche sich beim Sex entlädt, sollte nicht den Körper schwächen, sondern mit dem gesamten Organismus geteilt werden, insbesondere mit dem Gehirn.[121]

120 Originaltext: 如母孕子，寝兴有节；如龙养珠，蛰伏不动，如鸡抱卵，暖气不绝。子前进火，午后退符，余时调息绵绵，似有似无。屏除妄念，如愚如讷。古云：“采药只一时，合汞须十月”又云：“十月胎完入圣基”。若非善为温养，安能胎圆乎。

121 Aus Douglas Wile: The Art of the Bedchamber. The Chinese Sexual Yoga Classics including Women's Solo Meditation Texts, Seite 69 (Übersetzung von mir.)

»Glatzen-Huhn Dekokt«

und weitere seltsame Rezepturen aus verschiedenen[122] Schlafzimmerbüchern:

Ein Arzt im Altertum warf seine nach den Dekokten ausgekochten Arzneimittelreste auf den Kompost, wo einmal ein Hahn sie fand und sich daran labte. Kurz darauf begann er ein Huhn zu besteigen und an ihren Kamm zu picken, wie es die Hähne so tun. Doch dieser Hahn stieg den ganzen Tag nicht mehr von dem Huhn und pickte ihr so lange auf dem Kamm herum, bis dieser völlig zerfleddert war und das Huhn am nächsten Tag aussah, als hätte es keinen Kamm und wäre kahlköpfig. Die Rezeptur wurde daraufhin die »Pille des kahlköpfigen Huhnes« genannt.

Aus dem Yi Xi Fang

Volkstümliche Geschichten über Arzneien und Rezepturen sind immer interessant, manchmal aufschlussreich und manchmal einfach nur absurd.
Während es schon sein mag, dass ein Ziegenhirte den Bock nach dem Fressen von *Yin Yang Huo* (wörtlich: »Geiler-Bock-Kraut«) ebendiesen bei orgiastischem Ziegenbesteigen beobachtet haben mag, worauf der junge Hirte seinem alten Großvater ein Dekokt gebraut haben mag, welches die gleiche Wirkung auf den alten Herren hatte[123] - das ist durchaus vorstellbar.
Aber dass ein Hahn, nachdem er das weggeworfene Dekokt vom Kompost verzehrt hatte, tagelang das gleiche Huhn gepickt und bestiegen hatte, bis dieses eine Glatze hatte, ist doch etwas schwer vorstellbar, zumal es ja sicher mehr als nur eine Henne im »Hahnen-Harem« gegeben haben muß. Angeblich picken Hähne immer los, wenn ihr Testosteronspiegel zu hoch ist…
Aber gut, in der Folklore ist auch Übertreibung erlaubt. Schauen wir uns also zuerst einmal das Hühnerglatzendekokt (禿雞散) an, da es sich in praktisch jedem Schlafzimmerbuch in China wiederfinden läßt,

122 素女方 Su Nü Fang, 素女妙論 Su Nü Miao Lun

123 ob mit der Großmutter oder der Ziegenherde ist nicht überliefert…

und ebenso brav in viele Sprachen übersetzt wurde. Bei Serejski heißt es zwar *Bold Chicken Pill* anstatt *Bald Chicken Pill*, aber in Anbetracht dessen, dass sich das Huhn so etwas so lange vom Hahn gefallen ließ, müßte es wohl tatsächlich sehr couragiert gewesen sein:

RP
Rou Cong Rong 3 Anteile
Wu Wei Zi 3 Anteile
Tu Si Zi 3 Anteile
Yuan Zhi 3 Anteile
und schließlich das in fast allen »Schlafzimmerrezepturen für Männer« vorkommende
She Chuang Zi 4 Anteile

Daraus soll dann mit Honig eine Pille oder Pulver hergestellt werden, welche 3x täglich mit Wein oder teelöffelweise als Pulver eingenommen wird.

Viele solche und ähnliche Formeln existieren durch die Jahrhunderte, aber es sind immer die gleichen Bestandteile, und manchmal weiß man nicht mehr, wer nun von wem abgeschrieben hat.
Rou Cong Rong[124], in manchen Studien als Anti-Aging-Arznei gepriesen, taucht als Yang-Tonikum sehr häufig in diesen Formeln auf. Auch *Xi Xin* (Radix Asarum)[125] wird dort sehr oft genannt, aber aufgrund der Borniertheit der Bürokratie ist es bei uns nicht mehr erhältlich. Was wir dabei versäumen, zeigen die Ergebnisse einer Studie aus 2022:

> Die Gattung Asarum hat eine wichtige Rolle in der Kräuterbehandlung gespielt. Derzeit wurden mehr als 277 Verbindungen aus der Gattung Asarum isoliert oder identifiziert. Darunter sind flüchtiges Öl und Lignane die wichtigsten aktiven Bestandteile und wichtige chemotaxonomische Marker. Moderne pharmakologische Studien haben gezeigt, dass die Gattung Asarum und ihre Wirkstoffe ein breites Spektrum an pharmakologischen Wirkungen besitzen, insbesondere analgetische, entzündungshemmende, neuroprotek-

124 https://pubs.rsc.org/en/content/articlelanding/2017/ra/c7ra06930h# und https://www.jstage.jst.go.jp/article/cpb/68/8/68_c20-00057/_html/-char/en

125 Mehr dazu in meinem Buch »Vom Füllen der Leere«.

tive, kardio-vaskuläre schützende, hustenstillende, immunsuppressive, Anti-tumor- und Mikrobizide Aktivitäten.[126]

Auch bei Fr. Cnidii (*She Chuang Zi*) gibt es tatsächlich pharmakologische Studien[127], welche auf LH und FSH steigernde Wirkungen bei Ratten durch den Wirkstoff *Osthole* nachweisen und Schwellkörper bei Kaninchen vergrößern und Stickstoffoxid freisetzen, wie durch Viagra, meist aber in Verbindung mit *Yin Yang Huo*[128] und dem oben ebenfalls verwendeten *Tu Si Zi*[129].
Allerdings handelt es sich ausschließlich um Tierversuche an Säugetieren (keine Hähne!), so dass es bisher nur wenige Studien mit menschlichen Probanden[130] gibt.
Bisher untersucht und mit vielversprechenden Ergebnissen zu Androgenerhöhung sind außerdem sind bisher:

Xian Mao[131], *Dong Chong Xia Cao*, *Tian Men Dong*, *Lu Jiao*/Rong, *Du Zhong*, *She Chuang Zi*, *Fu Pen Zi*, und *Cong Bai*, *Hai Piao Xiao*, *Bai Jiang Can* und *Hu Lu Ba*.

In meiner eigenen Praxis haben sich auch *Dan Shen* (wenn zugleich Blutstase), *Ren Shen* (bei Qi-Leere) und *Fu Zi* (Bei Yang-Leere) als extrem nützlich erwiesen.

Aber – es darf nicht vergessen werden: Arzneien wie *Wu Wei Zi* und *Fu Pen Zi*, aber auch *Tu Si Zi* wurden in China in erster Linie für die

126 Übersetzt aus: J Ethnopharmacol. 2022 Jan 10282:114642.doi: 10.1016/j.jep.2021.114642. Epub 2021 Sep 17. Liu H Wang C: The genus Asarum: A review on phytochemistry ethnopharmacology toxicology and pharmacokinetics

127 http://www.baiven.com/r/99/360195.html und https://pubmed.ncbi.nlm.nih.gov/11345705/ (Chiou WF, Huang YL, Chen CF, Chen CC: Vasorelaxing effect of coumarins from Cnidium monnieri on rabbit corpus cavernosum in: Planta Med.(2001 Apr), sowie Chiou WF, Huang YL, Chen CF, Chen CC: Vasorelaxing effect of coumarins from Cnidium monnieri on rabbit corpus cavernosum Planta Med.(2001 Apr) und Chen J, Chiou WF, Chen CC, Chen CF: Effect of the plant-extract osthole on the relaxation of rabbit corpus cavernosum tissue in vitroJ Urol.(2000 Jun).

128 Ikariin als PDE-5 Hemmer bei ED, in: https://pubmed.ncbi.nlm.nih.gov/20141584/

129 She Chuang Zi, Tu Si Zi und Yin Yang Huo als PDE-5 Hemmer: https://pubmed.ncbi.nlm.nih.gov/19747866/

130 https://journals.lww.com/md-journal/Fulltext/2022/10280/Clinical_study_of_comprehensive_TCM_therapy_in_the.18.aspx

131 Aphrodisiac activity of polyherbal formulation in experimental models on male rats: https://pubmed.ncbi.nlm.nih.gov/24761115/

Fruchtbarkeit und Zeugungsfähigkeit eingesetzt, so dass als Schlafzimmerformeln oftmals empirische Formeln mit Arzneien, welche »Zi« am Ende haben, verwendet wurden. Zum einen, weil es sich um Samen von Pflanzen handelte, deren Zeichen Zi (子) auch zugleich das Zeichen für Kind oder Kinder ist, so wie die oben genannte Formel *Wu Zi Yan Zong Tang* (Dekokt der fünf Samen der Ahnen):
*Gou Qi **Zi*** 15 g, *Wu Wei **Zi*** 12 g, *Che Qian **Zi*** 12 g, *Tu Si **Zi*** 12 g, *Fu Pen **Zi*** 18 g, sowie *Ba Ji Tian* 15 g, *Lu Jiao* 12 g, *Rou Gui* 12 g, *Zhi Fu Zi* 15 g, *Yin Yang Huo* 15 g, *Dang Shen* 12 g, *Fu Ling* 12 g, *Zhi Gan Cao* 6 g.

Auch deshalb sind die anschließend genannten Formeln mit einem Quäntchen Salz zu nehmen: Aus »Dong Xuan Zi« (Meister Methusalem) und »Yu Fang Mi Jue« (Geheimnisse der Jadekammer) stammt eine weitere Rezeptur zur Kräftigung des Mannes im Senium namens »Yi Duo San« (wörtlich »Das Pulver, das den Überfluß mehrt« oder einfach »Tonisationspulver«, in der Geschichte hierzu heißt allerdings der 75 Jahre alte Diener Yi Duo, der nach der Einnahme noch zwei Frauen ehelicht und vier Kinder zeugt).
Darin erzählt die Chen Qie Qin (die Nebenfrau des hohen Beamten Qin):

> Mein Gatte heißt Hua Fu, nachdem sein Alter schon die Achtzig erreicht hatte, versagte ihm die Kraft in der Jadekammer (Schlafzimmer), bis er plötzlich durch einen wissenden Freund ein hervorragendes Rezept erhielt, das ich hier beschreibe:
> Ein qian (3,1 g) Sheng Di Huang (nach dem Reinigen in dünne Scheiben schneiden, dann in einem Liter klarem Alkohol erhitzen und danach zerkleinern).
> 2 Fen (0,65 g) Gui xin (Kernstück von hochwertigem Cortex Cinnamomi), 5 Fen (1,6 g) Gan Cao, 2 Fen (0,65 g) Bai Zhu und 5 Fen (1,6 g) Gan Qi. Diese fünf Ingredienzen pulverisieren und zum Essen täglich dreimal einen Löffel voll mit Alkohol herunterspülen.

Diese Rezeptur ist erhalten, weil der Beamte Qin sie an den Kaiserhof sandte, und sie dort von den Ärzten aufgezeichnet wurde.

Ferner gibt es weitere Aufzeichnungen in teilweise indizierten Büchern oder solchen, die nach der Aufzeichnung in China oder ihres Verbotes verloren gingen, aber in Japan gesammelt wurden, wo sie später wieder nach China oder Taiwan gelangten. Sie sollen hier nun zitiert werden.

Aus Ji Yao Fang: Diese Rezeptur soll die Vereinigung von Mann und Frau fördern, es erhöht Jing (Essenz) und Qi (Lebensenergie) nach 20 Tagen: *She Chuang Zi*, *Tu Si Zi*, *Ba Ji Tian* und *Rou Cong Rong* jeweils 2 Fen (0,65 g), von *Yuan Zhi*, *Wu Wei Zi* und *Fang Feng* jeweils 1 Fen (0,32 g), dies alles pulverisieren und jeweils ein halbes Qian 1,6 g pro Tag mit Alkohol herunterspülen.

Aus Ge Shi fang (Rezepturen des Klans der Familie Ge): Diese Rezeptur wurde ebenso gegen männliche Impotenz eingesetzt, wie auch gegen die Probleme der Frau beim geschlechtlichen Austausch. Es besteht aus jeweils einem Liang (31,25 g) von *She Chuang Zi*, *Tu Si Zi*, *Rou Cong Rong*, *Yuan Zhi* und *Xu Duan*, die pulverisiert in Reiswein oder anderen Alkohol eingelegt werden. Hiervon wird dann dreimal täglich ein großer Löffel voll eingenommen.

Aus Chi Fang Po stammt diese Rezeptur, ausschließlich für männliche Potentia coeundi bestimmt; sie soll »den Jadeschaft wieder erhärten lassen wie eine Eisenstange« (sic!). Zu gleichen Teilen werden hier *Gou Qi Zi*, *Tu Si Zi* und *Shi Chang Pu* gemischt und als Pulver dreimal täglich in einem Löffel voll eingenommen.

Aus dem Su Nü Fang stammen folgende fünf Formeln, die bei uns nur schwer erhältliche Arzneien enthalten, sozusagen, die »Best of Yellow Emperor«:

Frühling	Sommer	Herbst	Winter	Ganzjährig 1:1
Fu Ling 4 Teile[132]	Fu Ling 2 Teile	Fu Ling 3 Teile	Fu Ling 2 Teile	Fu Ling
Shi Chang Pu 4	Rou Gui 6	Rou Gui 2	Rou Gui 2	Shi Chang Pu
Shan Zhu Yu 4	Shan Zhu Yu 3	Shan Zhu Yu 2	Shan Zhu Yu 2	

132 Die Originalformeln verwenden manchmal die Einheiten „liang“ oder „fen“, je nachdem, wie viele Pillen daraus hergestellt werden sollen. Ich habe daher einfachhalber Anteile verwendet.

Frühling	Sommer	Herbst	Winter	Ganzjährig 1:1
Gua Lou 4	Huang Qi 4	Huang Qi 2	Gan Cao 2	
Tu Si Zi 4	Mu Dan Pi 2	Bai Zhu 2	Bai Zhu 2	Shi Wei
Huai Niu Xi 4		Huai Niu Xi 3	Mu Li 2	Huai Niu Xi
Chi Shi Zhi 4	Ze Xie 3	Ze Xie 2	Ze Xie 2	Ze Xie
Xi Xin 4	Xi Xin 3	Xi Xin 2	Zi Shen[133] 2	
Fang Feng 4		Fang Feng 2	Feng Wei Cao[134] 2	Yun Mu Shi (Muscovitum)
Shan Yao 4	Shan Yao 3	Shan Yao 2	Shan Yao 2	Shan Yao
Xu Duan 4		Dan Shen 2	Dan Shen 2	Xu Duan
She Chuang Zi 4		Du Huo 2	Man Jing Zi 2	She Chuang Zi
Bo Zi Ren 4 g		Gan Jiang 2	Tian Xiong 2	Bo Zi Ren
Ba Ji Tian 4			Ba Ji Tian 2	Zhong Ru Shi (Stalactitum)[135]
Tian Xiong[136] 4	Zhi Fu Zi 2	Zhi Fu Zi 2	Zhi Fu Zi 2	Tian Xiong
Yuan Zhi 4		Zi Yuan/Wan 2		Yuan Zhi
Shi Hu 4	Shi Hu 2	Bai Shao Yao 2		Shi Hu
Du Zhong 4	Du Zhong 2		Du Zhong 2	Du Zhong
Rou Cong Rong 4 Teile	Rou Cong Rong 3 Teile	Rou Cong Rong 2 Teile	Ba Ji Tian 2	Rou Cong Rong
Gan Di Huang[137] 7 T.		Gan Di Huang 2	Tu Si Zi 2	Gan Di Huang
		Sha Shen 2		Tu Si Zi
		Xuan Shen 2	TianMen Dong2	Tian Men Dong
		Ku Shen 2		Gan Ju Hua
		Ren Shen 2	Ren Shen 2	

133 Anderer Name für Polygonum bistorta, Mu Meng (牡蒙), bei Wile fälschlich Dan Shen (Salvia)

134 Bei Wile chaotisch, Latein gibt er Feng Wei Cao (Hb. Pteridis), chinesisch Shi (石长生), Adiantum monochlamys, welches aber nicht offizinal ist. Vergleiche Eric Chou: »The Dragon and the Pheonix« Ss. 149ff., empfiehlt aber – noch schlimmer – »rohe Austern«, anstatt Sheng Mu Li (Concha ostrae). Originalliteratur ist z.B. »Li Dai Fang Shi Yang Sheng Xuan Ze« Jia Yan-Li: Zhongyi Guji Chubanshe, Beijing 1994, Ss. 158-162.

135 Falls man die beiden mineralischen Steine in dieser Formel auftreiben kann, so sollten sie sehr fein gemahlen werden, um ein Knirschen zwischen den Zähnen zu vermeiden.

136 Siehe unter *Fu Zi* in meinem Buch »Vom Füllen der Leere«.

137 oder als Ersatz: Sheng Di Huang

Die jeweiligen Bestandteile (soweit erhältlich) werden pulverisiert und zweimal täglich ein Teelöffel (oder eine mit Honig zubereitete Pille) mit Wein eingenommen. Im Su Nü Fang (Rezepte von Su Nü) heißt es dazu:

> Nach zwanzig Tagen wird ein deutlicher Effekt zu spüren sein und nach 30 Tagen eine Gesundung. Nach 100 Tagen wird das Qi gesund und stark sein und wenn man davon für lange Zeit einnimmt, wird selbst ein achtzig oder neunzig Jahre zählender Herr wie ein junger Mann sein.

Mit diesem frommen Wunsch möchte ich dieses Fachbuch schließen. Ich hoffe, es war für jeden Leser oder jede Leserin etwas dabei und wünsche alles Gute bei der Umsetzung in der Praxis.

Dr. Gunter Neeb, Frühling 2023

Quellen

Chinesisch:

Chen Guo-Fu: Dao Zang Yuanliu Dugai, Ming Wen Book Co. Ltd., Chungching South Rd., Taibei 1983

Chen Guo-Fu: Dao Zang Yuanliu Kao, Gu Heng Shu Shi, Taibei 1975

Ge Hong: Bao Pu Zi, Nei Pian; Zhou hou lü bei ji fang – jinze. Zhongguo zhongyiyao chubanshe, Beijing 1997

Gu Deng-Guo: Qian Nian Qi Meng, Wenjing chubanshe youxian gongsi, Xinwenju, Taibei, 1991, Shilin qu, Zhongzheng Lu 1987

Jia Yan-Li: Li Dai Fang Shi Yang Sheng Xuan Ze, Zhongyi Guji Chubanshe, Beijing 1994

Song Zuo-Jun: Yu Fang An Mo – Yang Shen, Zhongguo Yiyao Keji Chubanshe Beijing 1993

Shen Jin-Fei (Hrg.): Xiandai Zhongyi Neifenmi Bingxue, in Shanghai Yike Daxue Chubanshe, Shanghai 1995

Wei Zi-Xiao, Liang Shao-Chun: Zhongxiyi Jiehe: Neifenmi Daixie Jibing in: Peoples Military Press, Beijing 2005

Zhen Cang Ben: Su Nü Jing quan ze, Taibei (unbekannt)

Zhou Yi-Mou, Su Zou-Tao: Ma Wang Dui Yi Shu Kao Zhu, Tianjin Kexue Jishu Chubanshe, Tianjin 1988

Zhu Fu-Gen: Zhong Guo Su Nü Jing, Jiang Nan Chu Ban She, Taibei Shi, Yan Ping Nan Lu 139, 1. Xiang, No. 1, sowie

Zhuan Shi Cang Shu - Zi Ku - Yi Bu, Bd. 4, Seite. 66-41 ff. Hainan, Hainan Intl. News Press Center, 1995

Englisch:

Chang, Dr. Stephen T. : The Great Tao, Tao Publishing, Reno 1985

Chia, Mantak: Healing Love through the Tao: Cultivating Female Sexual Energy

Chia, Mantak: Taoist Secrets of Love: Cultivating Male Sexual Energy

Chou, Eric: The Dragon and the Phoenix, Tynron Press, Scottland

Chu, Valentin: The Yin-Yang Butterfly. Tarcher, New York NY 1994

Cleary, Thomas: Sex, Health, and Long Life. Manuals of Taoist Practice. Shambhala, Boston MA 1999

Humana, Charles/Wu, Wang: Chinese Sex Secrets, Asia 2000 Ltd., Korea

Lai, Hsi: The Sexual Teachings of the Jade Dragon. Taoist Methods for Male Sexual Revitalization. Destiny Books, Rochester VT 2002

Lai, Hsi: The Sexual Teachings of the White Tigress: Secrets of the Female Taoist Masters. Destiny Books, Rochester VT 2001

Lai, Hsi: White Tigress Green Dragon - Taoist Sexual Secrets for Youthful Restoration and Spiritual Illumination, Valley Spirit Arts, Phoenix, 2006

Leo, Jessica: Sex in tHe Yellow Emperors Basic Questions, Three pines press, Dunedin, 2011

Needham, Joseph: Science and Civilization in China. Cambridge University Press, Cambridge Volume II and Volume V: 1985 (Nachdruck von Caves Books, Taibei)

Pregadio, Fabrizio: The Routledge Encyclopedia of Taoism, Bd. I und II, Routledge 2008

Reid, Daniel: The Tao of Health, Sex and Longevity, Positive Paperbacks, USA

Serejski, Eric: Chinese Kama Sutra – Health, Healing and Sexuality, Innovations & Information, Gaithersburg, 2007
The Taoist Body, SMC Publising Inc., Taibei 1993 (Reprint von 1982)
van Gulik, Robert (handschriftlich): Erotic Colour Prints of the Ming Period. With an Essay on Chinese Sex Life from the Han to the Ch'ing Dynasty, B.C. 206 – A.D. 1644. Tokyo 1951
van Gulik, Robert: The Sexual Life of Ancient China: A Preliminary Survey of Chinese Sex and Society from ca. 1500 B. C. till 1644 A.D. Brill Academic Publishers, Leiden u. a. 1961,
Ware, James R. : Alchemy, Medicine, Religion in China of A.D. 320: The Nei P'ian of Ko Hung, MIT-Press at Cambridge, Massachusets and London, 1966
Wieger, L. : Chinese Characters, Origin, Etymology,History, Classification and Signifcation, Dover Edition 1927
Wile, Douglas: The Art of the Bedchamber. The Chinese Sexual Yoga Classics including Women's Solo Meditation Texts. State University of New York Press, Albany NY 1992
Wong, Eva: Harmonizing Yin and Yang – A Dragon-Tiger Classic, Shambhala, Boston 1997
Wong, Eva/Despeux, Catherine: »Women in Daoism«, University of Hawaii, 2005

Deutsch:

Chia, Mantak: Tao Yoga der Liebe und Tao Yoga der heilenden Liebe, beide bei Ansata, Schweiz
Chang, Jolan: Das Tao der Liebe. Unterweisungen in altchinesischer Liebeskunst. Rowohlt Reinbek bei Hamburg 2001 und Das Tao für liebende Paare, 2009
Heilmann, Werner: Fang-chung-shu, Die chinesische Liebeskunst. 2. Auflage. Wilhelm Heyne Verlag, München 1990, ISBN 3-453-04170-4.
Stuhlmacher, Joachim/He, Liu: Sexualität in der Chinesischen Medizin, Lotus-Press, 2020

Rezepturenindex

Titel von Gunter Neeb im **BACOPA** VERLAG

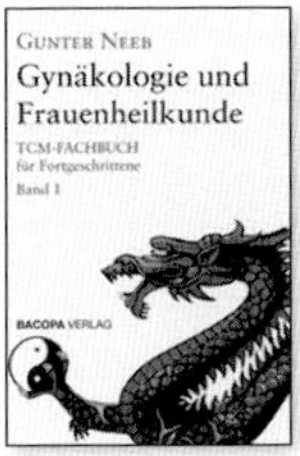

Gunter Neeb

Gynäkologie und Frauenheilkunde

TCM-Fachbuch für Fortgeschrittene Band 1

In Band 1 werden die Behandlung von gynäkologischen Problemen wie Prämenstruationssymptomen, Dysmenorrhö, verfrühter Amenorrhö, Endometriose, unregelmäßige Menstruation, ebenso besprochen wie interessante Themen der Geburtsheilkunde wie z.B. weiblichen Fruchtbarkeitsstörungen mit unerfülltem Kinderwunsch, TCM-Begleitung bei künstlicher Befruchtung, Begleitung der Schwangerschaft mit chinesischen Kräutern, Lageprobleme des Kindes und Unruhe mit drohendem Abort, sowie die Nachbehandlung der Mutter im Wochenbett....

208 Seiten, mit Lesebändchen, geb.,
ISBN: 9783901618789; € 29,00

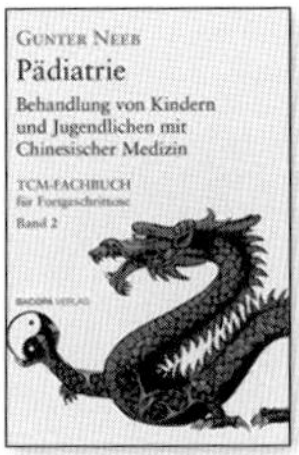

Gunter Neeb

Pädiatrie Behandlung von Kindern und Jugendlichen mit Chinesischer Medizin

TCM-Fachbuch für Fortgeschrittene Band 2

In Band 2 wird die Behandlung von Kleinkindern und Kindern zwischen 3 Monaten und 15 Jahren mit Arzneikräutern der chinesischen Medizin, aber auch Tuina, Moxa und Akupunktur sowie Nabelpflastern besprochen. Dies beinhaltet natürlich auch die Diagnosefindung und Differenzierung der Syndrome. Krankheiten wie Verdauungsstörungen, Wachstumsstörungen, Infektneigung, Allergien, Asthma, Neurodermitis, Darmparasiten, Kopflausbefall, Warzen, ADS, Hyperaktivität, Heuschnupfen u.v.a. werden differenziert und ihre Behandlung mit der TCM vorgestellt..

264 Seiten, Fotos, mit Lesebändchen, geb.,
ISBN: 9783901618796; € 29,00

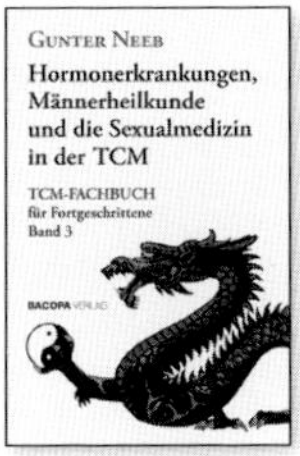

Gunter Neeb

Hormonerkrankungen, Männerheilkunde und und die Sexualmedizin in der TCM

TCM-Fachbuch für Fortgeschrittene Band 3

In diesem Buch geht es zunächst um Hormone, deren Erkrankungen und das, was in China jahrhundertelang als die zwei Yin bezeichnet wurden. Yin stand hier für die versteckten Organe, die zwei Körperöffnungen, also das, was wir als den Urogenital- und Analbereich bezeichnen. Während der Konfuzianismus diese Bezeichnung und alles damit zusammenhängende tabuisierte, war die Beziehung der Daoisten zum menschlichen Körper eine natürliche und freie Einstellung.

240 Seiten, mit Lesebändchen, geb.,
ISBN: 9783991140498; € 34,80